# ESDのための胃癌術前診断

Endoscopic Diagnosis of Gastric Adenocarcinoma for ESD
© Tsuneo Oyama, 2010
Published by Nankodo Co., Ltd., Tokyo, 2010

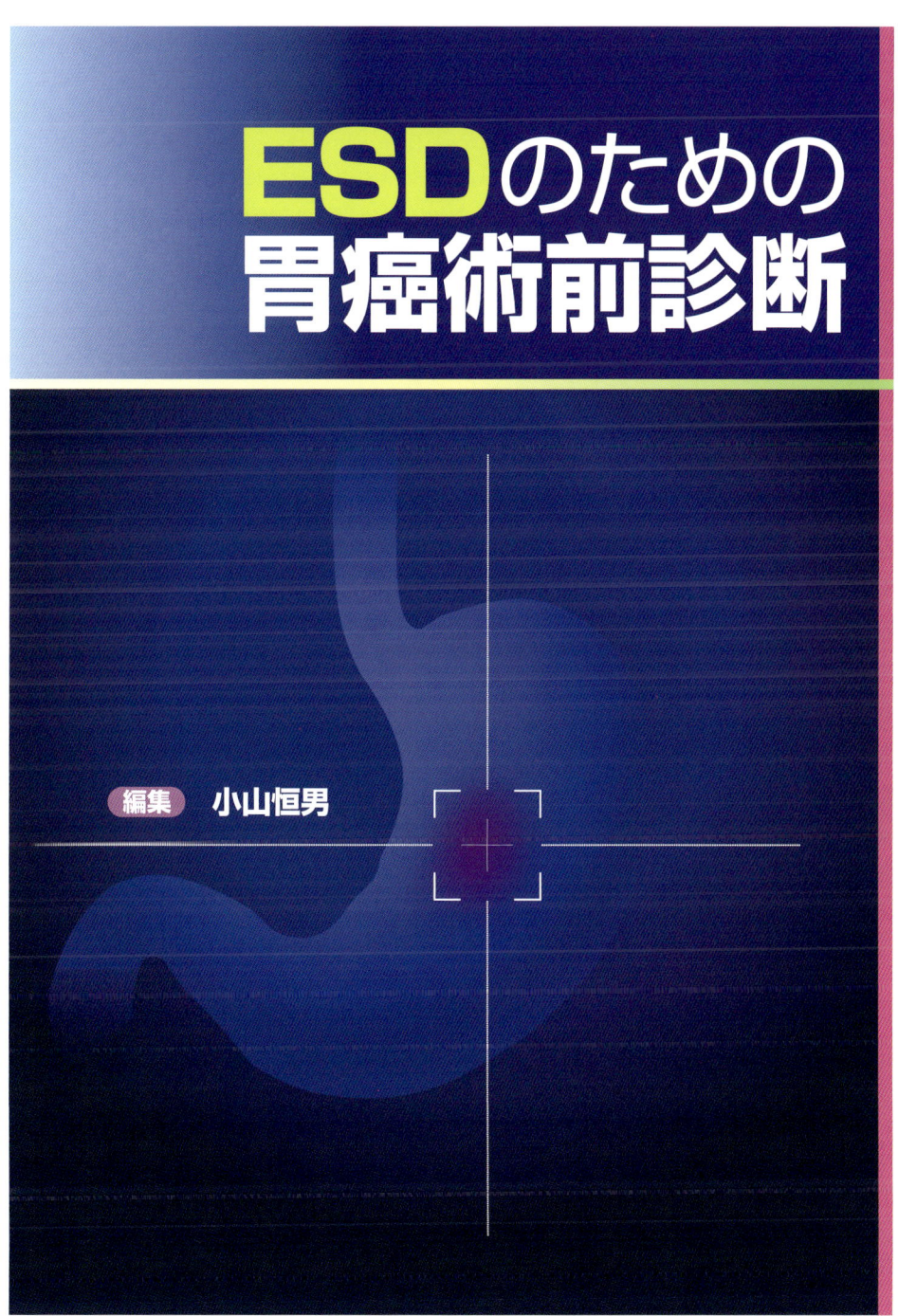

# ESDのための胃癌術前診断

編集 小山恒男

南江堂

■ 編　集

小山　恒男　おやまつねお　佐久総合病院佐久医療センター内視鏡内科部長


■ 執　筆（執筆順）

| | | |
|---|---|---|
| 堀田　欣一 | ほった きんいち | 静岡県立静岡がんセンター内視鏡科医長 |
| 小山　恒男 | おやまつねお | 佐久総合病院佐久医療センター内視鏡内科部長 |
| 友利　彰寿 | ともり あきひさ | 佐久総合病院佐久医療センター消化器内科副部長 |
| 高橋亜紀子 | たかはし あきこ | 佐久総合病院佐久医療センター内視鏡内科副部長 |
| 篠原　知明 | しのはら ともあき | 佐久総合病院佐久医療センター消化器内科 |
| 三池　忠 | みいけ ただし | 宮崎大学医学部第二内科 |
| 國枝　献治 | くにえだ けんじ | 佐久総合病院佐久医療センター腫瘍内科 |
| 岡本　耕一 | おかもと こういち | 徳島大学病院消化器内科 |
| 森田　周子 | もりた しゅうこ | 神戸市立医療センター中央市民病院消化器内科 |
| 田中　雅樹 | たなか まさき | 静岡県立静岡がんセンター内視鏡科医長 |
| 北村　陽子 | きたむら ようこ | 市立奈良病院消化器肝臓病センター消化器内科医長 |
| 船川　慶太 | ふなかわ けいた | 鹿児島大学医学部消化器内科 |
| 関　亜矢子 | せき あやこ | 長野市民病院消化器内科 |
| 西山　祐二 | にしやま ゆうじ | 総合病院水島協同病院内科 |
| 柴垣広太郎 | しばがき こうたろう | 鳥取市立病院内科 |
| 吉永　繁高 | よしなが しげたか | 国立がん研究センター中央病院消化管内視鏡科 |
| 田沼　徳真 | たぬま とくま | 手稲渓仁会病院消化器内科医長 |
| 山里　哲郎 | やまざと てつろう | 東京都がん検診センター消化器内科 |
| 吉田　晃 | よしだ こう | 帯広厚生病院第三内科 |

# 序文

　1985年に滋賀医科大学を卒業した際，あらゆる病気に対応できる一般医になりたいと思った．当時，全科ローテーション可能な研修病院は佐久総合病院のみであり，迷わず研修医に応募した．多くのトレーニングを受けた後に農村の診療所へ一人で赴任した．毎日往診し，患者様からさまざまな話を伺った．彼らの希望は「自分の病気を治してもらいたい」，「できれば，お腹を切らずに治してもらいたい」であった．そうであれば，一般医ではなく専門医になろう．卒後5年目で消化器医を志した．

　1991年に新潟大学病理学教室で渡辺英伸教授に師事した．カンファレンスにて渡辺先生は切除標本を手に取り，組織型，深達度，浸潤様式まで肉眼で診断された．すごい．この技術を応用すれば内視鏡診断能を向上させることができると思った．

　1992年に佐久総合病院に戻ったとき，上司の清水茂文先生が私費で購入した顕微鏡を貸して下さった．内視鏡室の片隅に顕微鏡を設置し，すべての生検標本を自分で鏡検した．内視鏡画像と病理画像との対比が始まった．EMR標本を自分で針打ちし，新鮮標本，固定標本の実体顕微鏡写真の撮影後に切り出しを行った．後日，プレパラートを借用し，組織像，マクロ像，内視鏡像の対比を行った．日常診療が終わってからの仕事なので，帰宅は連日深夜であったが，楽しくてたまらなかった．ゆっくりとではあったが，診断能は向上していった．次第に症例が増加し一人では力尽きそうになったとき，友利彰寿が，次年に堀田欣一が胃腸科に入局した．ともに学ぶ仲間ができた．

　ESDの開発とともに，紹介患者が急増した．この時期にまず堀田を，次いで友利を留学させることにした．人手不足になったが，生検標本の鏡検とESD標本の切り出し，組織像との対比を根性で続けた．くじけそうになったとき，平澤大という弟子が仙台からやってきた．また頑張れるようになった．その後，高橋亜紀子，北村陽子，篠原知明をはじめとし，30名を超える中堅医師達が小山とともに学ぶために全国から集まるようになった．月曜日には全生検標本と内視鏡画像を対比する生検カンファレンスを，火曜日にはESD症例の内視鏡像，新鮮標本，固定標本，組織像を対比するESDカンファレンスを，水曜日には切り出しを行い，木曜日には弟子達に個別指導を行った．こうして小山塾が始まった．

　小山塾には国内外から多くの先生方が見学に来られるようになった．見学に来られた多くの医師達からカンファレンス内容を出版するように要請された．また仕事が増えた．本書のⅠ章では内視鏡診断の基本に関して，小生の考え方をスタッフで分担執筆した．「内視鏡医は生検標本，切除標本を自ら鏡検し，自身が下した診断と病理組織学的所見を確認すべきである」．小山塾ではこの基本を貫いている．後半のⅡ，Ⅲ章では毎週行っているカンファレンス内容をそのまま掲載した．執筆者は小山塾の現役および卒業生達である．我々は年間に250例を超えるESDを施行しているが，小山塾では全例に対して，このQualityでカンファレンスを行っている．決して満足してはいないが，現時点での我々の到達点をお見せしたい．読者の一助になれば幸いである．

2010年4月4日　まだ桜が咲かぬ佐久にて

小山恒男

# 目次

## I章 ESDのための内視鏡診断で知っておきたいこと

### A 適応を考える　　　　　堀田 欣一　2

1. ガイドライン適応内病変とは　2
2. ガイドライン適応拡大病変とは　3
3. ガイドライン適応外病変とは　4
4. 治癒切除と非治癒切除　4
5. ESDの適応拡大に関する問題点　4

未分化型腺癌の取り扱い(5)

### B 所見の読み方の基本　　　　　小山 恒男　7

1. 胃粘膜の基本構造　7
2. 胃癌の基本構造　8
3. ヘリコバクターはいるか？　11
4. 通常内視鏡による観察のポイント　12

粘液除去(12)，隆起性病変の鑑別診断(13)，陥凹性病変の鑑別診断(15)，血管透見(17)，bridging fold(18)，襞集中(18)

### C 深達度診断　　　　　友利 彰寿，小山 恒男　20

1. 粘膜内癌の表面構造　20
2. 癌が粘膜下層へ浸潤すると　20
3. 0-I型癌の深達度診断　23
4. 0-II型癌の深達度診断　27

隆起(20)，陥凹(21)，胃小区模様の消失(21)，襞の融合(22)

keywords：括弧内の数字はページ数を表す．

**D　側方進展範囲診断**　　　　　　　　　　　　　　　　　　高橋亜紀子　**34**

 1. 通常観察法　*34*
 2. インジゴカルミン法　*35*
 3. AIM 法　*37*
 4. NBI 拡大観察法　*38*
 5. NBI 拡大観察法の限界　*41*

 色調変化(*34*)，凹凸(*34*)，表面構造(*38*)，血管構造(*39*)

**E　拡大内視鏡による胃癌診断**　　　　　　　　　　　　　　小山　恒男　**43**

 1. 拡大内視鏡で何が見えるか？　*43*
 2. 表面構造　*43*
 3. 血管構造　*50*
 4. 表面構造と血管構造の相関　*51*
 5. 組織型の診断　*54*

 villi 様構造(*44*,*54*)，pit 様構造(*47*,*57*)，ホワイトゾーン(*45*)，villi の融合(*46*)，network(*50*)，villi 様構造と血管(*51*)，pit 様構造と血管(*52*)，表面構造の不明瞭化(*53*,*57*)

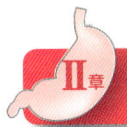

## II章　胃癌 ESD の術前診断―典型例を診る

| | | |
|---|---|---|
| **A** | O-I 型胃癌 | 篠原　知明　**62** |
| **B** | O-IIa 型胃癌-① | 三池　忠　**66** |
| **C** | O-IIa 型胃癌-② | 國枝　献治　**70** |
| **D** | O-IIb 型胃癌 | 岡本　耕一　**74** |
| **E** | O-IIc 型胃癌 | 高橋亜紀子　**78** |
| **F** | SM1 浸潤胃癌 | 高橋亜紀子　**82** |
| **G** | 潰瘍を伴う胃癌 | 森田　周子　**86** |
| **H** | 印環細胞癌 | 田中　雅樹　**90** |
| **I** | サイズの大きい胃癌 | 高橋亜紀子　**94** |

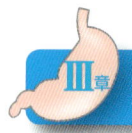

## III章　胃癌ESDの術前診断—鑑別診断を身につける

| Question 1 | 深達度は？ | 岡本　耕一 | 100 |
| Question 2 | 側方進展範囲はどこまでか？ | 岡本　耕一 | 106 |
| Question 3 | 組織型は？ | 北村　陽子 | 112 |
| Question 4 | 潰瘍合併胃癌．潰瘍の深さは？ | 北村　陽子 | 118 |
| Question 5 | 側方進展範囲はどこまでか？ | 北村　陽子 | 124 |
| Question 6 | 癌か？　腺腫か？ | 北村　陽子 | 130 |
| Question 7 | 側方進展範囲はどこまでか？ | 船川　慶太 | 136 |
| Question 8 | 側方進展範囲はどこまでか？ | 関　亜矢子 | 142 |
| Question 9 | 側方進展範囲はどこまでか？ | 西山　祐二 | 148 |
| Question 10 | 組織型は？ | 柴垣広太郎 | 154 |
| Question 11 | 側方進展範囲はどこまでか？ | 船川　慶太 | 160 |
| Question 12 | 組織型は？ | 柴垣広太郎 | 166 |
| Question 13 | 組織型は？ | 関　亜矢子 | 172 |
| Question 14 | 側方進展範囲はどこまでか？ | 高橋亜紀子 | 178 |
| Question 15 | 側方進展範囲はどこまでか？ | 吉永　繁高 | 184 |
| Question 16 | 側方進展範囲はどこまでか？ | 田沼　徳真 | 190 |
| Question 17 | 側方進展範囲はどこまでか？ | 山里　哲郎 | 196 |
| Question 18 | 組織型は？ | 三池　忠 | 202 |
| Question 19 | 側方進展範囲はどこまでか？ | 吉田　晃 | 208 |
| Question 20 | 深達度は？ | 田沼　徳真 | 214 |

# I章

ESDのための
内視鏡診断で
知っておきたいこと

# A 適応を考える

### ESDの適応の考え方

①現行の「胃癌治療ガイドライン」は多数の胃癌手術症例の解析結果をもとに作成された．
②胃癌内視鏡的切除後の精度の高い治療効果判定には一括切除が必須であるため，「胃癌治療ガイドライン」の適応内病変は従来法内視鏡的粘膜切除術(endoscopic mucosal resection：EMR)で一括切除可能な大きさである2 cm以内と設定された．
③内視鏡的粘膜下層剥離術(endoscopic submucosal dissection：ESD)の適応は転移の危険がほとんどない早期胃癌である．

　早期胃癌に対する内視鏡的粘膜切除術(EMR)は1980年代に始まり，strip biopsy法[1]，ERHSE(endoscopic resection with local injection of hypersaline-epinephrine)法[2]，EMRC(endoscopic mucosal resection with a cap-fitted panendoscope)法[3]，EAM(endoscopic aspiration mucosectomy)法[4]，EMR-L(endoscopic mucosal resection with a ligating device)法[5]などさまざまな治療法が開発された．これらの方法は現在，従来法EMRに分類される．簡便で安全性にも優れているが，いずれもスネアを用いる方法であるために一括切除できる病変は限られていた．

　1990年代後半に病変周辺粘膜の切開と粘膜下層の剥離を行う方法，すなわち現在のESDが発案され，ITナイフ法[6]，Hookナイフ法[7]，Flexナイフ法[8]などの手技が開発され発展した．それに伴い，安全かつ確実に一括切除できる対象病変が拡大された．

　現在の「胃癌治療ガイドライン」[9]における早期胃癌に対する内視鏡的治療の適応は，ESDの開発を背景に，国立がん研究センター中央病院と癌研究会附属病院の多数の手術例を検討した結果[10]から提唱されたものである．

## 1 ガイドライン適応病変とは（表1）

　腫瘍径20 mm以下の分化型粘膜内癌でUL(-)の病変が相当する[9]．精度の高い治療効果判定には一括切除が必須であるため，従来法EMRを用いても確実に一括切除できる大きさという理由から定義された．「胃癌治療ガイドライン」[9]においてはEMRの適応病変という位置づけである．

表1　胃癌治療ガイドラインにおけるEMRの適応

| 適応の原則 | ・リンパ節転移の可能性がほとんどない病変<br>・腫瘍が一括切除できる大きさと部位にあること |
|---|---|
| 具体的な適応条件 | ・2 cm以下の肉眼的粘膜癌(cM)<br>・分化型(pap，tub1，tub2)<br>・陥凹型ではUL(-)に限る |

## 2 ガイドライン適応拡大病変とは

早期胃癌手術例の検討[11]において粘膜内癌の5年生存率は99％，粘膜下層浸潤癌では96％と報告されている．したがって，リンパ節転移率が，95％信頼区間の上限が粘膜内癌では1％以下，粘膜下層浸潤癌では4％以下の症例をEMRの適応可能病変（適応拡大病変）とみなすことができる．そのような条件を満たす病変（図1，表2）は，①分化型粘膜内癌，腫瘍径＞20 mm，UL（－），②分化型粘膜内癌，腫瘍径≦30 mm，UL（＋），③分化型，腫瘍径≦30 mm，深達度SM1（500μm以下）の病変である．「胃癌治療ガイドライン」では上記に加えて，④未分化型粘膜内癌，腫瘍径≦20 mm，UL（－）の病変を含めて，今後，EMR（ESD）の適応になり得る病変と位置づけている．

前述の報告[10]では④の未分化型に関して，リンパ節転移例は認めなかったが，症例数が少ないために95％信頼区間の上限が2.6％（表2）となり，現段階では学会などでのコンセンサスは得られておらず，適応拡大病変には含めないという考え方が一般的である．術前

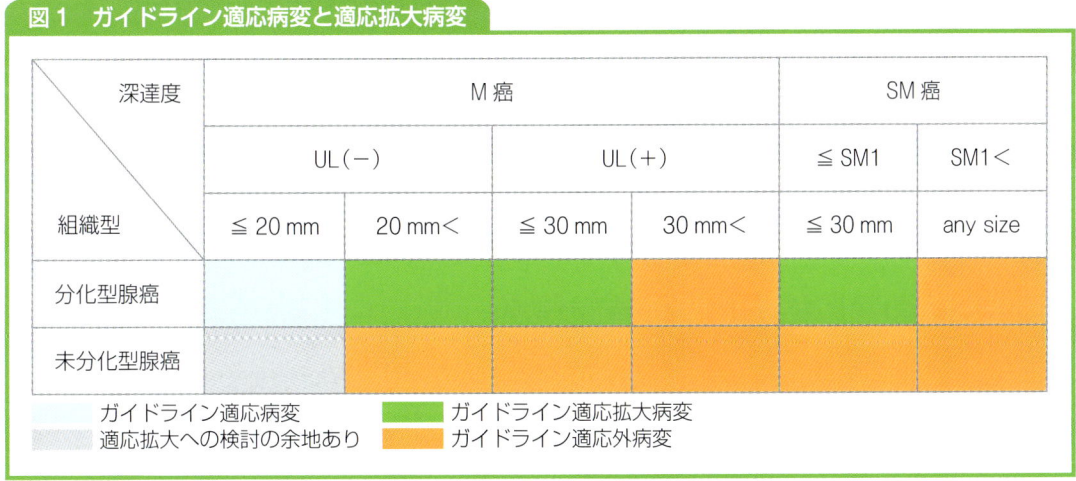

図1 ガイドライン適応病変と適応拡大病変

| 深達度 | M癌 | | | | SM癌 | |
|---|---|---|---|---|---|---|
| | UL（－） | | UL（＋） | | ≦SM1 | SM1＜ |
| 組織型 | ≦20 mm | 20 mm＜ | ≦30 mm | 30 mm＜ | ≦30 mm | any size |
| 分化型腺癌 | ガイドライン適応病変 | ガイドライン適応拡大病変 | ガイドライン適応拡大病変 | ガイドライン適応外病変 | ガイドライン適応拡大病変 | ガイドライン適応外病変 |
| 未分化型腺癌 | 適応拡大への検討の余地あり | ガイドライン適応外病変 | ガイドライン適応外病変 | ガイドライン適応外病変 | ガイドライン適応外病変 | ガイドライン適応外病変 |

表2 早期胃癌のリンパ節転移リスク

| 条件 | M癌<br><br>分化型腺癌<br>脈管侵襲（－）<br>腫瘍径≦30 mm<br>潰瘍所見の有無を問わない | M癌<br><br>分化型腺癌<br>脈管侵襲（－）<br>潰瘍所見（－）<br>腫瘍径制限なし | SM1（500μm以内）の浸潤癌<br>分化型腺癌<br>脈管侵襲（ ）<br>腫瘍径≦30 mm | M癌<br><br>未分化型腺癌<br>脈管侵襲（－）<br>潰瘍所見（－）<br>腫瘍径≦20 mm |
|---|---|---|---|---|
| リンパ節転移率 | 1/1,230（0％） | 0/929（0％） | 0/145（0％） | 0/141（0％） |
| 95％信頼区間 | 0〜0.3％ | 0〜0.4％ | 0〜2.5％ | 0〜2.6％ |

(Gotoda T et al：Gastric Cancer **3**：219-225, 2000)

診断には腫瘍径，組織型，ULの有無，深達度といった要素が関係する．治療前に腫瘍径を正確に計測するために，メジャー鉗子などの使用が必須である．

## 3 ガイドライン適応外病変とは

上記の適応病変および適応拡大病変以外の病変が，適応外病変に該当する．また，病理診断の結果，脈管侵襲陽性であれば適応外病変に分類される．適応外病変は一般的にリンパ節転移の危険が数％以上と予測されるために，「胃癌治療ガイドライン」[9]では外科的胃切除術が推奨される病変である．しかしながら，年齢，合併症などの理由で外科的切除術が困難な場合に代替治療として内視鏡的切除が考慮される．

## 4 治癒切除と非治癒切除

内視鏡的切除後の根治度の判定は，最終的には病理組織学的所見をもとに診断される．病理組織学的に上記の適応拡大病変の条件をすべて満たしており，かつ断端陰性，脈管侵襲陰性の場合には治癒切除と判定できる．分割切除の場合は切除断端の診断が困難となるだけでなく，深達度や脈管侵襲の診断の精度も低くなるため，一括切除が望ましい．術前生検では分化型であっても，最終的に未分化型優位であれば，非治癒切除と判定される．また，内視鏡的には潰瘍所見がなくても，組織学的に潰瘍瘢痕が存在した場合には潰瘍合併病変として判定する．

## 5 ESDの適応拡大に関する問題点

「胃癌治療ガイドライン」の適応拡大は，「リンパ節転移の危険がほとんどない胃癌」という観点からなされた定義である．適応拡大病変について実際，技術的に安全・確実に内視鏡的切除が可能であるかどうか，また，長期予後を含めて根治的治療として適用可能かどうかという点は今後の検討課題である．

### a 分類の時期の違いに注意する

早期胃癌は，ESD適応病変，適応拡大病変，適応外病変の3つに大別されるが，この際，術前診断で分類し検討する場合と，術後の病理診断結果により分類する場合があり，それぞれ結果が異なるために注意が必要である．

### b 一般病院でのエビデンスの蓄積が必要

ガイドライン適応拡大病変は，外科切除例の検討から，リンパ節転移がきわめて低い病変と考えられるが，内視鏡治療の適応とするには越えなければならないハードルがいくつか存在する．まずは標準治療として，多くの施設でガイドライン適応拡大病変に対して安全かつ確実に施行可能かどうかのエビデンスが必要である．先進施設からの報告[12,13]では一括完全切除などの治療成績や安全性は良好であった．しかし，標準化，均てん化のため

には一般病院，症例経験の少ない施設での成績やラーニングカーブの分析が求められる．長野県のESD施行施設を対象に行ったアンケート調査の結果では，年間症例数が少ない施設でも多い施設と遜色のない治療成績，安全性が得られた[14]．しかし，UL合併例は技術的に切除困難な症例が含まれており，今後の課題のひとつと考えられる．

### c 生存割合についてのエビデンスの蓄積を

また，最終的には胃癌の治療効果は生存割合で示されるべきであるが，ガイドライン適応拡大病変に対するESDの長期予後については，まだ報告は少数[13,15]である．当院の早期胃癌232例の遡及的検討では，3年生存割合は適応群で96.3%，適応拡大群で91.9%と両群に有意差はなかった．また，両群とも転移・遠隔再発例はなく，他病死を除いた3年生存割合はいずれも100%であった[13]．現在，日本臨床腫瘍研究グループ（Japan Clinical Oncology Group：JCOG）においてガイドライン適応拡大病変を対象に，5年生存割合をprimary endpointとした多施設共同前向き試験が進行中である．短期治療効果と長期予後が実証されて初めてガイドラインの適応内病変へと昇格できる．

### d 未分化型，混合型の取り扱い

また，個々のカテゴリーにおける問題点のひとつが未分化型腺癌の取り扱いである．前述の報告[10]では症例数が十分に集積できず，適応拡大とはみなされなかった．その後の症例集積にて腫瘍径20 mm未満の脈管侵襲およびUL合併を伴わない未分化型腺癌手術例310例において，リンパ節転移がなく，95%信頼区間の上限が0.96%と1%を下まわったことが報告された[16]．同カテゴリーの適応拡大に向けて大きな進歩と考えられる．一方，未分化型腺癌の側方進展範囲，深達度，UL合併の有無などの術前診断の精度など，まだ多くの課題が存在する．また，混合型の取り扱いについてもさらなる検討が必要である．混合型は術前診断が困難である点，また，未分化型優位の混合型は純粋な未分化型よりリンパ節転移率が高い可能性[17]があり，注意を要する組織型である．

## おわりに

ESDは急速に普及し，標準化・均てん化に向けて着実に進歩している．2006年4月からは保険収載もなされて，早期胃癌に対する標準的治療方法として社会的にも認知された．現在，議論は未分化型，混合型などの各論を詰める段階になっており，近い将来，治療技術の標準化，診断精度，長期予後などの問題が解決され，「胃癌治療ガイドライン」におけるESDの適応が拡大されるものと期待される．

### 文献

1) 多田正弘ほか：Strip-off biopsyの開発．Gastroenterol Endosc **26**：833-839, 1984
2) 平尾雅紀ほか：胃の腫瘍性病変に対する内視鏡的切除法．Gastroenterol Endosc **25**：1942-1953, 1983
3) Inoue H et al：Endoscopic mucosal resection with a cap-fitted panendoscope for esophagus, stomach and colon mucosal lesions. Gastrointest Endosc **39**：58-62, 1993
4) Torii A et al：Endoscopic aspiration mucosectomy as curative endoscopic surgery；analysis of 24 cases of early

gastric cancer. Gastrointest Endosc **42** : 475-479, 1995
5) 増田勝紀ほか：Ligating device を利用した内視鏡的粘膜切除術（EMRL）．消内視鏡 **5** : 1215-1219, 1993
6) 小野裕之ほか：IT ナイフを用いた EMR―適応拡大の工夫．消内視鏡 **11** : 675-681, 1999
7) 小山恒男ほか：食道癌に対する EMR の選択方法；新しい EMR 手技―Hooking EMR method の有用性．臨消内科 **16** : 1609-1615, 2001
8) 矢作直久ほか：早期胃癌に対する切開・剝離法の治療成績と問題点―細径スネア・フレックスナイフ．胃と腸 **39** : 39-43, 2004
9) 日本胃癌学会（編）：胃癌治療ガイドライン，第 2 版．金原出版，東京，2004
10) Gotoda T et al : Incidence of lymph node metastasis from early gastric cancer : estimation with a large number of cases at two large centers. Gastric Cancer **3** : 219-225, 2000
11) 笹子三津留ほか：早期胃癌の予後．胃と腸 **28** : 139-146, 1993
12) Oda I et al : Endoscopic submucosal dissection for early gastric cancer: technical feasibility, operation time and complications from large consecutive series. Dig Endosc **17** : 54-58, 2005
13) 高橋亜紀子ほか：早期胃癌 ESD 適応拡大病変の長期予後．胃と腸 **43** : 81-89, 2008
14) Hotta K et al : A comparison of outcomes of endoscopic submucosal dissection（ESD）for earl gastric neoplasms between high-volume and low-volume centers : multi-center retrospective questionnaire study conducted by the Nagano ESD Study Group. Intern Med **49** : 253-259, 2010
15) Gotoda T et al : Endoscopic resection of early gastric cancer treated by guideline and expanded National Cancer Centre criteria. Br J Surg **97** : 868-871, 2010
16) Hirasawa T et al : Incidence of lymph node metastasis and the feasibility of endoscopic resection for undifferentiated-type early gastric cancer. Gastric Cancer **12** : 148-152, 2009
17) 滝沢耕平ほか：ESD からみた未分化混在早期胃癌の取り扱い―断端再発，リンパ節転移を含めて．胃と腸 **42** : 1647-1658, 2007

（堀田欣一）

## B 所見の読み方の基本

### 1 胃粘膜の基本構造

　胃粘膜は噴門腺，胃底腺，幽門腺で構成され，*Helicobacter pylori*（*H. pylori*）菌に感染した胃では加齢とともに腸上皮化生が加わる．噴門腺は扁平上皮円柱上皮接合部（squamo-columnar junction：SCJ）の直下に存在し，通常は0〜数mm程度である．胃底腺は体部粘膜，幽門腺は前庭部粘膜に存在し，胃底腺領域には襞があるため，胃の襞を観察することで胃底腺領域を診断することができる（**図1**）．固有胃腺が萎縮すると粘膜は薄くなり，粘膜下層の血管が透見されるようになる（**図2**）．腸上皮化生は粘液が豊富であるため，白濁化した扁平な隆起として観察されることが多い（**図3**）．

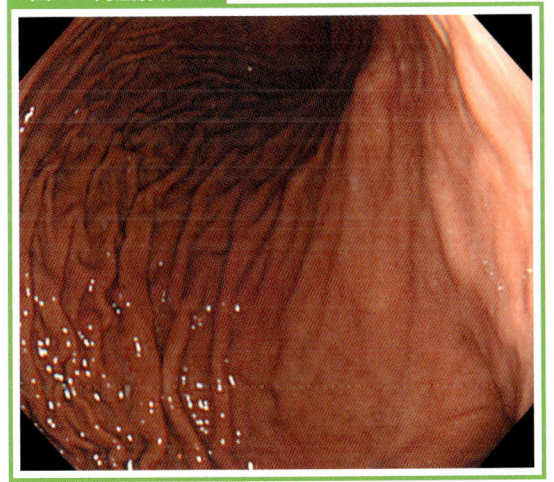

図1　胃底腺領域

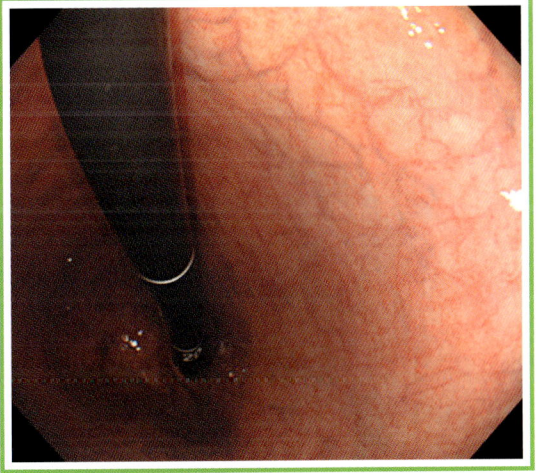

図2　萎縮性胃炎

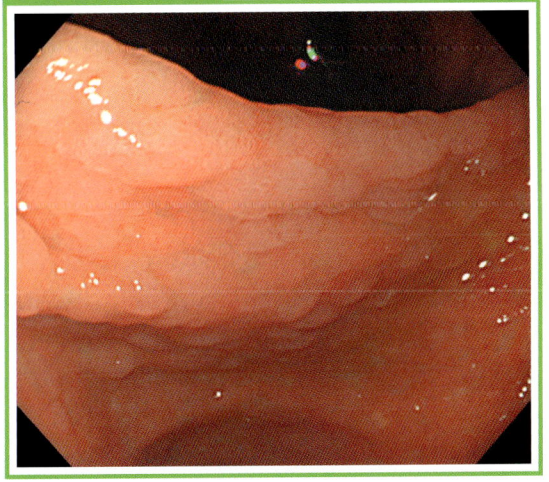

図3　腸上皮化生

## 2 胃癌の基本構造

胃癌の組織型は，腺管構造を有する分化型腺癌と有さない未分化型腺癌に大別され，その組織像，肉眼像が異なる．

### 1) 分化型腺癌の構造

分化型腺癌は腺管構造を有するため，間質に血管を伴い発赤調を呈することが多い．また肉眼型は 0-Ⅰ から 0-Ⅲ 型まで多岐にわたる．腸上皮化生を背景として発生することが多いが，固有胃腺内に発生することもある．通常は全層置換型発育を呈すため，粘膜最表層に癌が露出する．このため，境界は明瞭であることが特徴である（図 4 矢印）．

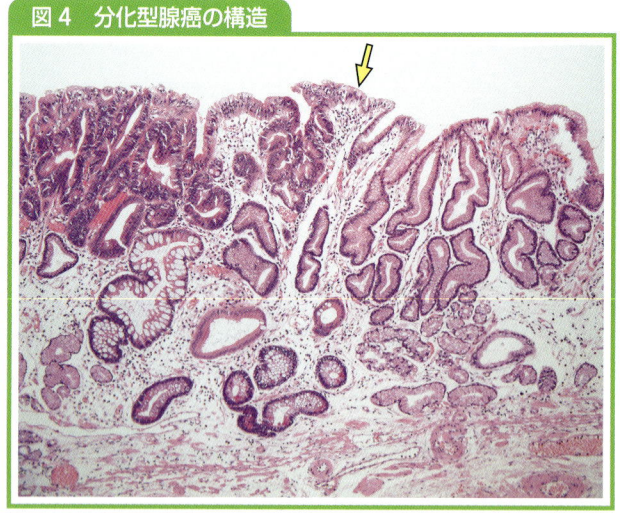

図 4　分化型腺癌の構造

### 2) 未分化型腺癌の構造

未分化型腺癌は腺管構造を有さず，癌細胞がバラバラになって腺頸部を側方に進展する（図 5）．また血管増生を伴わないことが多いため，基本的な色調は褪色調であるが，虚血に陥り，びらんを伴うと発赤を呈する．また，陥凹内に非癌上皮の取り残し（聖域）を残すことも特徴のひとつである．胃底腺領域に発生することが多く，その場合は境界明瞭で不整な陥凹を呈する．しかし，萎縮した領域に発生することもあり，その場合はきわめて境界不明瞭な 0-Ⅱb 型癌となる．

### 3) 分化型腺癌は境界明瞭？　境界不明瞭？

以前の教科書には分化型腺癌は境界不明瞭，未分化型腺癌は境界明瞭であると記載されることが多かったが，これは本当だろうか？

分化型腺癌は萎縮した領域に好発するため，0-Ⅱc 型といっても，その高低差はごくわずかであった．したがって，昔の内視鏡では境界不明瞭に見えたのはやむを得ない．一方，未分化型早期癌の大部分は胃底腺領域に発生していた．胃底腺は分厚い粘膜であるため，

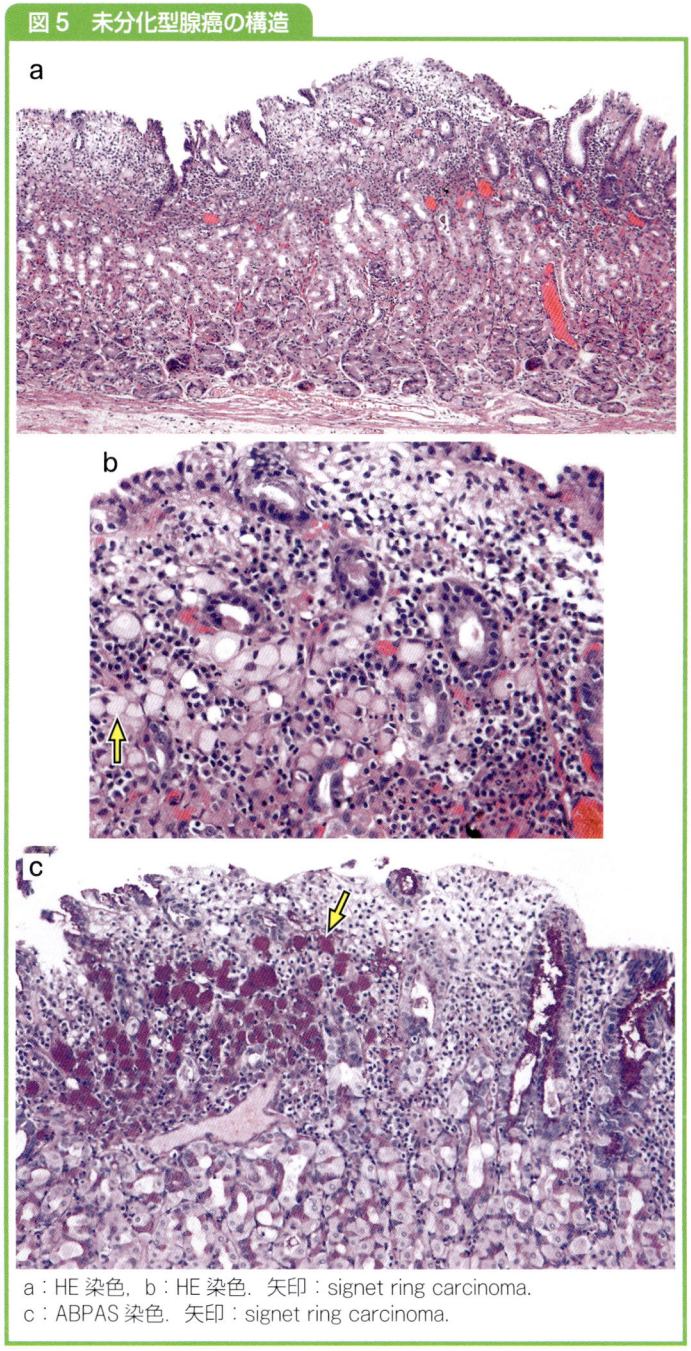

図5 未分化型腺癌の構造

a：HE染色．b：HE染色．矢印：signet ring carcinoma．
c：ABPAS染色．矢印：signet ring carcinoma．

癌部と非癌部では明瞭な高低差が発生した．したがって分化型腺癌は境界不明瞭，未分化型腺癌は境界明瞭と記載されていた．しかし，これは理論的におかしい．

　未分化型腺癌は癌細胞がバラバラになって粘膜の中層（腺頸部）を側方へ浸潤するため，粘膜最表層部は非腫瘍性の上皮で覆われている．当然，境界不明瞭になるはずである．一方，分化型腺癌は腺管構造を有し，全層置換型発育するため，粘膜の再表層に癌腺管が露出している．したがって，境界明瞭なはずである．

### 4）では，なぜ以前は逆だったのか？

　胃底腺は腺管密度が高いため，この領域に発生した未分化型腺癌はバラバラには浸潤できない．癌細胞が密集してスクラムを組むように腺頸部を側方浸潤しなければならない．胃底腺腺頸部は増殖帯なので，この部分を破壊すると増殖できなくなり，陥凹を呈する．この結果，境界明瞭な陥凹が形成される（図6）．

　一方，萎縮性粘膜では腺管密度が粗で，間質が広い．この領域に未分化型腺癌が発生すると，バラバラになった癌細胞は自由に側方進展することができる．しかも癌は表層に露呈せず，再表層は非腫瘍性上皮に覆われている．完璧な0-IIb病変となり，境界診断はきわめて難しい（図7）．このように萎縮性粘膜内に発生した未分化型腺癌は診断がきわめて難しいため，以前はなかなか発見されなかった．「未分化型腺癌＝境界明瞭な陥凹」ではなく，**未分化型腺癌はその構造上，基本的に境界不明瞭である．しかし，胃底腺領域に発生した場合のみ境界明瞭となる．**

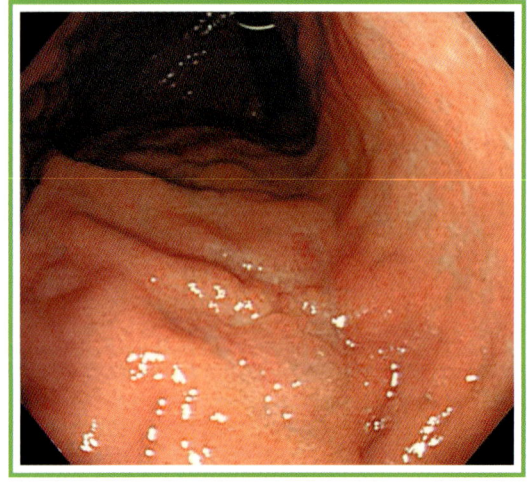

図6　未分化型腺癌（胃底腺領域では境界明瞭）

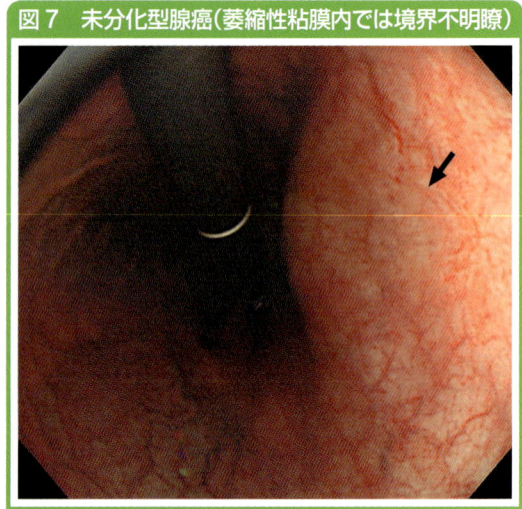

図7　未分化型腺癌（萎縮性粘膜内では境界不明瞭）

### 5）分化型腺癌は境界不明瞭？

　一方，分化型腺癌は再表層に癌腺管が露出するが，背景粘膜が萎縮していると高低差が生じず，0-IIbまたはごく浅い0-IIcを呈する．したがって，以前の教科書では境界不明瞭とされてきた．しかし，再表層に癌腺管が露出していれば，境界を明瞭に認識できるはずである．

　近年，内視鏡の解像度が向上したため，わずかな段差や色調差，表面構造の差を認識できるようになった．また，拡大内視鏡により表面構造や微細血管構造を観察することが可能となり，分化型腺癌の境界を明瞭に認識することができるようになった．異型が弱く，非腫瘍性上皮との鑑別が困難な例外を除き，**分化型腺癌は原則として境界明瞭である．**

## 3　ヘリコバクターはいるか？

　H. pylori 菌感染は胃癌発生の大きな危険因子であるため，感染の有無を内視鏡的に鑑別することは重要である．H. pylori 非感染者の胃粘膜は萎縮が軽度であるため，大彎のみならず小彎側にも規則正しい縦走襞が認められる（図 8a）．また，近接観察すると集合細静脈の規則正しい分布，八木らが提唱した regular arrangement of collecting venules（RAC）が認められる[1]（図 8b）．

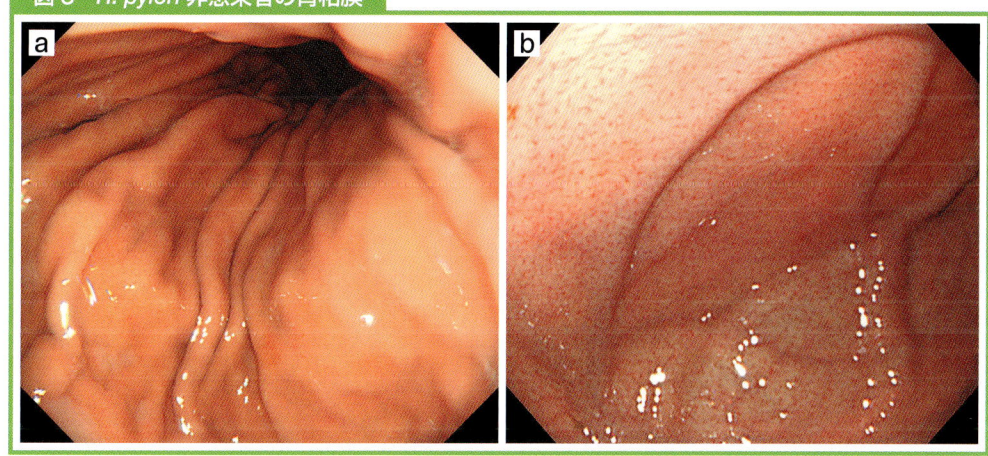

図 8　H. pylori 非感染者の胃粘膜

　一方，H. pylori 菌陽性者は萎縮性胃炎を合併するため，襞が萎縮し不明瞭となる．萎縮は小彎側から始まるため，まず小彎側の襞が消失する．また炎症に伴い粘液産生が亢進するため，胃粘膜に厚い粘液が付着するのも特徴である．萎縮性胃炎では胃粘膜が菲薄化するため，粘膜下層の血管透見が亢進する（図 9a）．また，まだら状に萎縮が発生した場合は，従来の発赤調の部分と褪色調の部分が混在する所見が認められる（図 9b）．

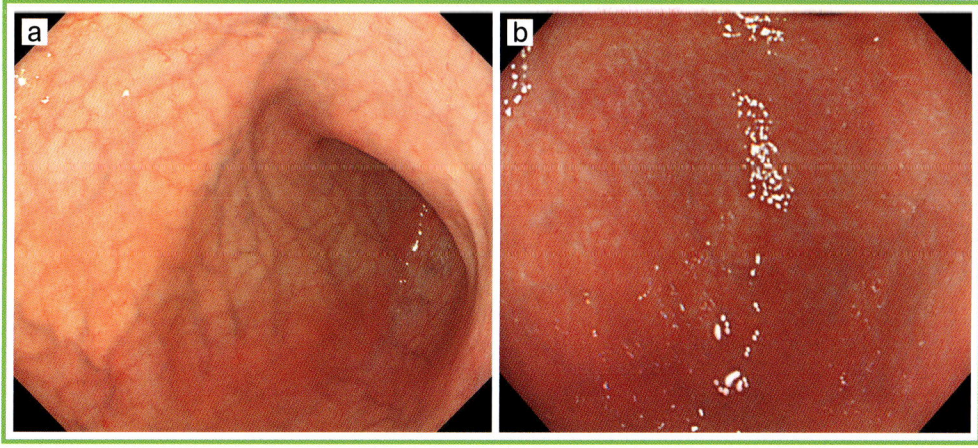

図 9　H. pylori 感染者の胃粘膜

スコープを胃内に挿入するとまず体上部が見える．このとき，胃粘液が少量で，小彎側に襞があれば H. pylori 陰性（図10）．胃粘膜が粘液に覆われ，小彎側に襞がなければ H. pylori 陽性である（図11）．このように，内視鏡を胃内へ挿入した直後に H. pylori の有無判定が可能であり，陽性の場合は癌を合併している危険が高い．「粘液があって嫌だな」とは思わず，「癌を合併している可能性が高い」と気合いを入れなければならない．

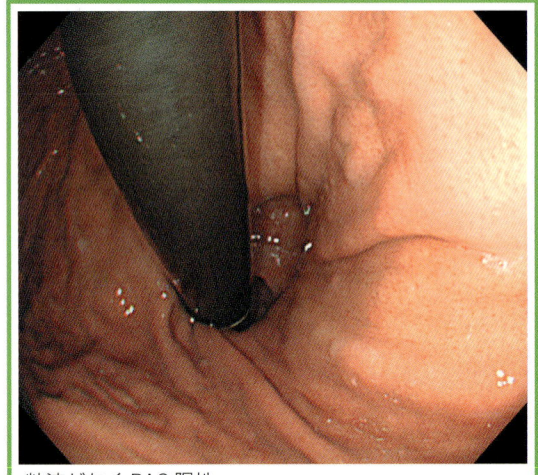

図10　H. pylori 陰性

粘液がなく RAC 陽性．

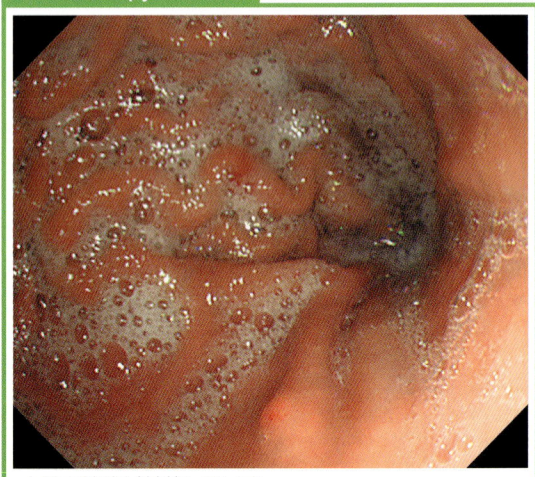

図11　H. pylori 陽性

大量の粘液が付着している．

## 4　通常内視鏡による観察のポイント

###  まずは粘液除去

H. pylori 感染者は胃癌の発症リスクが高いが，粘膜は厚い粘液で覆われているため，観察が困難である．したがって，まずは粘液を除去することが重要である．プロナーゼ 20,000 単位を水 200 mL に溶解して検査前に飲用してもらうと，食道粘膜に付着した粘液が分解され，観察しやすくなる．また，同時に咽頭粘膜に付着した唾液も洗浄されるため，咽頭の観察にも有用である．通常は検査の約 15 分前に飲用してもらうが，立位で飲用すると胃体下部から胃前庭部の粘液のみが分解され，胃体上部や胃穹窿部の粘液は分解されない．したがって，可能であればベッド上で 5〜10 回転し，プロナーゼが胃内全域に行きわたるようにする．このようにプロナーゼにて粘液を分解しておくと，ガスコン水にて粘液を容易に洗浄することができる．

### b 隆起性病変

初心者にとって一番観察しやすいのが隆起性病変である．最も重要な疾患は分化型腺癌と腺腫であり，炎症や過形成性ポリープ，胃底腺ポリープ，腸上皮化生および各種の粘膜下腫瘍を鑑別する必要がある．**ポイントは色，形，境界，表面構造である．**

#### 1）まずは色調の観察

赤い隆起を呈する疾患には分化型腺癌，過形成性ポリープ，炎症があり，同色から褪色調隆起を呈する疾患には腺腫，胃底腺ポリープ，腸上皮化生，胃粘膜下腫瘍（submucosal tumor：SMT）がある．鑑別のポイントは表面構造，境界，背景粘膜である．

#### 2）形　状

「整形か？　不整形か？」に注目して観察を行う．図12は胃前庭部後壁の褪色調隆起性病変である．褪色隆起の形は整形で，境界不明瞭であり，腸上皮化生と診断することができる．一方，図13は高分化型腺癌である．同じ平坦隆起だが，病巣外縁を構成する線が不整で，明瞭であることがわかる．全体の形のみならず，病巣外縁の形状判定が大切である．

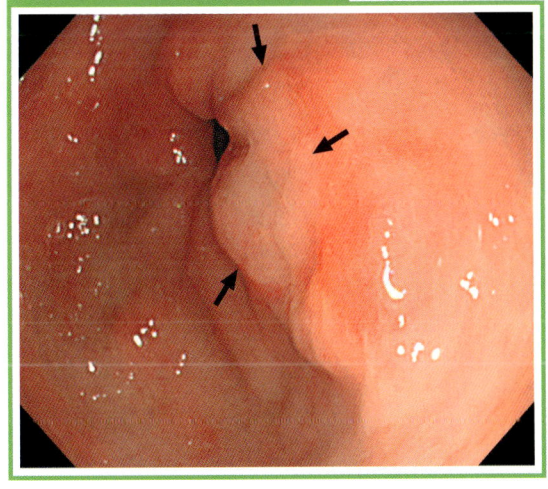

図12　境界不明瞭な扁平隆起

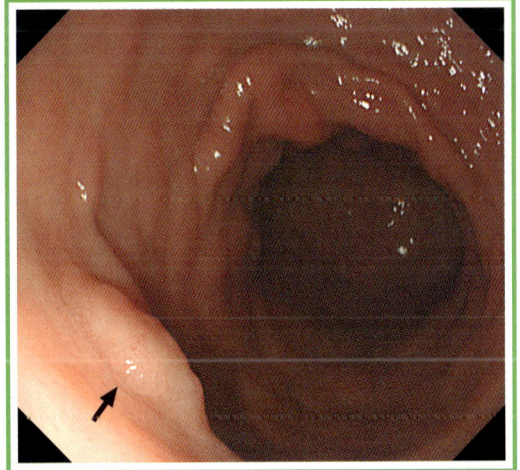

図13　境界明瞭な扁平隆起

#### 3）隆起境界

一般的に上皮性腫瘍は境界明瞭な立ち上がりを呈し，非上皮性腫瘍や炎症，SMTは境界不明瞭な立ち上がりを呈する．立ち上がりの分類には山田分類がよく用いられる．

#### 4）表面構造

次に観察すべきは表面構造である．「表面平滑か，顆粒状か？　顆粒の大きさや形が揃っているのか，大小不同で不整か？　中央に陥凹があるか？」などを観察する．この際，インジゴカルミン撒布を併用すると，より詳細な観察が可能となる．

●**赤い隆起性病変の鑑別診断**：赤色の不整形平坦隆起で表面構造が不整であれば分化型腺癌である．過形成性ポリープも境界明瞭な赤色隆起だが，通常は山田分類3～4型を呈し，表面には粗大な絨毛様構造が認められる（**チャート1**）．

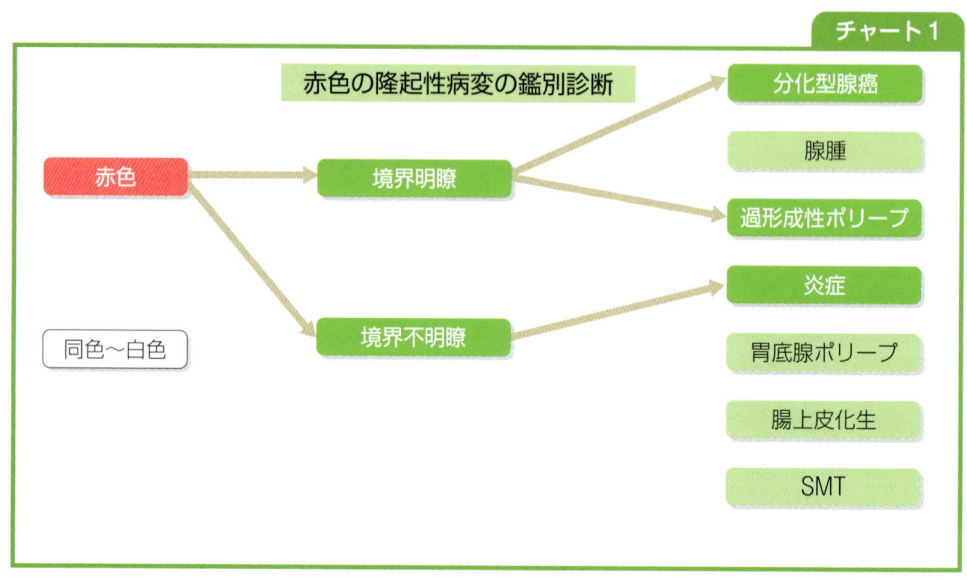

●**同色～白い隆起性病変の鑑別診断**：褪色隆起の代表は腺腫である．境界明瞭な平坦隆起を呈し，表面には比較的大きさの揃った顆粒を認める．胃底腺領域，すなわち襞のある領域に周囲と同色の隆起が多発していれば胃底腺ポリープである．*H. pylori*非感染胃に好発する病変で，緊満感がある．胃前庭部の褪色調の小隆起が多発していたら，腸上皮化生である．境界は不明瞭なことが多い．SMTは周囲と同様の非腫瘍性上皮で覆われているため，同色調で隆起境界が不明瞭であることが特徴である（**チャート2**）．

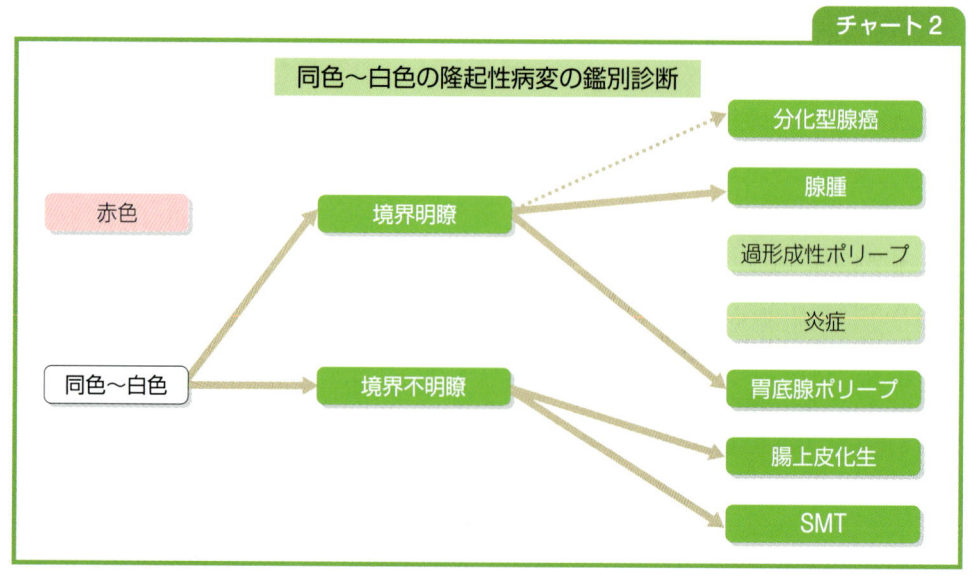

### ⓒ 陥凹性病変

　陥凹性病変の代表は分化型腺癌，未分化型腺癌であり，びらん（炎症），MALT リンパ腫，局所的萎縮を鑑別する必要がある．**ポイントは色，境界，形である**．隆起の形と同様に陥凹外縁の線が不整であるか，整であるかを判別する．癌は不整形で境界明瞭であり，びらんは整形で境界不明瞭であることが多い．

#### 1) まず色調を観察する

　一般的に高分化型腺癌は腺管構造を有し，間質に血管増生を伴うため発赤調を呈することが多い．これに対し，未分化型腺癌は腺管構造を持たず，血管増生が少ないことが多いため褪色調を呈することが多い．したがって色調の観察は早期癌発見の重要なポイントである．

　赤い陥凹は，びらん（炎症）または分化型腺癌，炎症を伴った MALT リンパ腫，白い陥凹は未分化型腺癌，MALT リンパ腫，局所的萎縮，まれに分化型腺癌が鑑別にあがる．これらを鑑別診断するためには陥凹の形と境界に注目する．

#### 2) 陥凹の形と境界を観察する

　● **赤い陥凹性病変**：境界明瞭で不整形な発赤陥凹であれば第一に分化型腺癌を疑い，びらん，MALT リンパ腫の鑑別を進める．境界が不明瞭，または整形な発赤陥凹の場合はびらんを第一に疑い，MALT リンパ腫，分化型腺癌の鑑別を進める（**チャート 3**）．

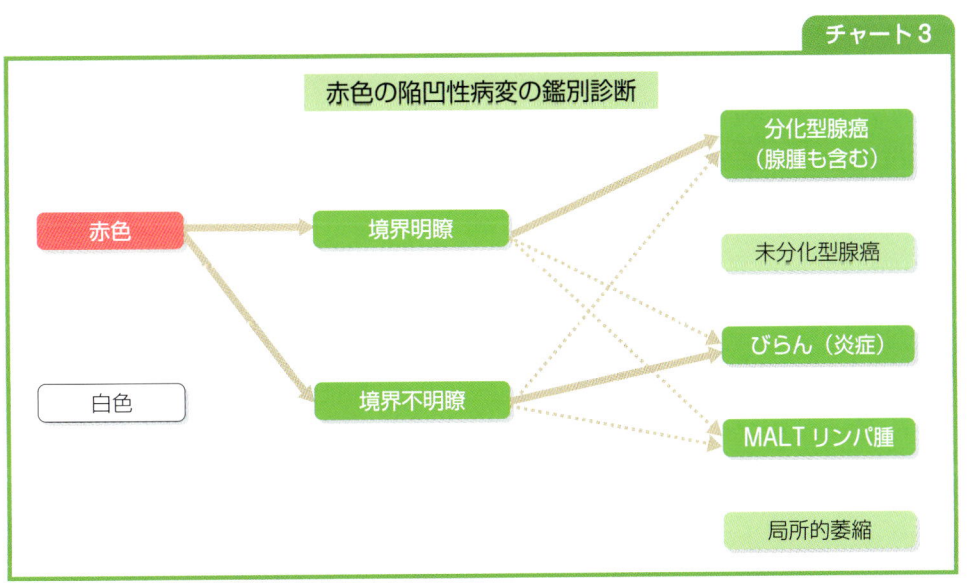

チャート 3

●**白い陥凹性病変**：境界明瞭な褪色陥凹を認めた場合は第一に未分化型腺癌を疑い，局所的萎縮，MALTリンパ腫の鑑別を進める．胃底腺領域に境界不明瞭な褪色陥凹を認めた場合は局所的萎縮を第一に考え，MALTリンパ腫や未分化型腺癌の鑑別を進める（**チャート4**）．

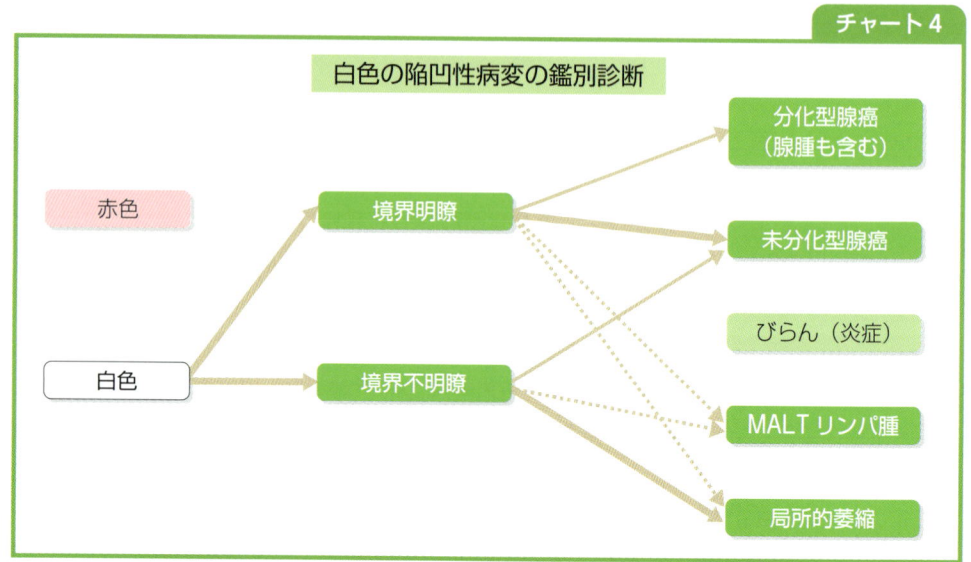

チャート4 白色の陥凹性病変の鑑別診断

●**赤い未分化型腺癌？**：未分化型腺癌は褪色を呈するが，時に癌内部にびらんを形成することがある．びらん部が再生されると非腫瘍性の再生上皮で覆われ，発赤調を呈する．また，0-IIc内に非腫瘍部分が島状に残り，聖域を形成することがある．聖域部に炎症が生じると発赤を呈する．初心者はこれを発赤調の陥凹性病変と認識することがある．しかし，**図14**を注意して見てもらいたい．**隆起部は発赤調だが，陥凹部は褪色調である**．腫瘍は陥凹部にのみ存在するのだ．したがって，これは**発赤調の陥凹性病変ではなく，褪色調の陥凹性病変である**．

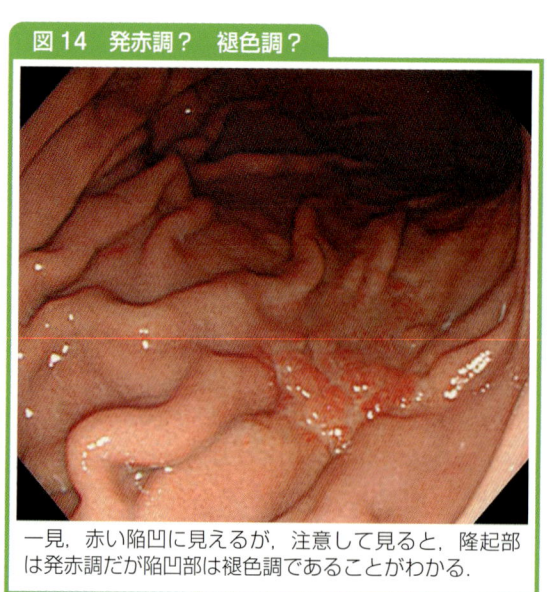

図14 発赤調？ 褪色調？

一見，赤い陥凹に見えるが，注意して見ると，隆起部は発赤調だが陥凹部は褪色調であることがわかる．

### d 血管透見

　早期胃癌の大半は0-IIc型癌であるため，陥凹性病変を探すことが早期胃癌の発見に有用である．しかし，萎縮した粘膜は薄いため，萎縮した領域内に0-IIc型癌が発生した場合はその段差がごくわずかとなり発見が難しい．その場合には血管透見の有無が診断のきっかけになる．

　粘膜が萎縮すると血管の透過性が亢進し，粘膜下層の血管が透見されるようになる．一方，0-IIc型分化型腺癌は腺管密度が高く，核が大きいため光の透過性が悪い．また，未分化型腺癌も同様で，間質に癌細胞が集まり光の透過性が低下する．この結果，粘膜下層の血管透過性が限局性に低下する．したがって血管透見の局所的な不明瞭化を認めた場合は癌の存在を疑い，精査する必要がある（図15）．

#### 図15　血管透見の有無

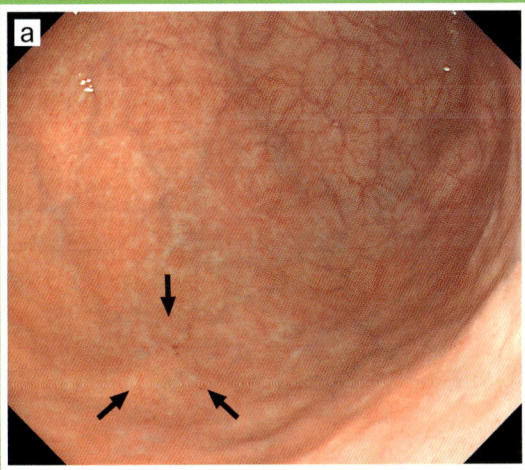
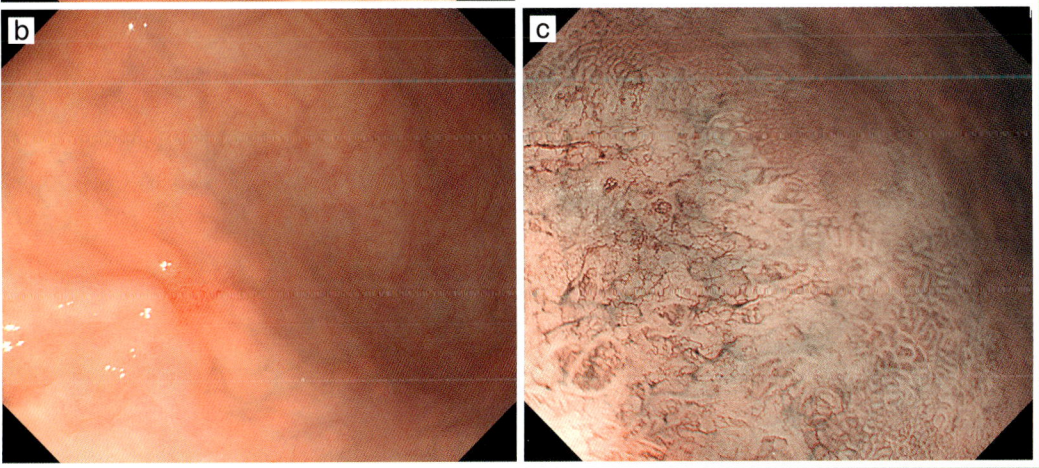

a：体下部大彎に血管透見が不良な領域（→）を認める．
b：空気少量にすると陥凹性病変であることがわかる．
c：NBI拡大にて表面構造は不明瞭化し，non-networkの不整血管を認め，癌と診断し得た．

B．所見の読み方の基本

### e 襞から得られる情報

　胃底腺領域には襞があるため，襞の有無により胃底腺領域を知ることができる．また，このほかに襞所見から粘膜下層の情報を読むこともできる．その代表が bridging fold と襞集中である．

#### 1）bridging fold

　SMT の表面は非腫瘍性上皮で覆われており，隆起の立ち上がりがなだらかである．襞のある領域に SMT が発生すると，腫瘍が粘膜を胃内腔へ持ち上げるため，襞も同時にSMT 頂部へ向けて持ち上げられる．これが橋のように見えることから bridging fold と表記される．癌は粘膜内に発生するため，癌の内部では襞そのものが消失する．そのため，隆起型癌と SMT の鑑別に bridging fold の有無が役立つ（図 16）．

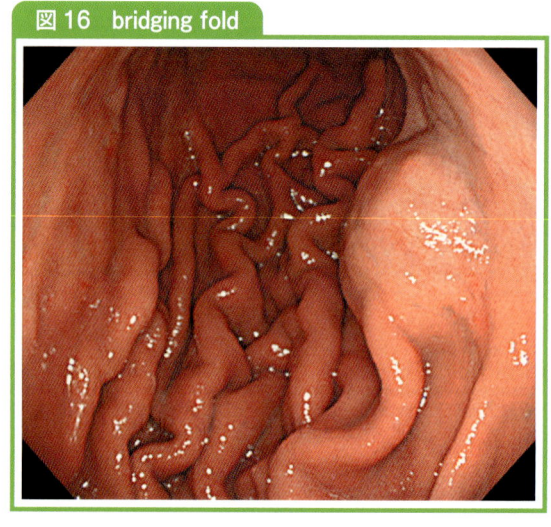

図 16　bridging fold

#### 2）襞集中

　襞集中の原因は粘膜下層の線維化である．線維は収縮力があるため，粘膜下層に線維化が発生すると病巣が収縮し，この結果，襞が集中する．粘膜下層に線維化をきたす原因は潰瘍と未分化型腺癌の浸潤である．

　●**胃潰瘍による襞集中**：胃潰瘍が発生し，粘膜筋板が破壊されると粘膜下層が露呈し胃酸に曝露される．このため高度の炎症をきたし，粘膜下層に線維化が生じる．この線維の収縮力により潰瘍自体も縮小し，このときに襞集中が発生する．このように粘膜下層の線維化は潰瘍を収縮治癒させるための重要な役割を持ち，襞集中はこの収縮によって発生する．襞のない領域に潰瘍が発生した場合は，当然襞集中は発生しない．しかし，その場合も瘢痕収縮により粘膜模様の集中像を観察することができる．本書ではこれを襞集中ではなく，粘膜集中と表現する．

- **未分化型腺癌による襞集中**：未分化型腺癌粘膜下層以深に浸潤すると，線維を誘発し収縮するため，襞集中が発生する．この場合は未分化型腺癌と線維が渾然一体化して収縮をきたすため，粘膜下層に塊を形成する．この塊が襞を押し上げるため，襞の融合が生じる（図17）．

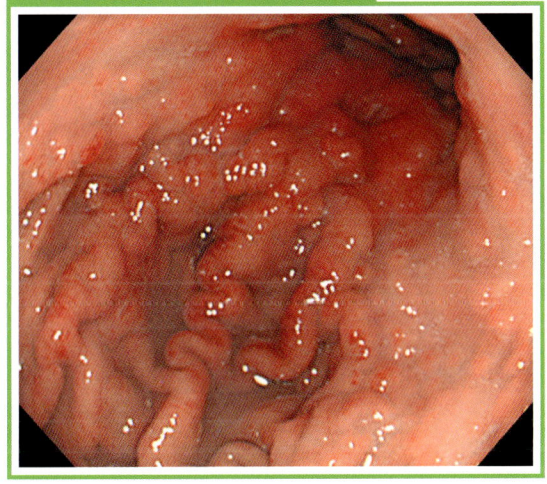

図17 未分化型癌による襞集中

### 3）襞所見による深達度診断

0-IIc 型癌に消化性潰瘍を合併した場合は，上述のように襞集中を伴い，粘膜内癌では襞の痩せ，先細り，途絶が認められる．一方，癌が粘膜下層に浸潤すると襞を持ち上げるため，襞の融合所見が認められる．ただし，ごくわずかな粘膜下層浸潤では融合所見はみられず，あくまで SM massive な浸潤を示唆する所見である．

**文献**

1) Yagi K et al : Characteristic endoscopic and magnified endoscopic findings in the normal stomach without *Helicobacter pylori* infection. J Gastroenterol Hepatol **17** : 39-45, 2002

（小山恒男）

## C 深達度診断

　胃癌は粘膜内に発生し，粘膜下層へ浸潤する．粘膜内癌が転移することはまれだが，粘膜下層癌は15％前後の確率で転移するため，深達度診断は治療法決定のために重要である．本項では，内視鏡による深達度診断のポイントを解説する．

### 1 粘膜内癌の表面構造

　粘膜内癌は隆起型，平坦型，陥凹型を呈するが，基本的に表面は平坦であり，胃小区模様が認められる（図1a）．隆起型癌は急峻な立ち上がりを呈し（図1b），陥凹型癌は境界明瞭な陥凹を呈する（図1c）．

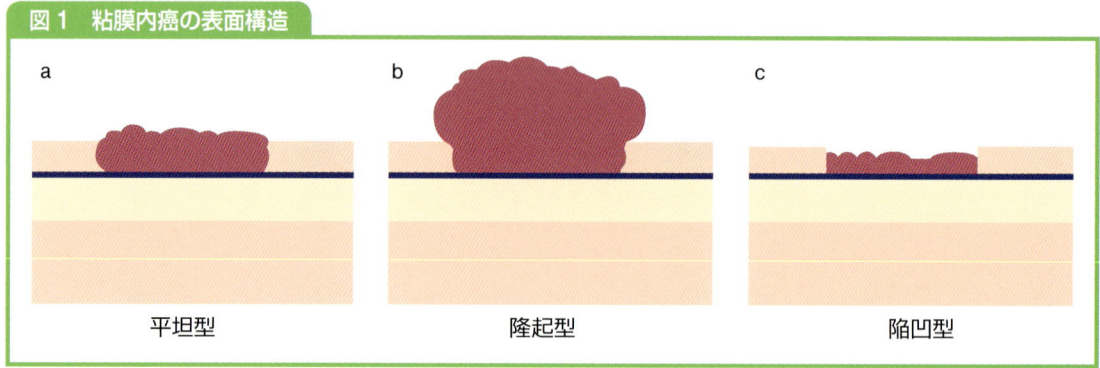

図1　粘膜内癌の表面構造
a 平坦型　　b 隆起型　　c 陥凹型

### 2 癌が粘膜下層へ浸潤すると

**原則1　隆起する**

　癌が粘膜下層へ浸潤し塊を形成すると隆起するが，その立ち上がりは胃粘膜下腫瘍（SMT）様になだらかに立ち上がることが特徴である．また，筋板が破壊されるため，表面の胃小区模様は消失し，より不整となる（図2）．

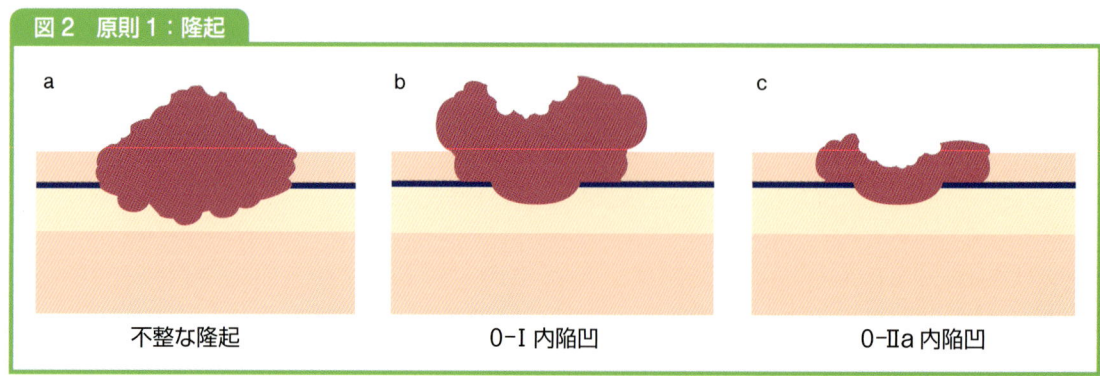

図2　原則1：隆起
a 不整な隆起　　b 0-Ⅰ内陥凹　　c 0-Ⅱa内陥凹

0-IIc型癌の表面に隆起が認められることをしばしば経験するが，粘膜内癌であれば陥凹内隆起は急峻な立ち上がりを示す（図3a）．一方，粘膜下層へ浸潤すると，粘膜下層に腫瘍塊を形成してSMT様に隆起するため，その立ち上がりはなだらかであり，表面はより不整になる（図3b）．

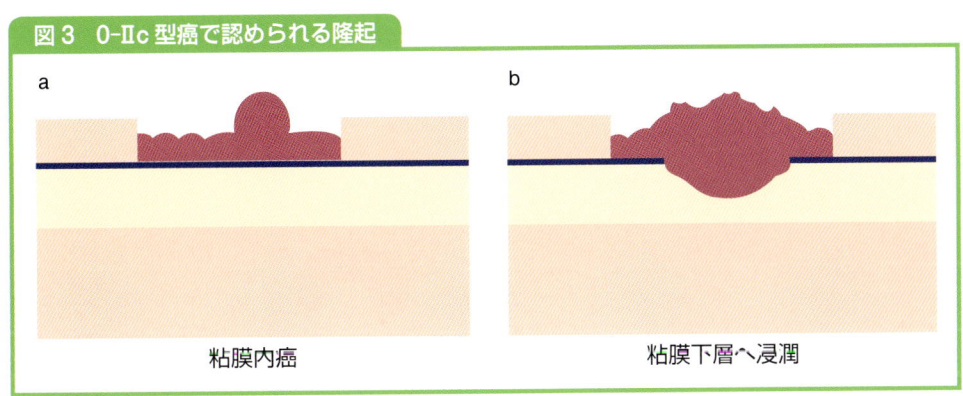

図3　0-IIc型癌で認められる隆起
a　粘膜内癌
b　粘膜下層へ浸潤

### 原則2　陥凹する

癌が粘膜下層に浸潤すると，しばしば表層が脱落し陥凹を形成する．陥凹内に一段深い陥凹を認めた場合は粘膜下層浸潤を疑う（図4）．

### 原則3　胃小区模様が消失する

胃小区を形成するためには，基盤となる粘膜筋板が必要である．したがって，表層が脱落し，粘膜下層浸潤癌が露呈した部分には胃小区模様がみられない．このように表面模様を観察することにより，粘膜下層癌が露出しているか否かを判断することが可能である．癌が粘膜筋板を残したまま粘膜下層へ浸潤した場合，浸潤癌の表層を粘膜内癌が覆うため，胃小区模様が残る．しかし，その場合でも厚みを観察することで，粘膜下層浸潤癌であることが診断できる（図5）．

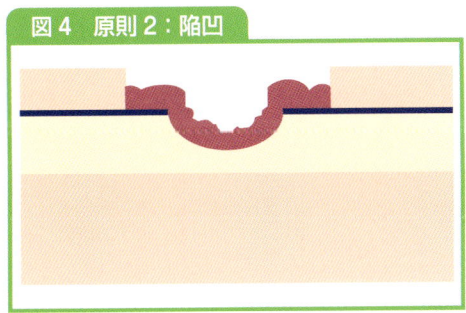

図4　原則2：陥凹

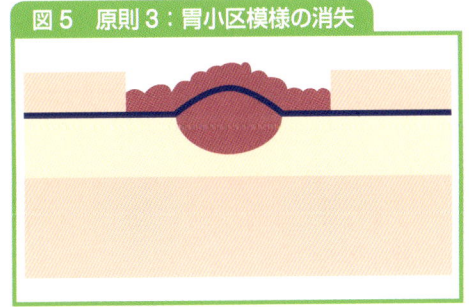

図5　原則3：胃小区模様の消失

### 原則4　襞が融合する

　胃の襞は粘膜筋板と粘膜層が胃内腔へ突出することによって形成される（図6a）．粘膜内癌では襞の痩せや腫大が認められるが，融合は生じない（図6b, c）．襞の融合は粘膜下層に浸潤した癌が粘膜下に腫瘍塊を形成し，襞と襞の間の粘膜筋板を粘膜下層側から内腔側へ押し上げることによって形成される（図6d）．したがって，襞の融合所見があれば，粘膜下層浸潤癌と診断される．

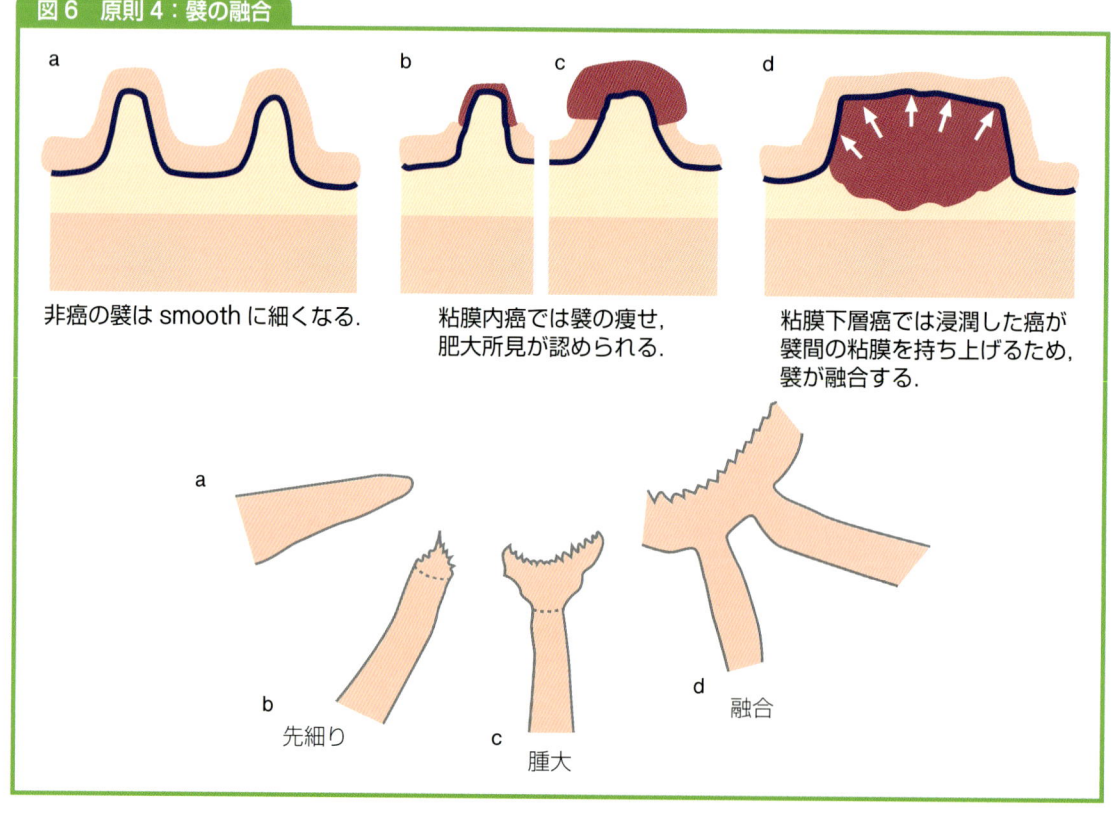

図6　原則4：襞の融合

　原則1〜4は粘膜下層深部に浸潤した場合に認められる所見である．したがって，1〜4が認められた場合は粘膜下層浸潤癌と診断されるが，これらの所見がないからといって粘膜下層微小浸潤を否定することはできない．

## 3 O-I型癌の深達度診断

### 症例1　O-I型M癌

　胃前庭部前壁に境界明瞭な発赤調の隆起性病変を認める（a）．近接観察にて表面構造は不整であり（b），インジゴカルミン撒布にて不整な胃小区模様が確認されることから分化型腺癌と診断される（c）．

　本例のように立ち上がりが急峻で，表面に胃小区が認められる場合は粘膜内癌と診断し得る．

症例1

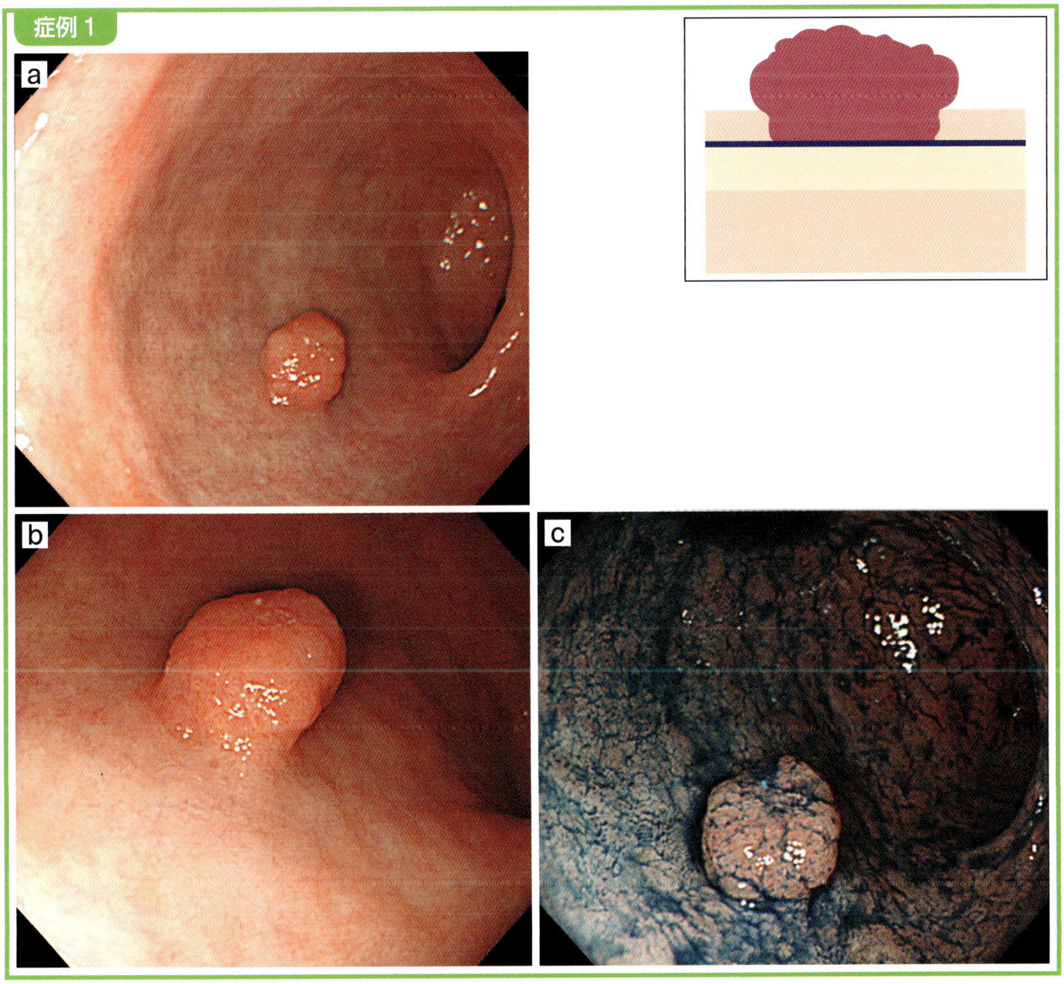

> **症例 2**　0-Ⅰ型 M 癌

　胃体下部後壁の 0-Ⅰ型病変である．表面は平滑だが，分葉状で，立ち上がりは急峻である（**a**）．接線方向から観察すると，その立ち上がりが急峻であることがよくわかる（**b**）．インジゴカルミン撒布にて表面構造を詳細に観察すると，不整ながら粘膜模様が観察された（**c**）．厚みのある病変だが，立ち上がりが急峻であること，表層に粘膜模様を認めることから粘膜内に限局した癌と診断し得る．

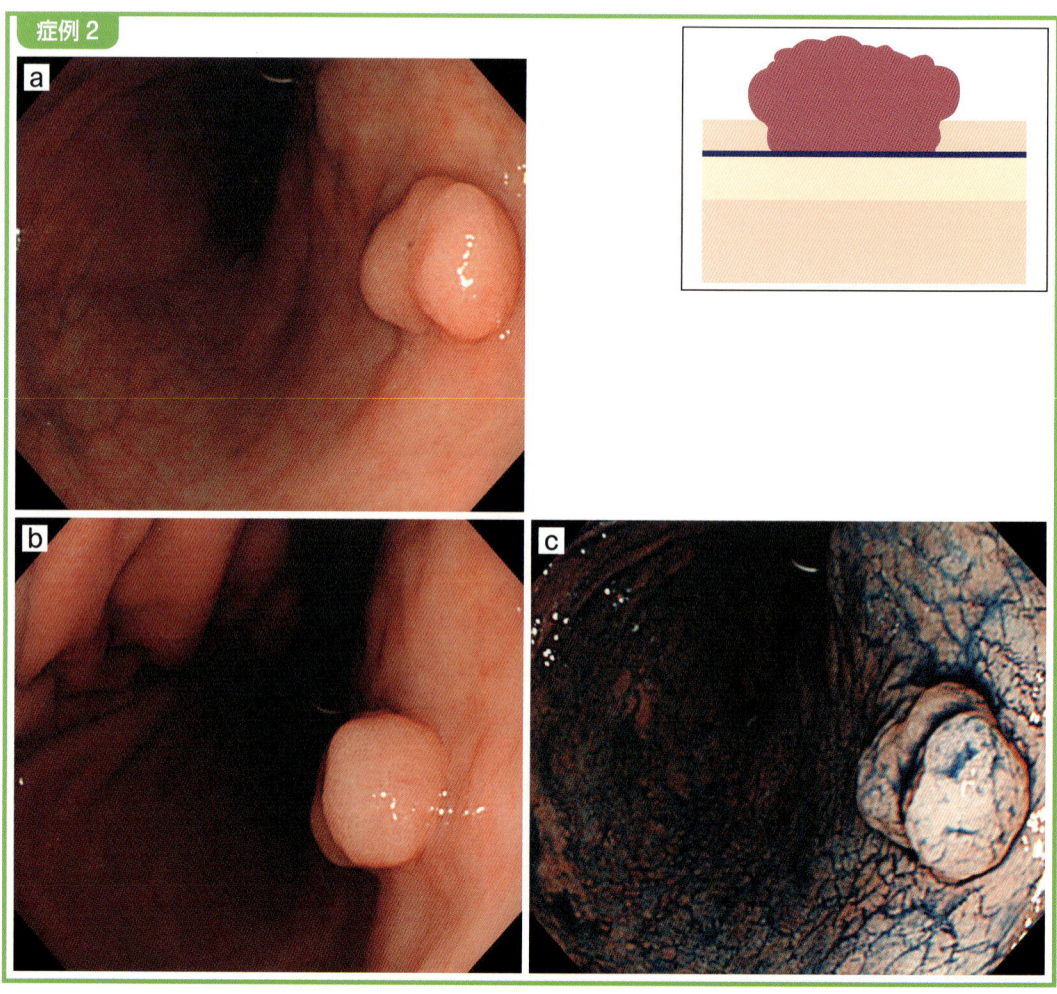

> **症例 3**　O-I 型 SM 癌

　胃体下部前壁に発赤調隆起性病変を認める．背景粘膜の血管透見は亢進し，高度の萎縮性胃炎を合併していることがわかる．病変の大彎部分は急峻な立ち上がりを呈するが，小彎側の立ち上がりは不明瞭である（**a**）．インジゴカルミンを撒布すると，大彎側には胃小区を模倣する顆粒模様を認めるが，小彎側は表面構造が不明瞭である（**b**）．小彎側の隆起境界が不明瞭であること，および同部の表面構造が無構造であることから粘膜下層浸潤癌と診断される．

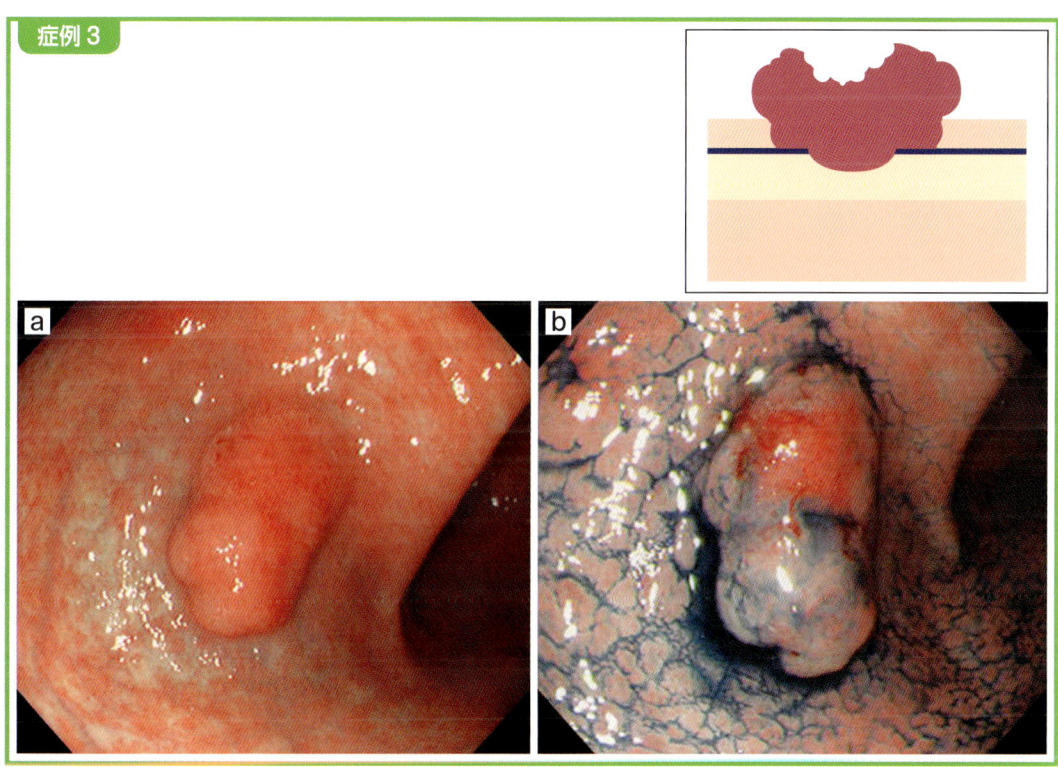

症例 3

### 症例4　0-I型SM癌

　胃体下部大彎に境界明瞭な隆起性病変を認めた．かなり厚みのある病変で，表面は不整で，口側部分に隆起内陥凹を認めた（a）．インジゴカルミン撒布にて周囲粘膜には規則正しい胃小区模様を認めたが，隆起表面の構造は不整で，不明瞭化していた．また，肛門側には0-IIc進展を認めた（b，→）．厚みがあること，表面構造が不整で，胃小区を模倣していないことから粘膜下層浸潤癌と診断できる．症例1，2との表面構造の差を認識することが大切である．

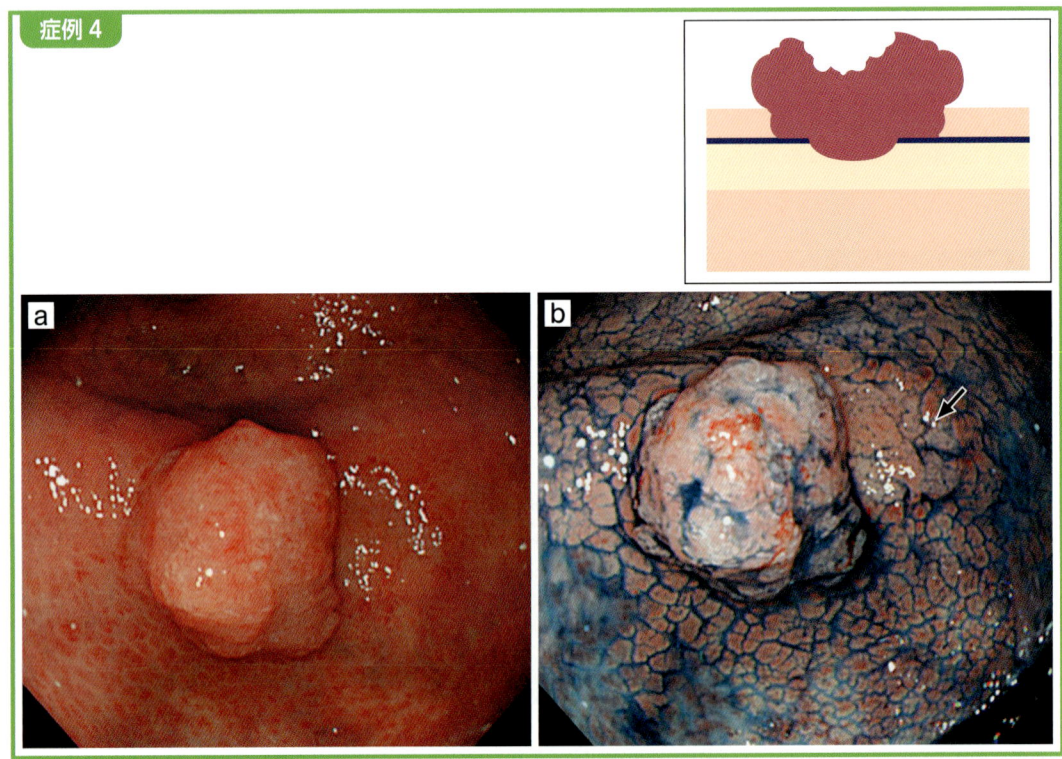

症例4

## 4 O-Ⅱ型癌の深達度診断

**症例5** O-Ⅱa型M癌

　胃体下部小彎後壁に境界明瞭な平坦隆起性病変を認める．周囲粘膜の血管透見は亢進し，背景粘膜に萎縮性胃炎があることがわかる（**a**）．インジゴカルミン撒布にて表面には粗大な顆粒を認めるが，大きさは大体揃っており，特に目立つ隆起や陥凹を認めないことから，粘膜内癌と診断される（**b**）．

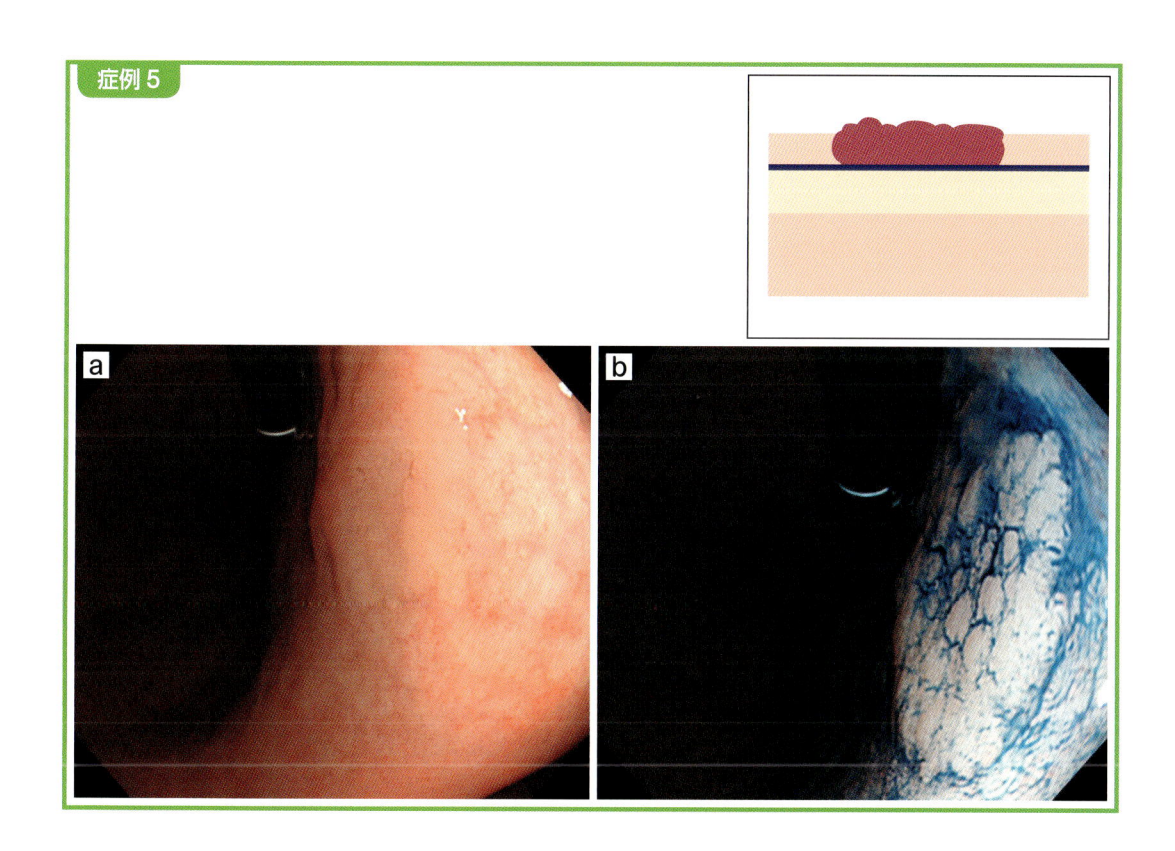

> **症例 6**　0-Ⅱa 型 SM 癌

　胃体中部前壁の境界明瞭な 0-Ⅱa 病変である．立ち上がりが急峻で，くびれがあることから辺縁部は粘膜内癌と診断できる．しかし，病変中央部は広い範囲で陥凹している（**a**）．インジゴカルミン撒布にて病変辺縁部には胃小区模様を認めるが，中央部の粘膜模様は不明瞭化していた（**b**）．このように，0-Ⅱa 病変の中央が陥凹し，表面模様が不明瞭化した場合は粘膜下層浸潤を考慮すべきである．

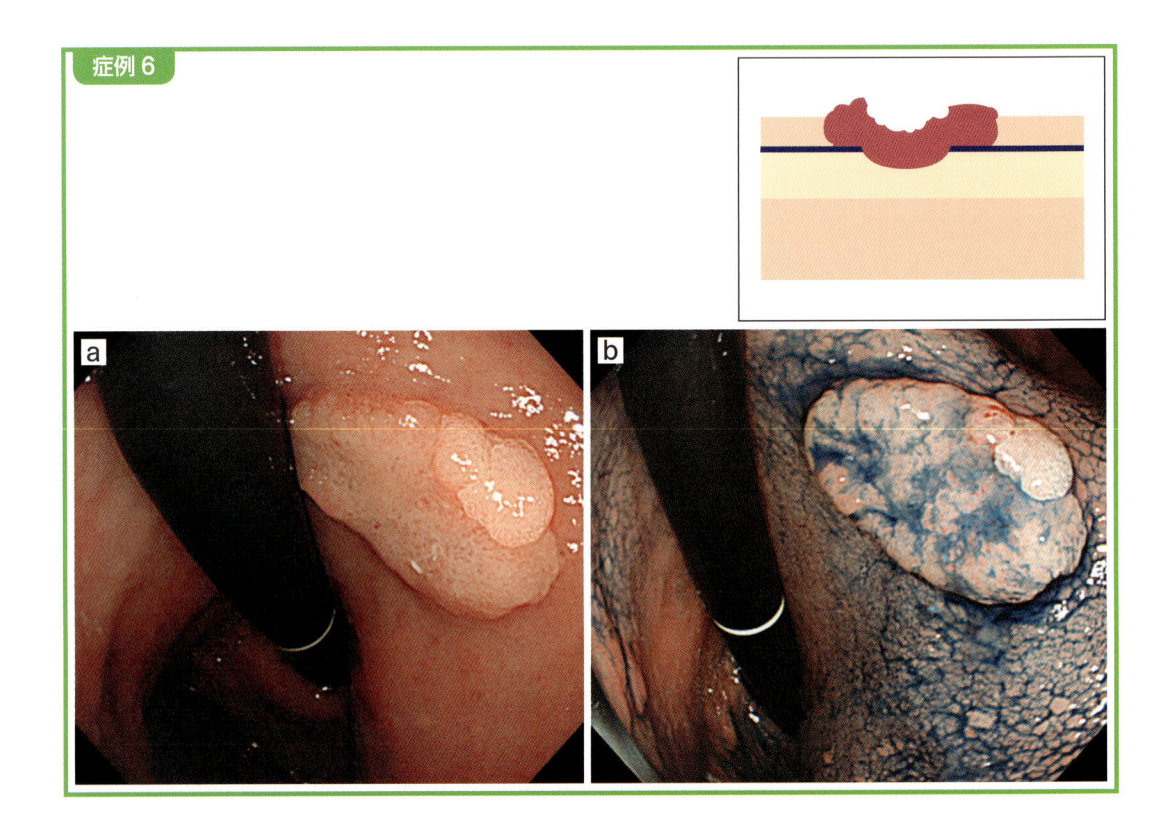

> **症例 7**　0-Ⅱa 型 SM 癌

噴門部後壁の 0-Ⅱa 病変である．立ち上がりは明瞭で，くびれがあることから辺縁部は粘膜内癌と診断される．しかし，肛門側は広範に隆起し，隆起内隆起を形成している(**a**)．インジゴカルミン撒布にて隆起内隆起が明瞭に観察される(**b**)．このように 0-Ⅱa 内に一段高い部分を認めた場合は粘膜下層浸潤癌と診断する．

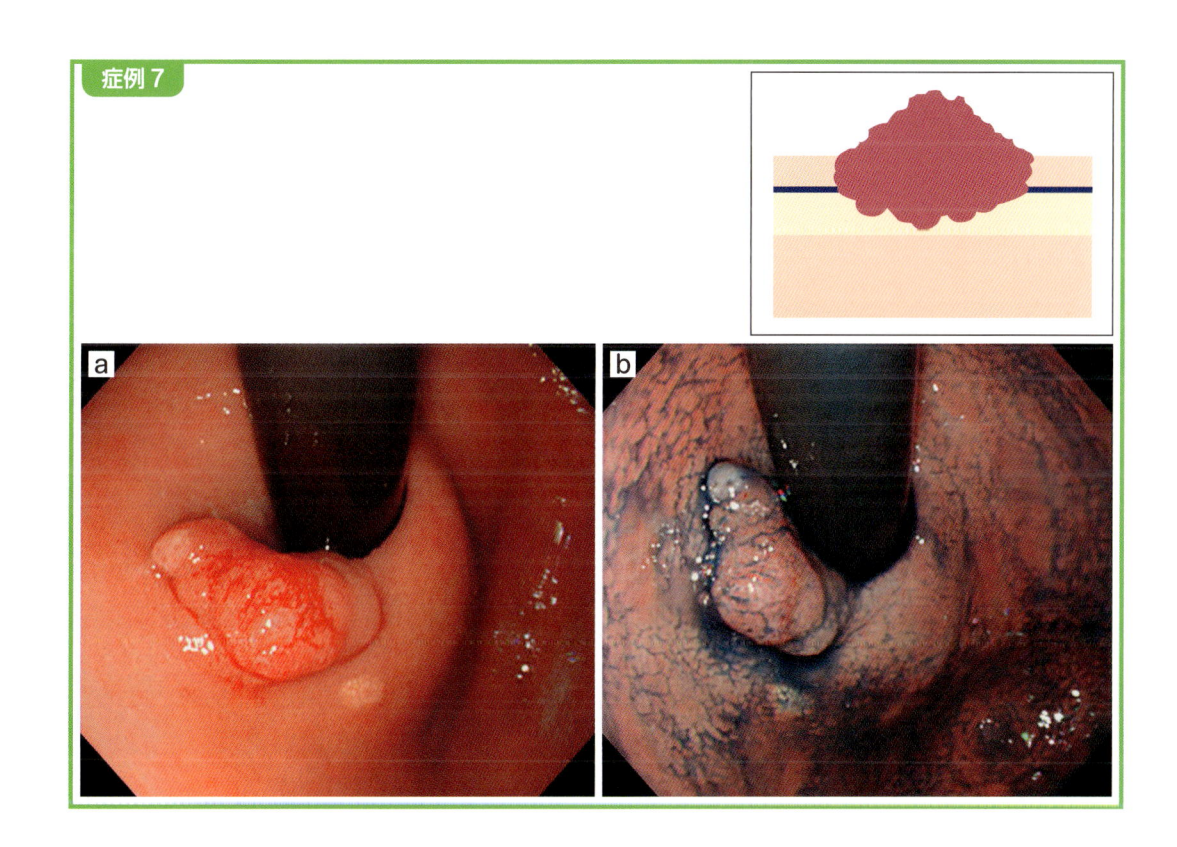

## 症例8　0-IIc 型 M 癌

胃前庭部前壁に境界明瞭で平坦な発赤陥凹を認める(**a**)．インジゴカルミン撒布にて 0-IIc 面は平坦で隆起や陥凹を認めないことから粘膜内癌と診断される(**b**)．

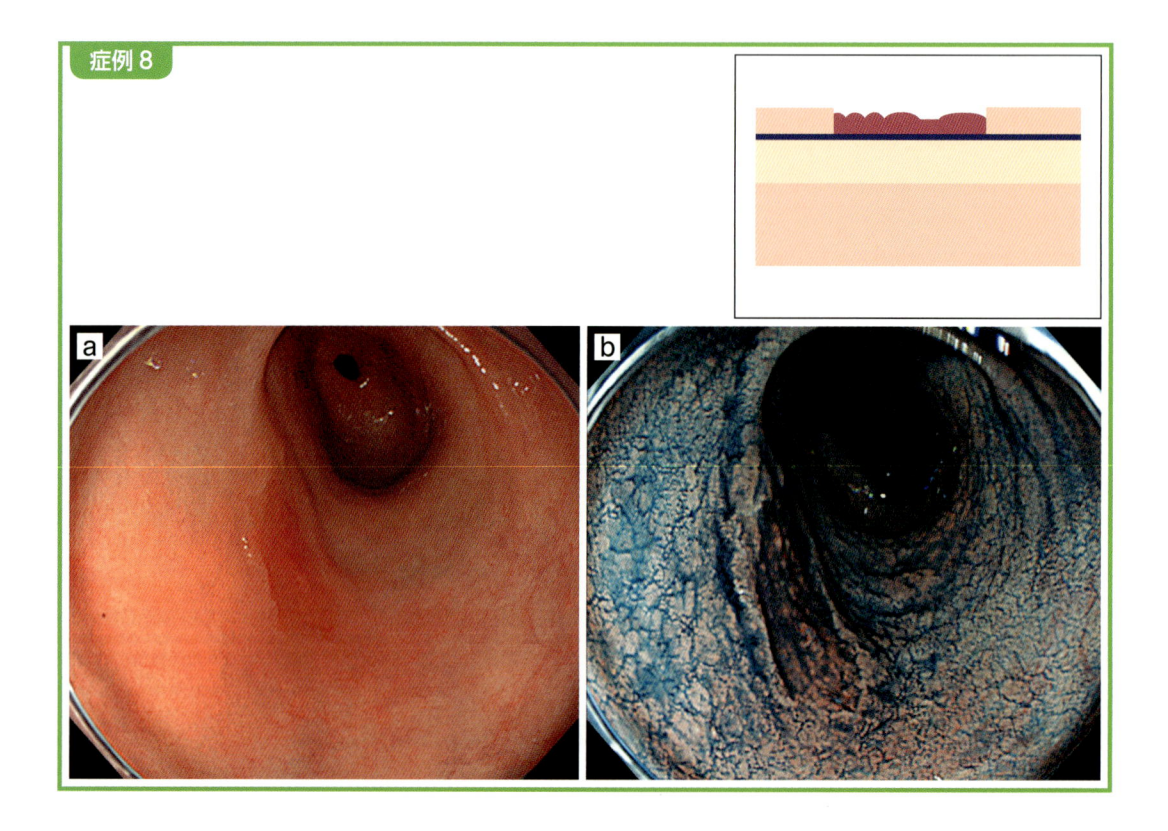

### 症例9　0-Ⅱc型SM癌

　胃体下部大彎に辺縁隆起を伴う平坦な陥凹性病変を認める（a）．近接観察すると，0-Ⅱc面はほぼ平坦だが，➡部分で隆起成分を認める（b）．インジゴカルミン撒布にて表面構造を詳細に観察したが，隆起成分の立ち上がりはなだらかであった（c）．以上より，基本的に粘膜内癌だが，陥凹内隆起部で粘膜下層浸潤していると診断される．

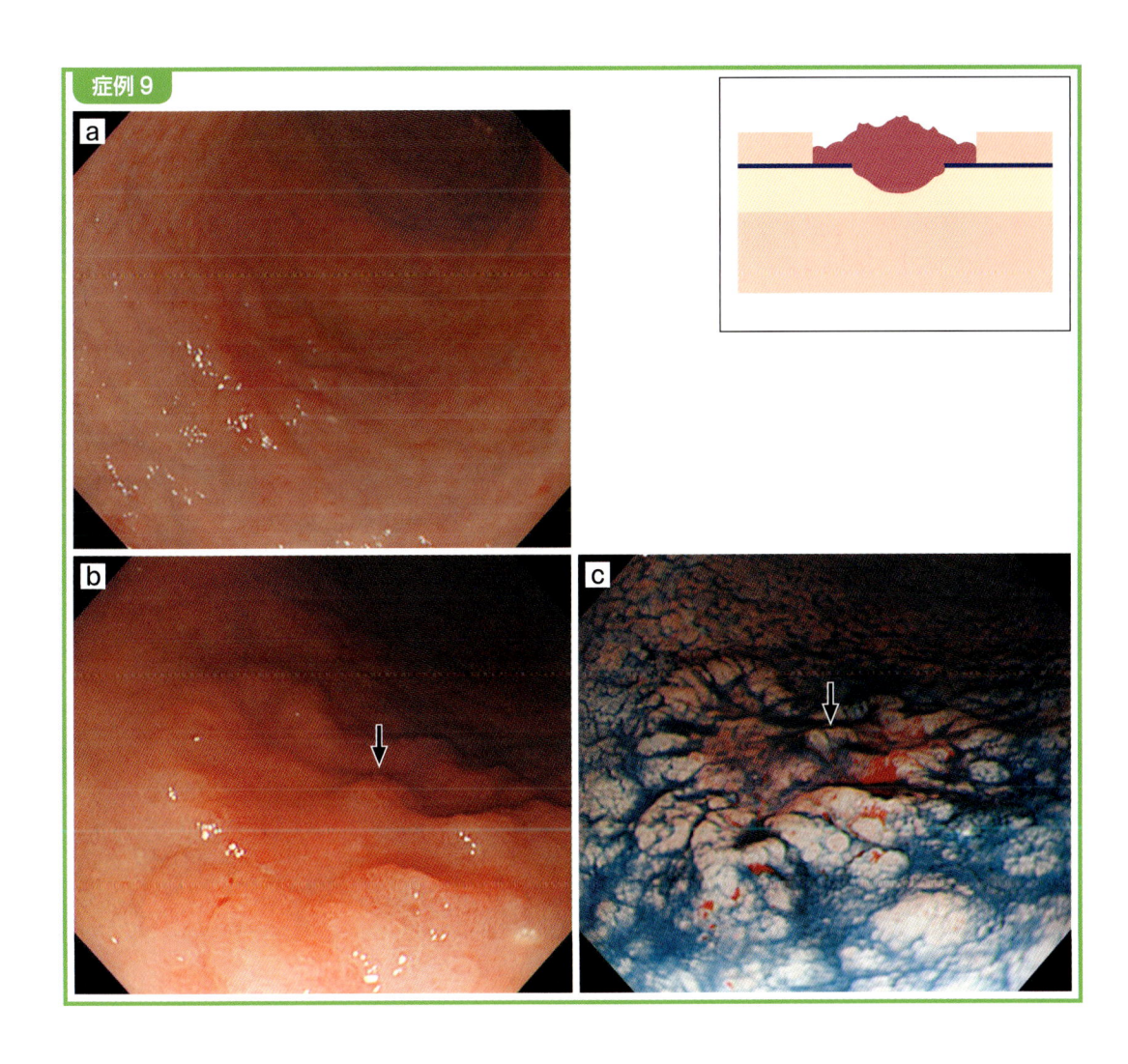

> **症例10** 0-IIc 型 SM 癌

胃体中部大彎後壁に発赤調の平坦陥凹性病変を認める(**a**)．インジゴカルミンを撒布し表面構造を詳細に観察したところ，肛門側の一部になだらかな隆起を認め，同部はインジゴカルミンをはじいていた(**b**)．基本的に粘膜内癌であったが，厚みのあった部分のみで粘膜下層へ浸潤していた．

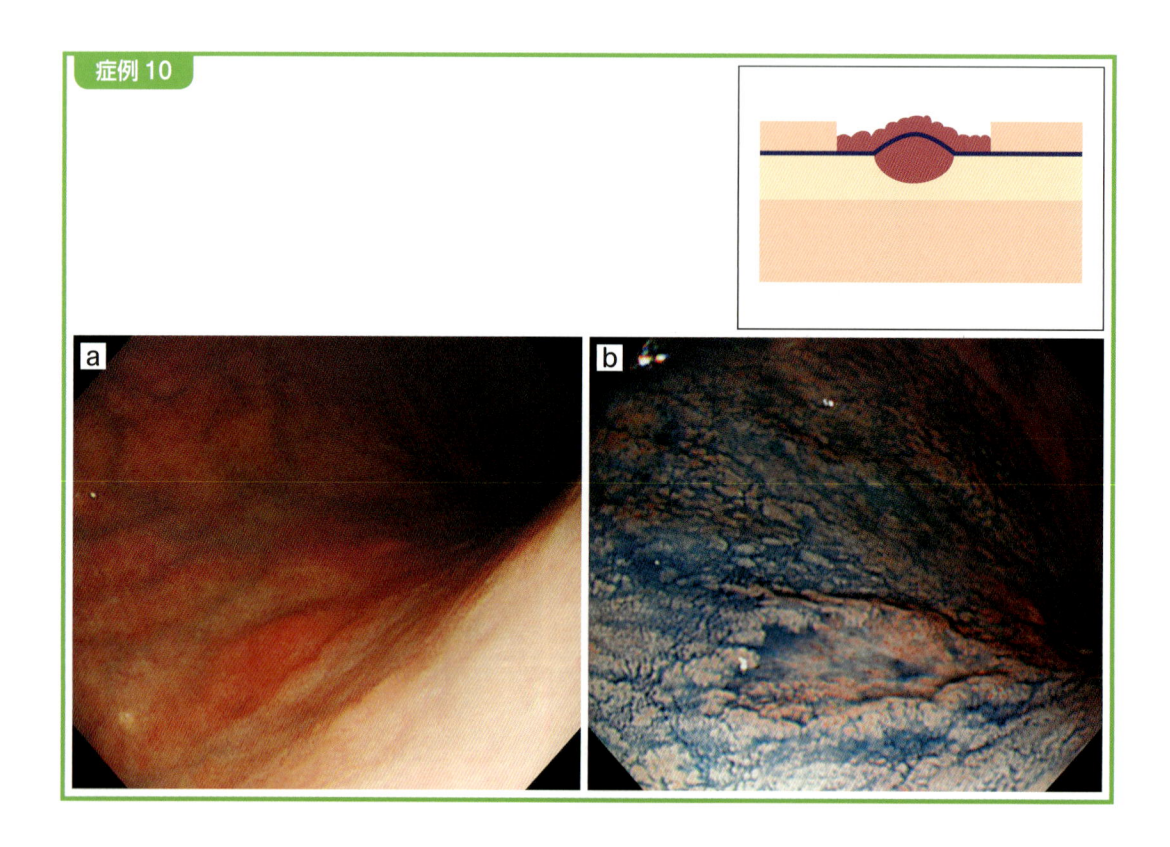

> **症例11**　O-Ⅱc 型 SM 癌

　胃体下部大彎に襞集中を伴う O-Ⅱc 病変を認めた（a）．襞集中を伴う病変の場合は，襞の融合所見が深達度診断の鍵になる．インジゴカルミンを撒布して詳細に検討してみると，襞は融合していることがわかる．粘膜下層へ浸潤した癌が襞と襞の間の粘膜を押し上げることで，襞の融合が形成される．したがって，この所見を根拠として粘膜下層浸潤癌と診断できる（b）．

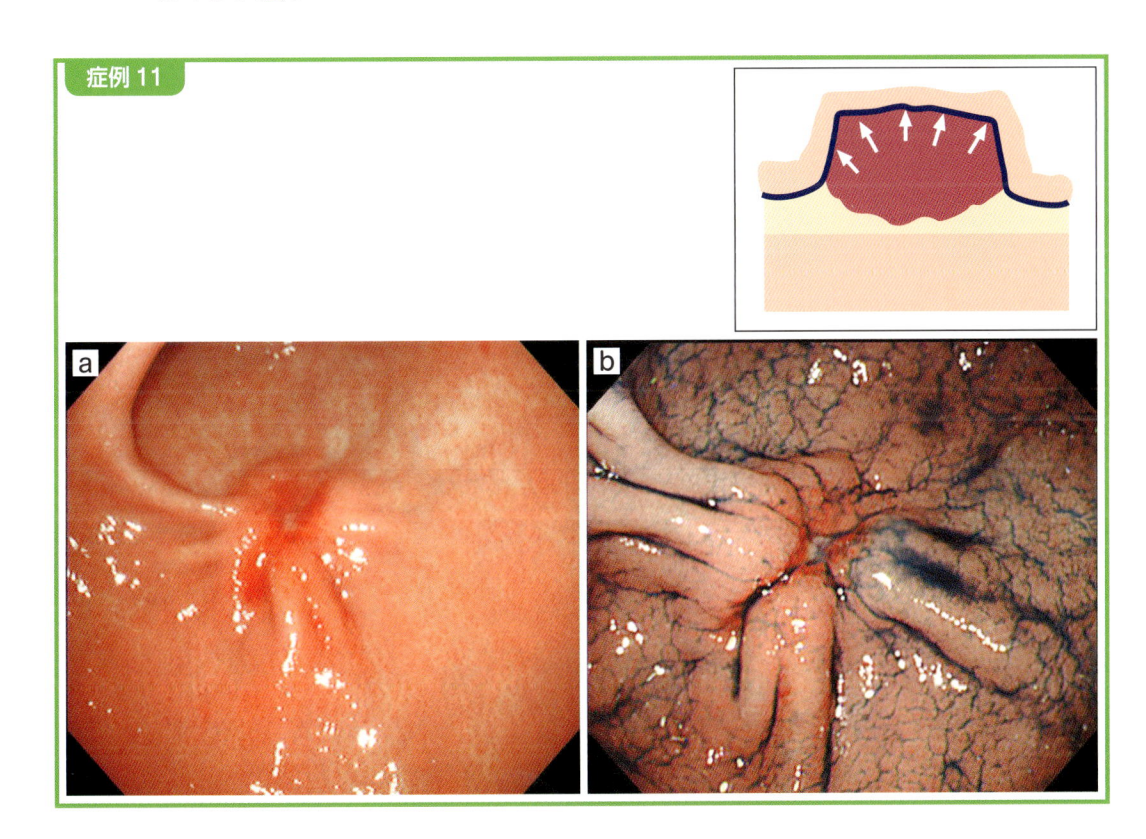

（友利彰寿，小山恒男）

# D 側方進展範囲診断

内視鏡的粘膜下層剝離術(ESD)は，任意の領域を正確に一括切除することが可能な優れた治療法だが，術前境界診断を誤ると側方断端陽性となるため，正確な術前診断が重要である．近年開発された狭帯域光観察(narrow band imaging : NBI)と拡大内視鏡は，それを組み合わせることにより表面構造と微細血管構造を詳細に観察することができるため，癌の側方進展範囲診断時に使用することが多い[1,2]．

以下に側方進展範囲診断法について，①通常観察法，②インジゴカルミン法，また最近開発された③ AIM (acetic acid-indigocarmine mixture)法[3]，④ NBI拡大観察法の順に解説する．さらに NBI拡大観察法の限界についても述べる．

## 1 通常観察法

通常観察での側方進展範囲診断のポイントは色調変化と凹凸である．分化型腺癌は境界明瞭な発赤であることが多い(図1a)が，背景粘膜の炎症や *H. pylori* 感染，腸上皮化生の存在などにより境界不明瞭な場合がある(図1b)．

**図1　通常観察法による分化型腺癌の観察**

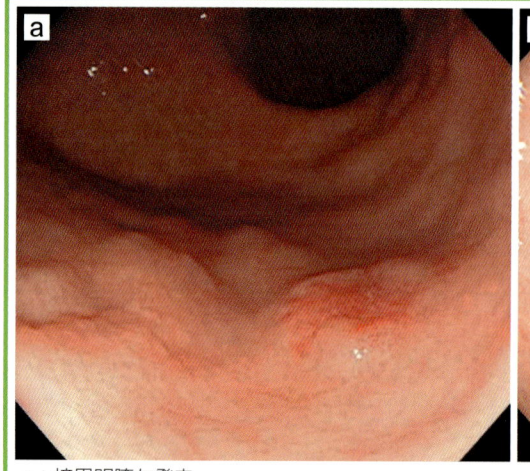

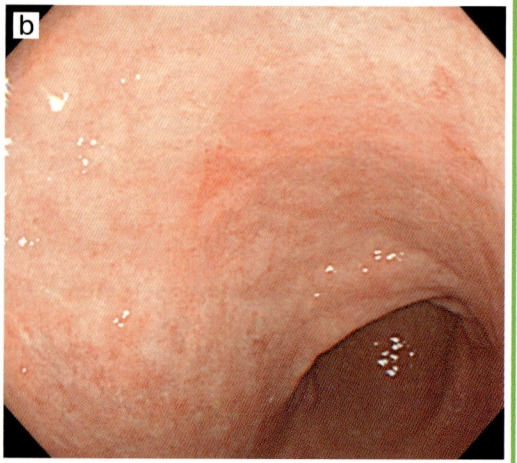

a：境界明瞭な発赤．
b：境界不明瞭な発赤．

一方，未分化型腺癌は境界明瞭な褪色として観察されることが多いが(図2a)，背景粘膜が萎縮している場合は境界不明瞭となる(図2b)．

また隆起病変は分化型腺癌が多いが，陥凹病変は分化型，未分化型の両方の組織型がある．いずれも0-IIb進展を伴う場合があるため，背景粘膜との差を注意深く観察する．

図2　通常観察法による未分化型腺癌の観察

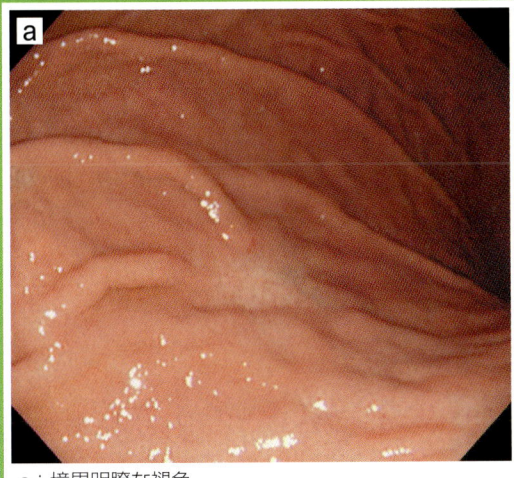

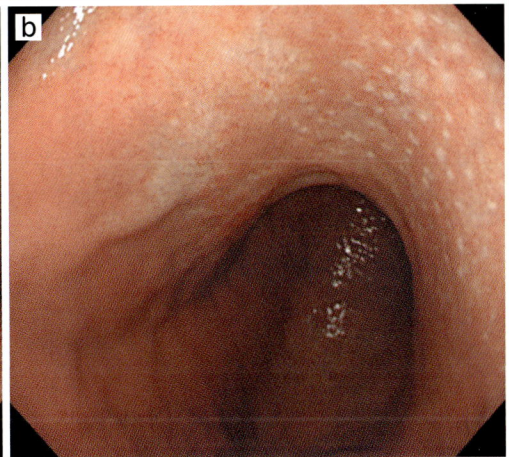

a：境界明瞭な褪色．
b：境界不明瞭な褪色．

## 2　インジゴカルミン法

　インジゴカルミンはコントラスト法のひとつで，粘膜面の陥凹部にインジゴカルミンがたまることにより病変の表面性状が強調され観察しやすくなる（図3）．
　粘液が付着した状態でインジゴカルミンを撒布すると，インジゴカルミン液が粘液の上に乗ってしまい表面構造がかえってわかりにくくなる．この場合は再洗浄後にインジゴカルミンを撒布すると良好に観察することができる（図4）．
　半坦な病変はインジゴカルミン撒布によりかえって不明瞭になる場合もある（図5）．

図3　インジゴカルミン法による観察

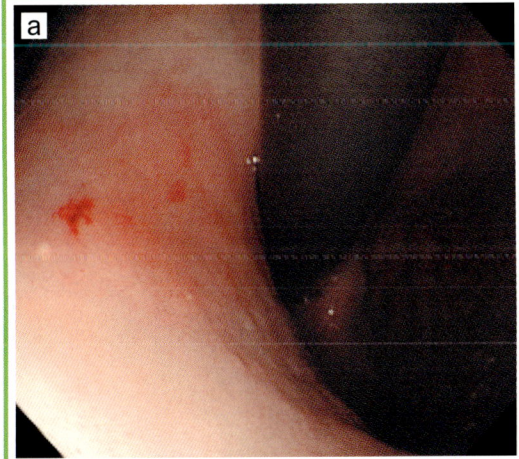

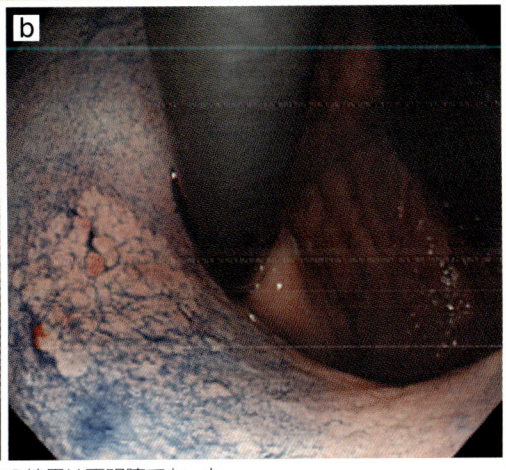

a：通常観察で胃体上部小彎に発赤粘膜を認めるが，その境界は不明瞭であった．
b：インジゴカルミン撒布にて病変境界は明瞭となり，粘膜模様が粗造であることがよくわかった．

D．側方進展範囲診断　35

図4 粘液が付着した場合の観察

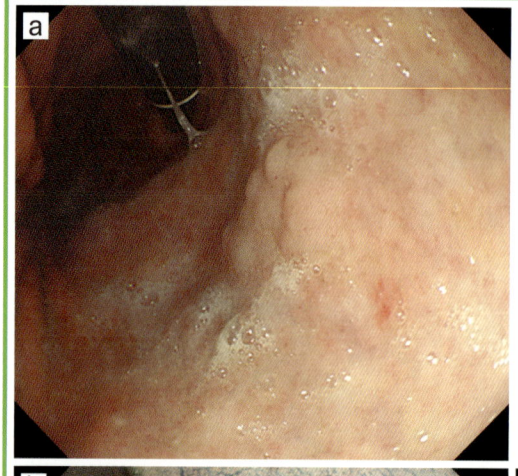

a：粘液を洗浄する前の通常観察．
b：粘液を洗浄せずにインジゴカルミンを撒布した像．
c：水洗後再度インジゴカルミンを撒布した像．

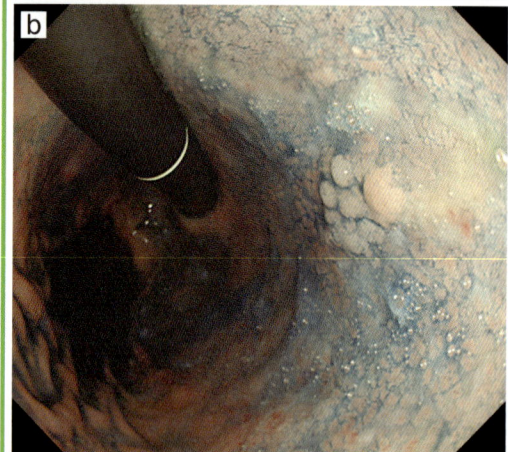

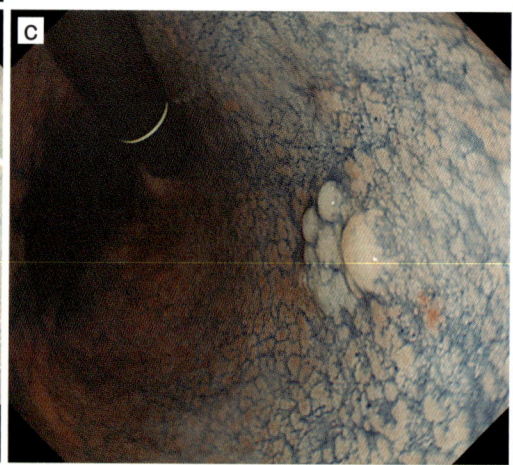

図5 平坦な病変の観察

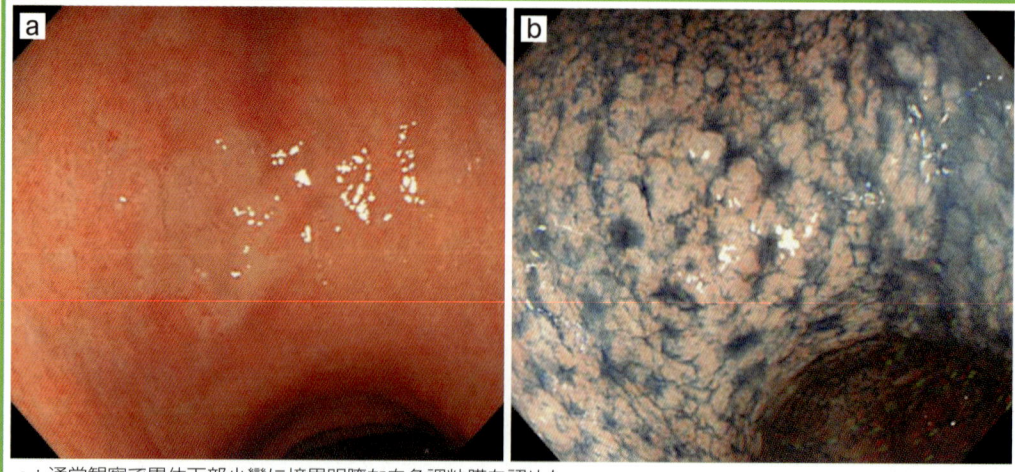

a：通常観察で胃体下部小彎に境界明瞭な白色調粘膜を認めた．
b：インジゴカルミン撒布にて病変部は背景粘膜のアレア模様と類似しており，境界はかえって不明瞭となった．

## 3 AIM法

　AIM法とは，河原らが開発した，酢酸0.6%，インジゴカルミン0.04%に調整した混合液を撒布する方法である[3]．酸による粘液の産生性が異なるため，腫瘍部ではインジゴカルミンの色素がwash outされることが多い反面，非腫瘍部では色素が残存する．このメカニズムにより，病変境界部がより明瞭に描出される場合がある（図6）．

**図6　AIM法による観察**

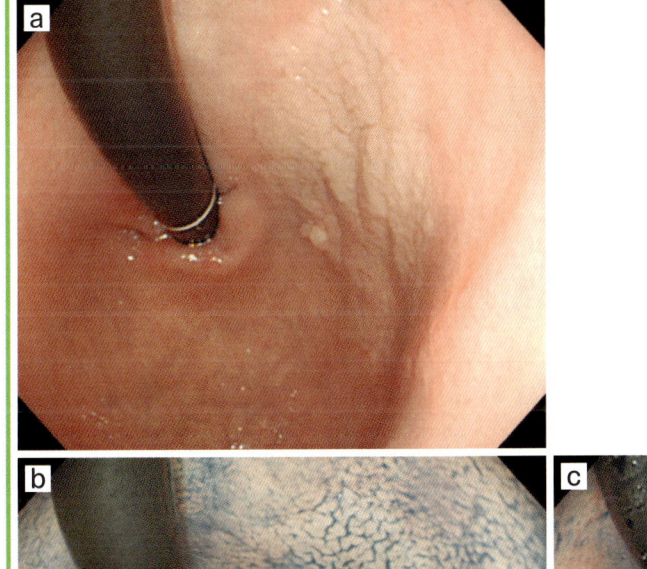

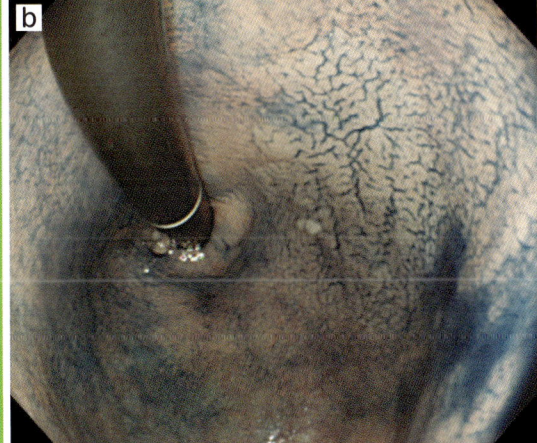

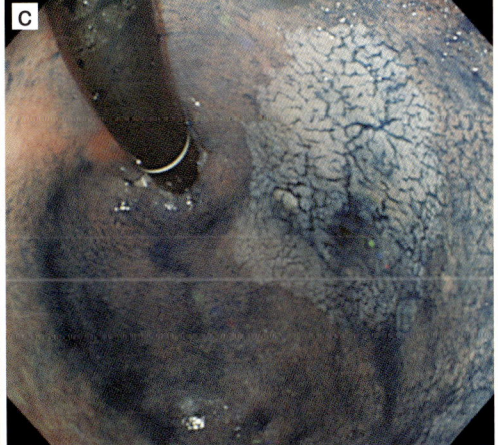

a：通常観察で胃体上部前壁に白色調の扁平隆起を認めた．色調にて境界の大部分を追うことができたが，一部不明瞭であった．
b：インジゴカルミン撒布を行ったところ，背景粘膜と比べ病変部で粘膜粗造であったが，やはり病変境界は不明瞭で追加される情報はなかった．
c：AIMにて病変の表面構造が強調され，境界が明瞭に認識できるようになった．

## 4 NBI 拡大観察法

　胃は内腔が広いため，非拡大 NBI では非常に暗く，NBI の威力を発揮しない．このため NBI と拡大内視鏡を併用することが重要であり，表面構造や微細血管模様を観察することにより，腫瘍の境界診断や組織型診断に使用する．拡大観察時，専用の柔らかい黒色フード(soft black hood attachment，オリンパス社製)や，側孔があいている柔らかい透明フード(エラスティック・タッチ®，トップ社製)を使用するとよい．また背景粘膜側より病変側へ観察すると側方進展範囲診断がしやすい．
　胃癌の拡大観察で注目することは，表面構造と血管構造である[4-8]．表面構造のうち，pit 様構造では「不整・大小不同・密度」(図7)，villi 様構造では「不整・大小不同・密度・融合」(図8)を観察する．

**図7　pit 様構造**

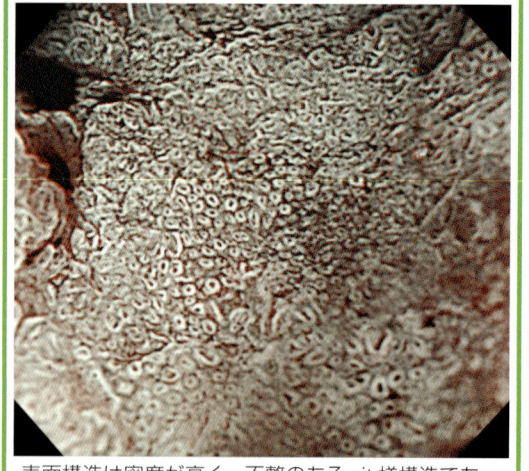

表面構造は密度が高く，不整のある pit 様構造であった．

**図8　villi 様構造**

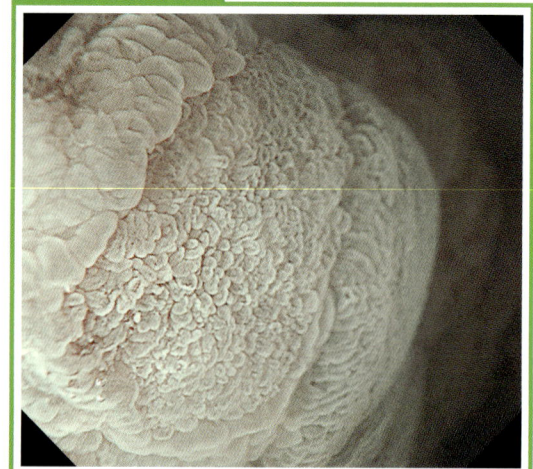

表面構造は密度が高く，不整で大小不同がある villi 様構造を認めた．背景粘膜は密度が低く，不整の少ない villi 様構造であった．

血管構造においては，「口径不同（図9a）・走行不整（図9b）・network pattern（図9c）」を観察する[4-8]．

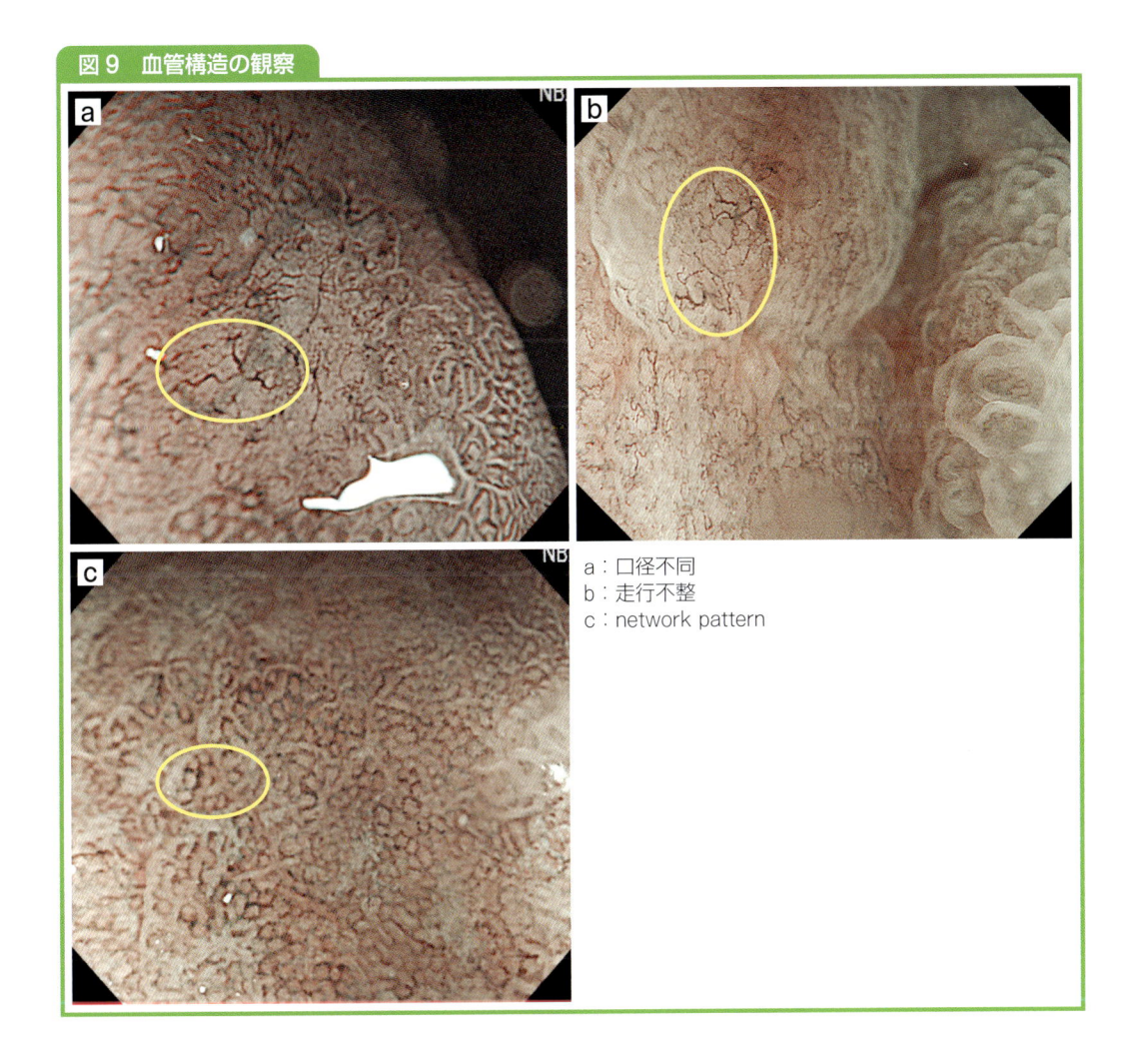

**図9　血管構造の観察**

a：口径不同
b：走行不整
c：network pattern

　癌の側方進展範囲は以上のように癌の表面構造・血管構造と背景粘膜との差を読み，診断する．
　NBI拡大観察が側方進展範囲診断に有効であった0-Ⅱb型随伴癌を示す（図10）．

図10 0-Ⅱb 型随伴癌の例

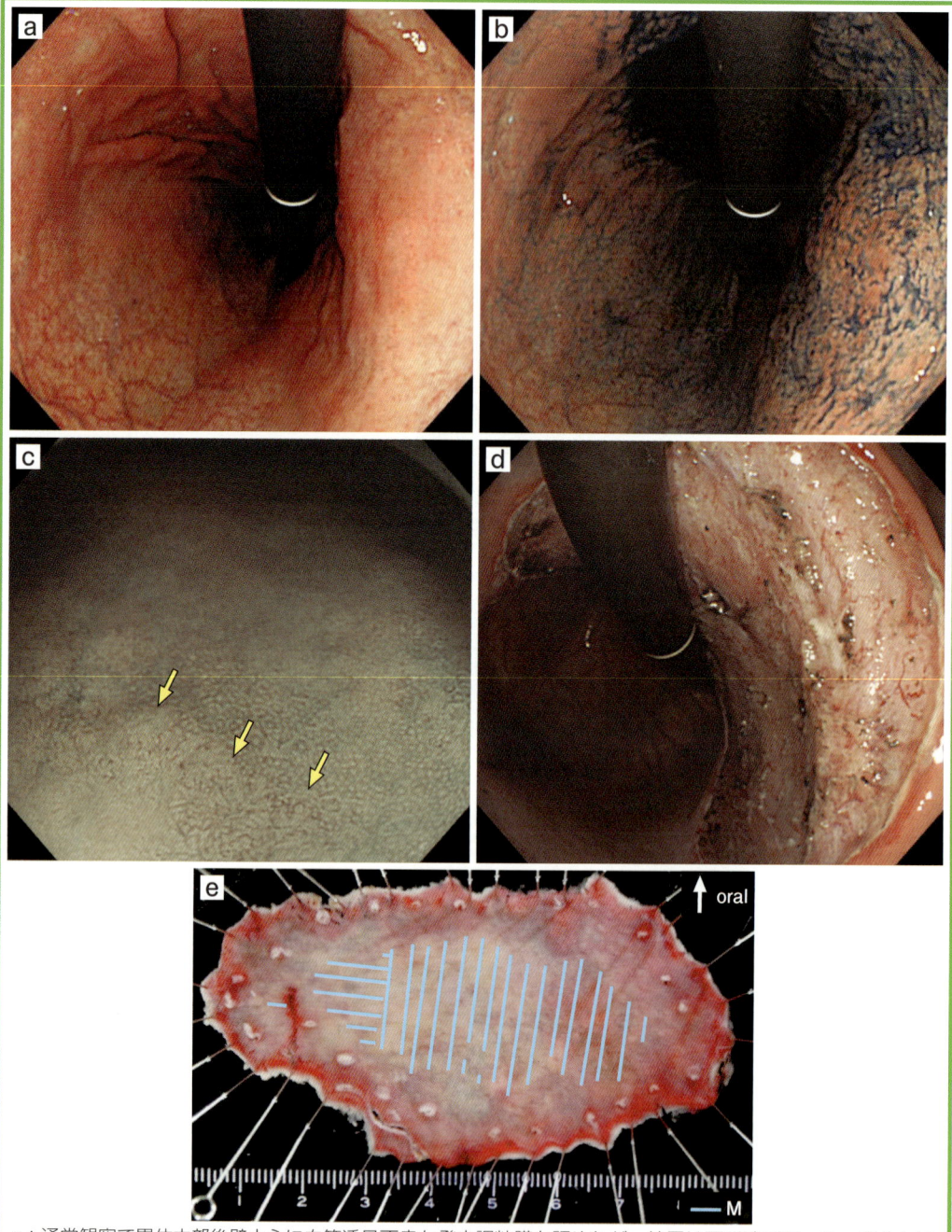

a：通常観察で胃体中部後壁中心に血管透見不良な発赤調粘膜を認めたが，境界は不明瞭であった．凹凸も目立たず，周囲との段差もはっきりしなかった．
b：インジゴカルミンを撒布すると，病変部の表面構造は粗造で，背景粘膜のアレア模様とは異なった．境界は後壁側でわかりやすくなるが，肛門側，前壁側では不明瞭であった．また表面の凹凸はなく平滑であった．
c：病変口側を NBI 拡大観察すると背景粘膜は整った pit 様構造であるのに対し，病変部の表面構造は大小不同と不整のある villi 様構造と pit 様構造の混在であり，血管構造は軽度の口径不同・走行不整を認めた．この表面構造と血管構造との差で境界を⇒のように判断した．
d：以上より，NBI 拡大観察にて広範囲に 0-Ⅱb 進展していると考えられ，Gastric adenocarcinoma，0-Ⅱb+Ⅱa，tub1，M と術前診断し，ESD にて一括切除した．
e：最終診断は Gastric adenocarcinoma，tub1，T1（M），ly0，v0，LM（−），VM（−），ptype 0-Ⅱb+Ⅱa，56×24 mm であった．

## 5 NBI 拡大観察法の限界

NBI 拡大内視鏡を用いても側方進展範囲診断の困難な症例が存在する．そのひとつとして未分化型腺癌があるが，これは粘膜面に露出せず腺頸部を進展し，血管模様や表面構造

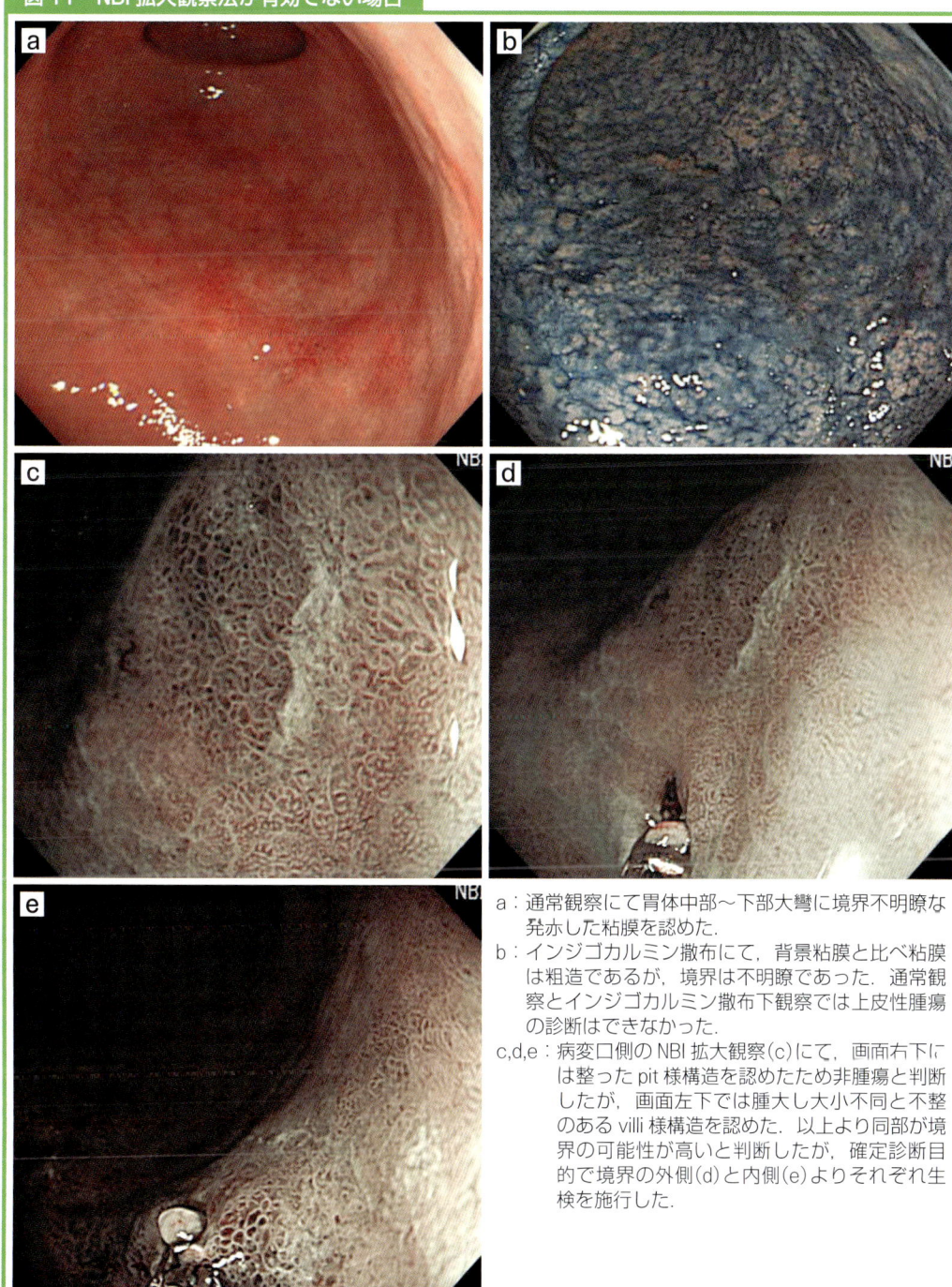

### 図11 NBI 拡大観察法が有効でない場合

a：通常観察にて胃体中部〜下部大彎に境界不明瞭な発赤した粘膜を認めた．
b：インジゴカルミン撒布にて，背景粘膜と比べ粘膜は粗造であるが，境界は不明瞭であった．通常観察とインジゴカルミン撒布下観察では上皮性腫瘍の診断はできなかった．
c,d,e：病変口側のNBI 拡大観察(c)にて，画面右下には整ったpit 様構造を認めたため非腫瘍と判断したが，画面左下では腫大し大小不同と不整のあるvilli 様構造を認めた．以上より同部が境界の可能性が高いと判断したが，確定診断目的で境界の外側(d)と内側(e)よりそれぞれ生検を施行した．

**図11 つづき**

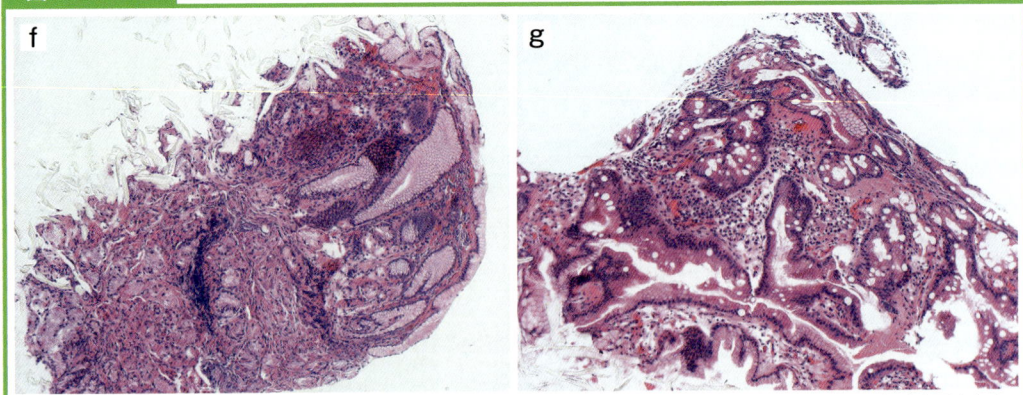

f, g：病理組織学的にcの右下が胃底腺(f)，左上(g)は分化型腺癌であり，同部が病変境界であることが確認された．

に反映されないためである．このため未分化型腺癌では全例，術前に境界と判断した部分より1cm離して生検を行い，陰性であることを必ず確認してからESDに臨む必要がある．また，背景粘膜と病変部の両方がvilli様構造の場合は範囲診断が難しい[2,9]．このためNBI拡大観察してもわかりにくいときは，非腫瘍部と腫瘍部の両方から生検を取り分ける必要がある．この際，生検前後の写真を撮っておくとよい（図11）．また，生検後の血液の流れる方向を考慮し，生検する順番を決めたほうがよい．

胃癌の側方進展範囲診断にNBI拡大観察法は有効であるが，狭い範囲のみの観察であるため万能ではない．インジゴカルミン法やAIM法による広範囲の観察も必要であり，適宜併用する必要が考えられる．

### 文献

1) 炭山和毅ほか：切開・剥離法（ESD）に必要な胃癌術前診断―新しい診断法：narrow band imaging（NBI）．胃と腸 40：809-816, 2005
2) 高橋亜紀子ほか：Narrow band imaging（NBI）拡大内視鏡が側方進展範囲診断に有用であった分化型早期胃癌の1例．ENDOSC FORUM diges dis 22：17-21, 2006
3) Kawahara Y et al：Novel chromoendoscopic method using an acetic acid-indigocarmine mixture for diagnostic accuracy in delineating the margin of early gastric cancers. Dig Endosc 21：14-19, 2009
4) 友利彰寿ほか：陥凹性小胃癌の鑑別診断―NBIの立場から．胃と腸 41：795-803, 2006
5) Nakayoshi T et al：Magnifying Endoscopy Combined with Narrow Band Imaging System for Early Gastric Cancer：Correlation of Vascular Pattern with Histopathology. Endoscopy 36：1080-1084, 2004
6) 貝瀬 満ほか：NBI併用拡大電子内視鏡による早期胃癌診断．臨消内科 21：47-53, 2006
7) 藤崎順子ほか：拡大内視鏡を用いた早期胃癌の診断―Narrow Band Imagingを併用した拡大内視鏡所見．臨消内科 21：431-440, 2006
8) Kaise M et al：Magnifying endoscopy combined with narrow-band imaging for differential diagnosis of superficial depressed gastric lesions. Endoscopy 41：310-315, 2009
9) 高橋亜紀子ほか：NBI拡大内視鏡による胃癌の側方進展範囲診断．Gastroenterol Endosc 48（Suppl 2）：1873, 2006

〈高橋亜紀子〉

# E 拡大内視鏡による胃癌診断

　胃癌の内視鏡所見は多岐にわたり，諸家がそれぞれの立場で拡大内視鏡診断の有用性を発表してきた[1-5]．しかし，胃の拡大内視鏡所見は複雑であるため，理解されにくかった．同時期に筆者も拡大内視鏡による胃癌診断に取り組み，その所見を表面構造と血管構造に分けて考えたほうが理解しやすいことを指摘してきた[6,7]．本項では筆者が提唱する胃癌拡大内視鏡診断のロジックを解説する．

## 1 拡大内視鏡で何が見えるか？

　一般に拡大内視鏡では血管構造の観察が重視されているが，血管は癌ではない．血管は癌によって走行を曲げられた，いわば被害者である．一方，表面構造は癌そのものを見ている．犯人を直接問い詰める方法（表面構造）と，被害者（血管構造）から情報を得る方法，両者の特徴を理解することが正診へのポイントである．

## 2 表面構造

　榊は胃粘膜の表面構造を7分類した[1]．この榊分類が胃粘膜拡大内視鏡診断の基本だが，筆者はさらに単純化し，**隆起（villi様構造）と陥凹（pit様構造）の2分類を用いている**．villi様構造とは指状に隆起する構造物であり，pit様構造は粘膜表層にある孔である．

### ● 表面構造から何がわかるのか？　理論的背景

　癌を病理組織学的に診断する際のポイントは構造異型と核異型だが，構造異型は通常40倍で観察し，核異型は200〜400倍で観察する．拡大内視鏡の最大倍率は70〜80倍であるため核異型を観察することはできないが，構造異型を観察することは可能である．腺管構造に異型があると表面構造が不整となるため，表面構造を拡大観察することで組織型を推察することが可能である．

### ⓐ villi 様構造

　villi 様構造とは指状に伸びた構造である(図1).非腫瘍性の villi は整形で,腺管密度が低く,villi と villi の間に隙間がある.これに対して癌の villi は密度が高く,不整形である(図2).

#### 1) villi 様構造の観察ポイント

　非腫瘍の villi は整形で大小不同が少なく,密度が低い.また,均一なホワイトゾーン(後述)で取り囲まれている(図1).これに対し,癌の villi は形が不整で大小不同があり,腺管密度は高く,ホワイトゾーンが不均一である(図2).

図1　villi 様構造(非腫瘍性)

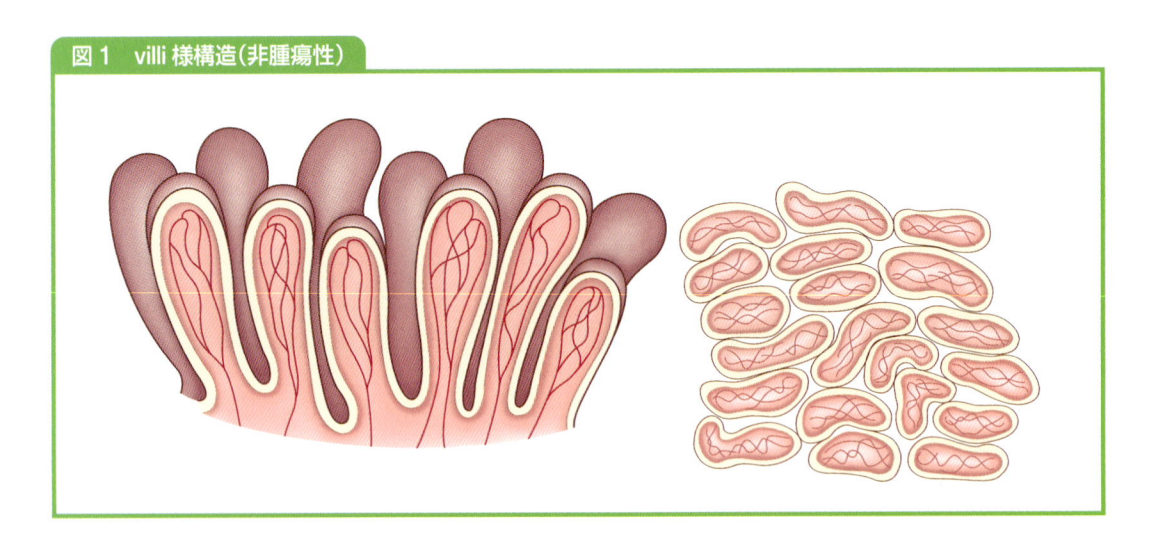

図2　villi 様構造(癌)

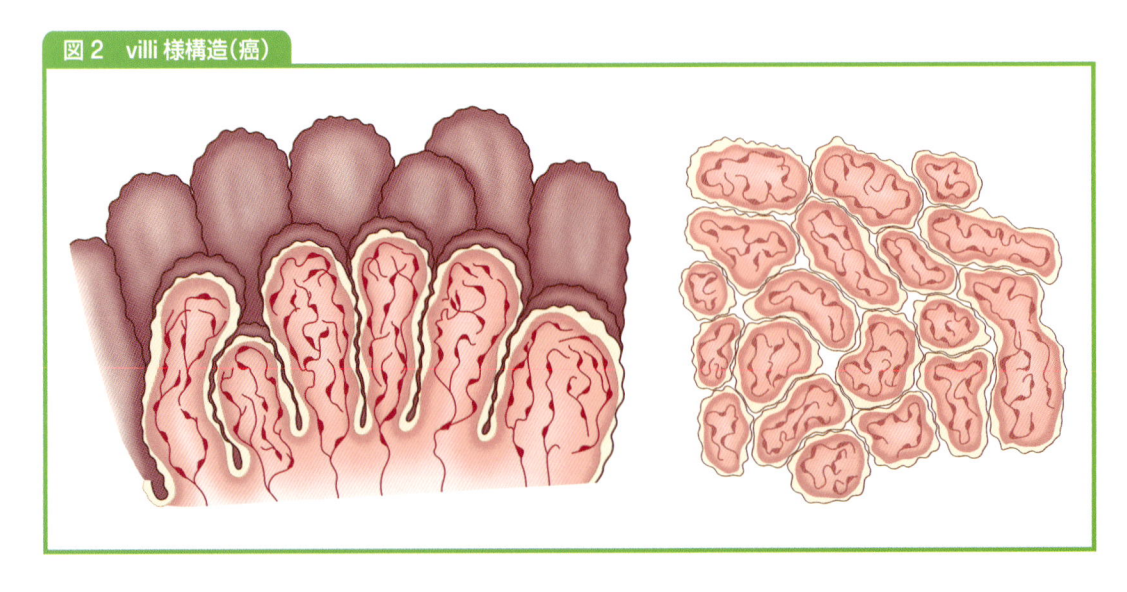

## 2）NBI 拡大内視鏡で見た villi 様構造

図3に villi 様構造の1例を示す．指状に伸びた構造が観察される．各 villi 様構造は整形で大きさも揃っており，一つ一つの villi が独立していることから非腫瘍性の villi 様構造と認識することができる．

NBI 光が villi を構成する細胞に当たると反射されるため，villi の辺縁部は NBI 観察にて白く見える．八木らはこの白い部分をホワイトゾーンと称している[8]．

図3　villi 様構造（非腫瘍性）の例

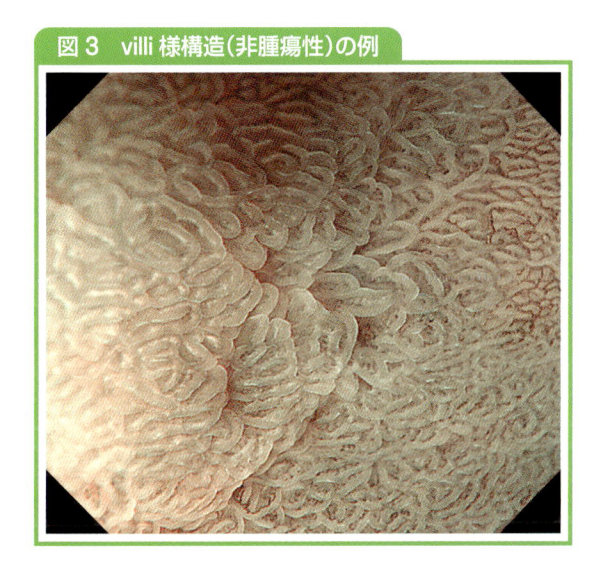

図4a に villi 様構造を呈した癌を示す．上側には規則正しい villi 様構造を認めるが，画面中央の黄色点線で囲まれた部分（図4b）には密度の高い villi 様構造が認められる．villi は不整で大小不同であり，病変境界は villi 様構造の差として明瞭に認識される．

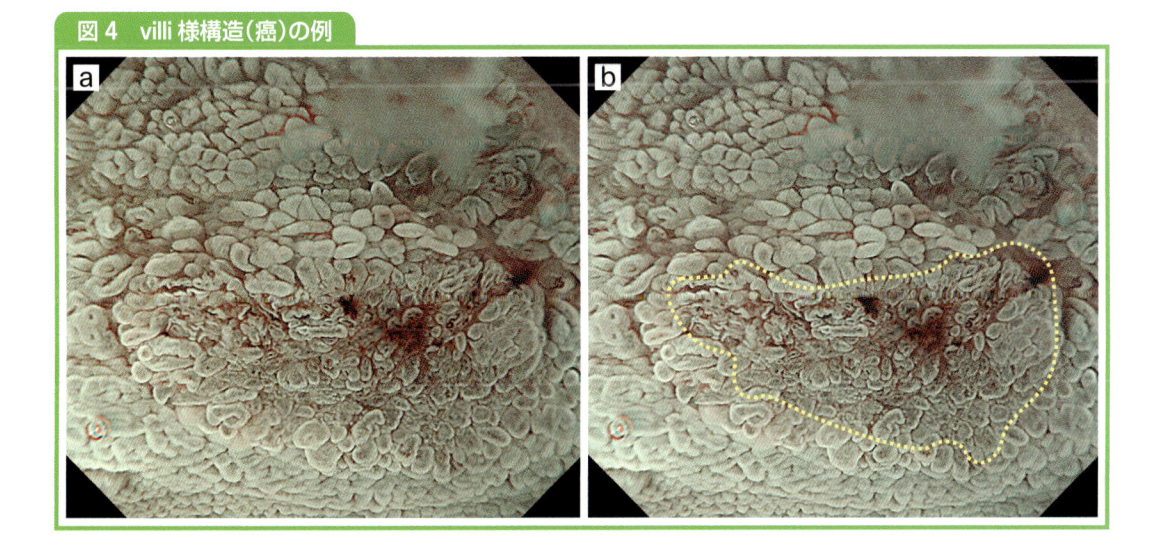

図4　villi 様構造（癌）の例

### 3) villi の融合

villi の大小不同が高度になると villi と villi がくっついて大きな villi を形成する．これを融合という．また，中分化型腺癌では時に villi が融合する所見が認められる（図5）．

**図5　villi 融合**

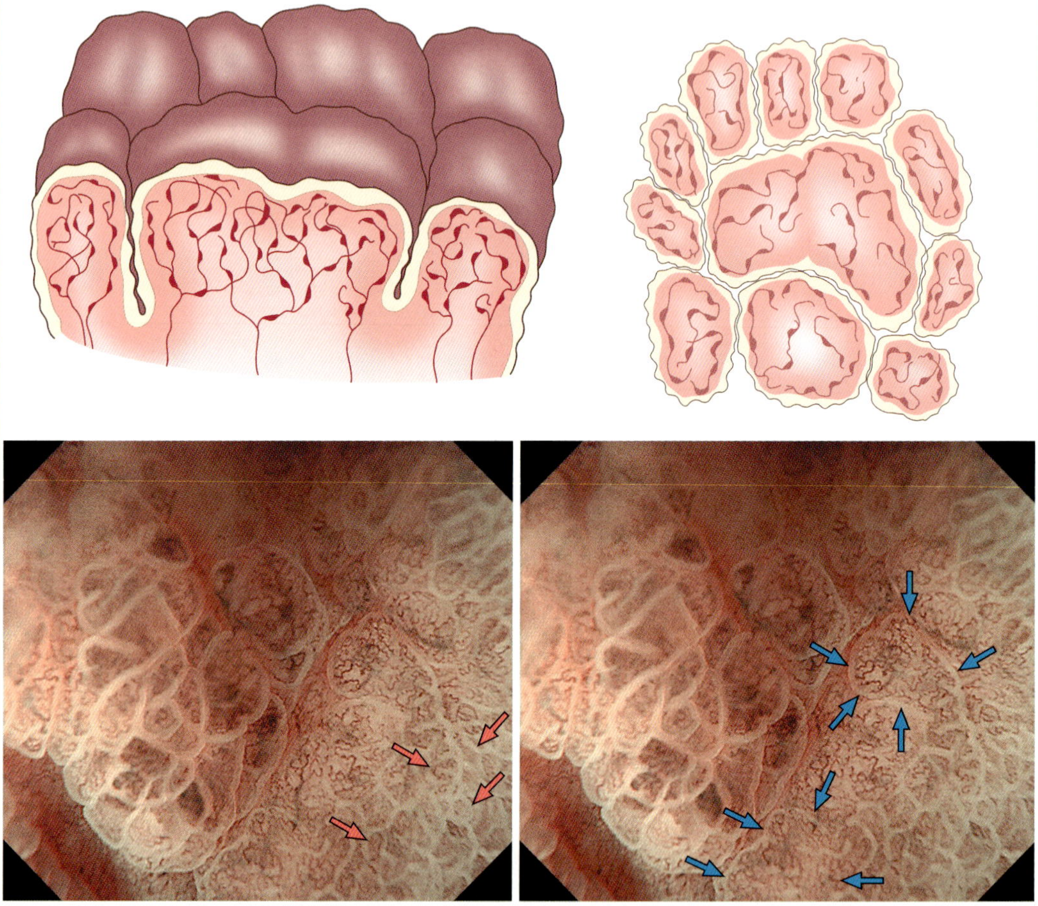

a：不整形で大小不同な villi 様構造が認められる（➡）．
b：villi 様構造の融合所見が認められる（➡）．

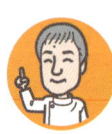

**villi 様構造診断のポイント！**

- 形の不整（ホワイトゾーンが不均一）
- 大小不同と融合
- 腺管密度

## ⓑ pit 様構造

　pit 様構造とはマンホール様にくぼんだ構造である．pit 様構造は孔であるため，NBI 拡大観察では黒く見えるはずであるが，pit 開口部はきわめて小さいため孔として認識することは難しい．一方，pit の周囲には腺窩辺縁上皮があり，同部は白色に見える．

　図 6a に胃底腺領域の NBI 拡大内視鏡像を示す．多数の白色点を認めるが，よく見ると白色点の中央部に黒点が見られる（図 6b）．このように最大倍率で詳細に観察すると pit は黒く見える．

　pit は腺窩辺縁上皮に取り囲まれているが，この腺窩辺縁上皮は NBI 観察にて白く見える．したがって，中～弱拡大では黒い pit は認識されず，pit を取り囲む腺窩辺縁上皮部分が白い円形構造として認識される．つまり，中～弱拡大で白い点として認識される構造は pit 様構造である．

　非腫瘍性胃粘膜に見られる pit の代表は胃底腺領域に見られる pit 様構造（図 6a）であり，小さい円形で大小不同もなく，規則正しく配列している．これに対し，癌の pit 様構造は不整形で大小不同があり，高密度である．

**図 6　胃底腺領域の pit 様構造**

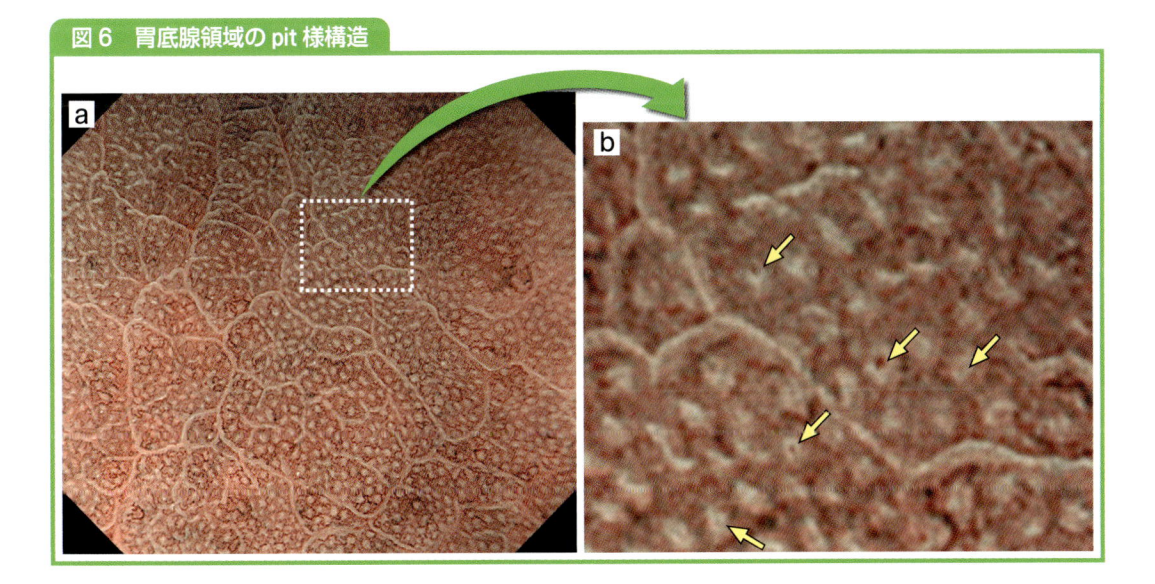

## 1）非腫瘍性のpit様構造

非腫瘍性のpitは整形であり，pit周囲を血管が取り囲んでいる（図7）．

図7　pit様構造（非腫瘍性）

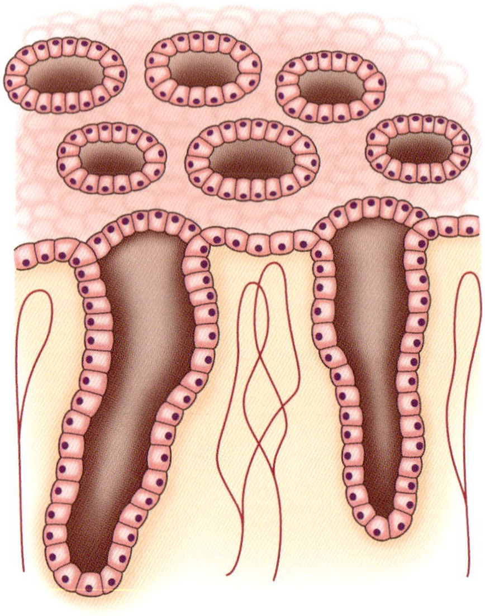

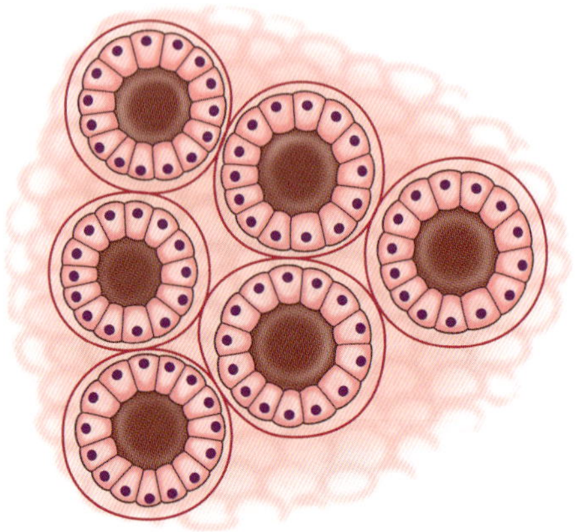

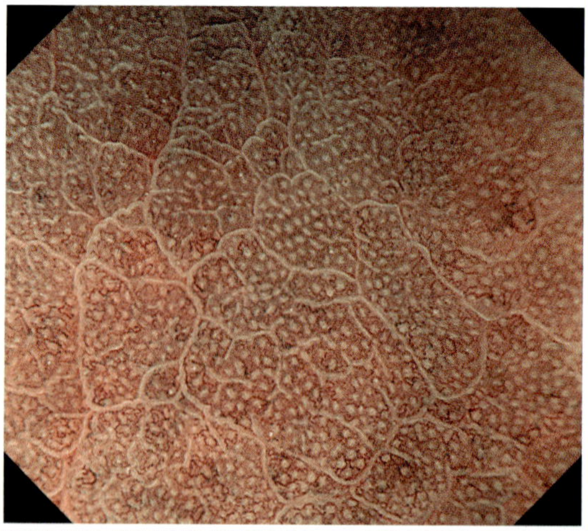

## 2）癌の pit 様構造

　癌の pit は密度が高く，不整形であり，pit と pit の間（間質）を口径不同・走行不整のある異常血管が走行する（図8）．

**図8　pit 様構造（癌）**

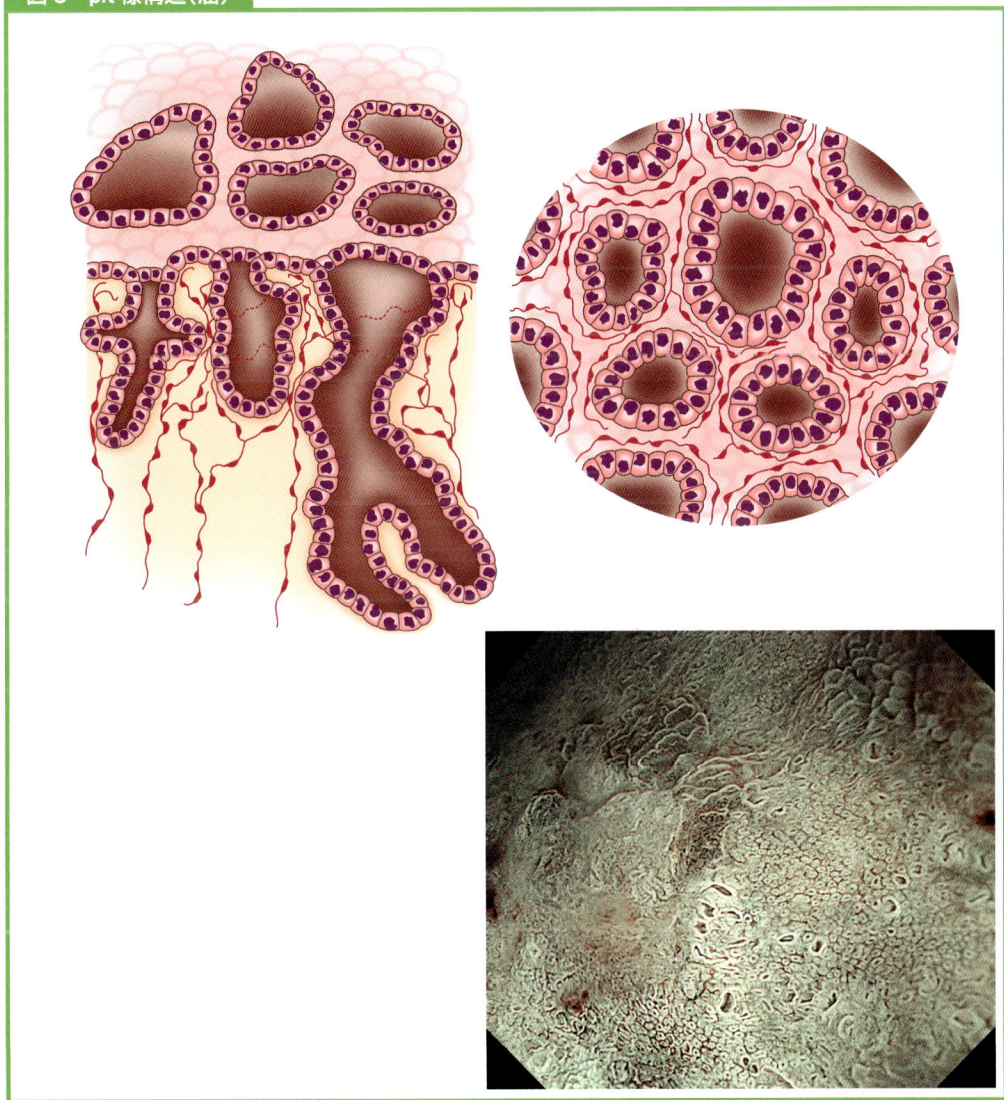

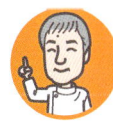

**pit 様構造診断のポイント！**

- 形の不整
- 大小不同
- 腺管密度

## 3 血管構造

　血管構造では口径不同と走行不整，network の有無に注目する．口径不同とは血管径が突然変わる所見であり，血管径の 2 倍以上の変化を有意と評価する．一方，走行不整は血管の走行および分岐の不規則さを評価するもので，かなり主観的と言わざるを得ない．network とは血管の閉鎖曲線を意味し，血管の走行を追うと元の位置に戻る場合を「network あり」と判定する．

### a 血管構造読影のポイント

　腺管と腺管の間を解剖学的に間質と称するが，血管はこの間質を走行する．腺管が pit 様構造を呈する場合は pit の周囲を血管が取り囲むように走行するため，network を形成する．したがって，Nakayoshi らが報告したように，network が認められる場合は高分化型腺癌と診断することができる[2]．

　未分化型腺癌は間質に浸潤し，既存の腺管構造を破壊するため，血管は network を形成することができず，複雑に分岐，走行する．Nakayoshi らはこの血管構造を corkscrew と報告したが，その血管形態は必ずしもコルク抜きのような螺旋構造ではないため，筆者は non-network 血管と称している．

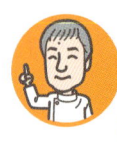

血管構造読影のポイント！

- 口径不同
- 走行不整
- network の有無

## 4 表面構造と血管構造の相関

### a villi 様構造と血管

　血管の走行と表面構造は密接な関係がある．表面構造が villi 様の場合，血管は villi の内部でのみ走行可能で，villi と villi を跨いで走行することができない．したがって横方向への走行距離が短く，走行不整の有無を判定することが困難であり，口径不同を中心に判定する（図9）．腺管密度が高い場合は villi と villi が密着し，表面構造が不明瞭化することがある．しかし，基本構造が villi の場合，血管は villi と villi を跨いで走行することができないため，短い血管のみが観察される．

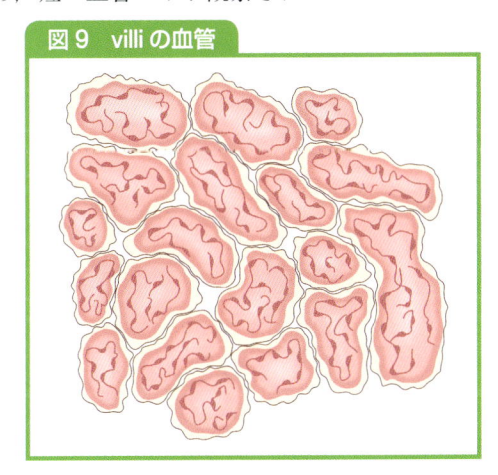

図9　villi の血管

　図10a の左側には villi 様構造とその内部の不整血管が観察されるが，中央部の表面構造は不明瞭化している．しかし血管構造に注目すると，その走行距離が短くまとまっていることから，基本構造は villi であることが推察される．同部に酢酸を撒布すると，NBI 観察では不明瞭化していた中央部分にも villi 様構造が確認された（図10b）．

図10　villi 様構造と血管

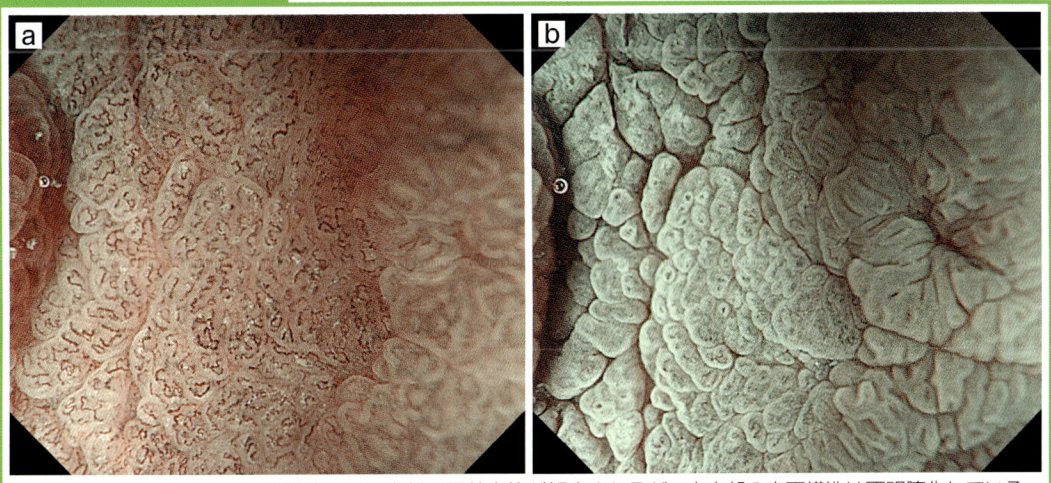

a：NBI 拡大像．左側に villi 様構造とその内部の不整血管が観察されるが，中央部の表面構造は不明瞭化している．
b：酢酸撒布像．中央部分にも villi 様構造が確認できた．

このように，血管構造から表面構造を推察することが可能である．また，酢酸撒布の併用により表面構造をより詳細に観察することが可能であり，NBI 拡大観察にて表面構造が不明瞭化した領域でも，酢酸撒布を併用することで表面構造が観察可能となる場合もある．

　一方，villi が融合して大きな構造を形成すると，血管は横に長く走行するため，血管の走行不整や口径不同が良好に観察される（図 11）．

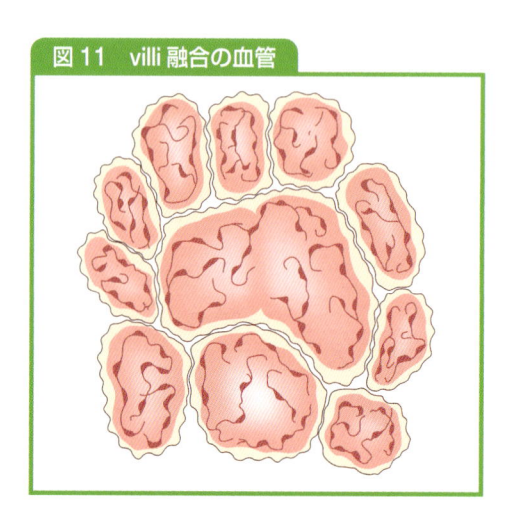

図 11　villi 融合の血管

## b　pit 様構造と血管

　基本構造が pit の場合，血管は pit を取り巻くように横方向へ走行し得るため，network を形成すると同時に走行不整や口径不同を呈する（図 12）．腺管密度が高い分化型腺癌では表面構造が不明瞭化することがある．しかし，network を形成する血管構造が認められた場合は pit 様構造の存在を予測することが可能である．

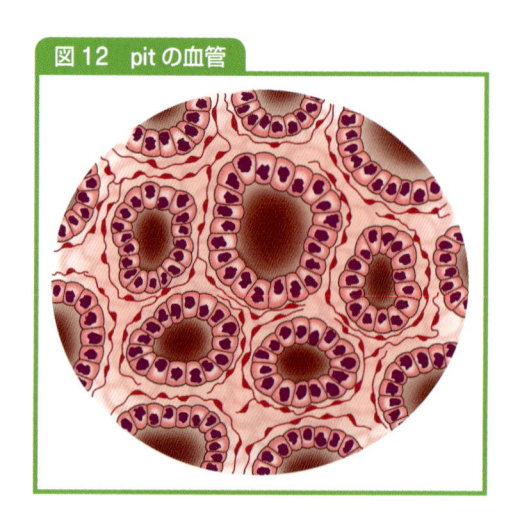

図 12　pit の血管

図13a の右側に network を形成する不整な血管を観察することができるが，表面構造は不明瞭化し，network の内部に pit 様構造を確認することはできない．しかし，同部に酢酸撒布して表面構造を強調すると，network の中心部に黒色の pit 開口部を明瞭に観察することができる(図13b)．本例のように，表面構造が一見無構造に見えても，実際には pit 様構造が存在することがあるため，本項では「無構造」ではなく，「表面構造の不明瞭化」という言葉を用いている．

図13 pit 様構造と血管

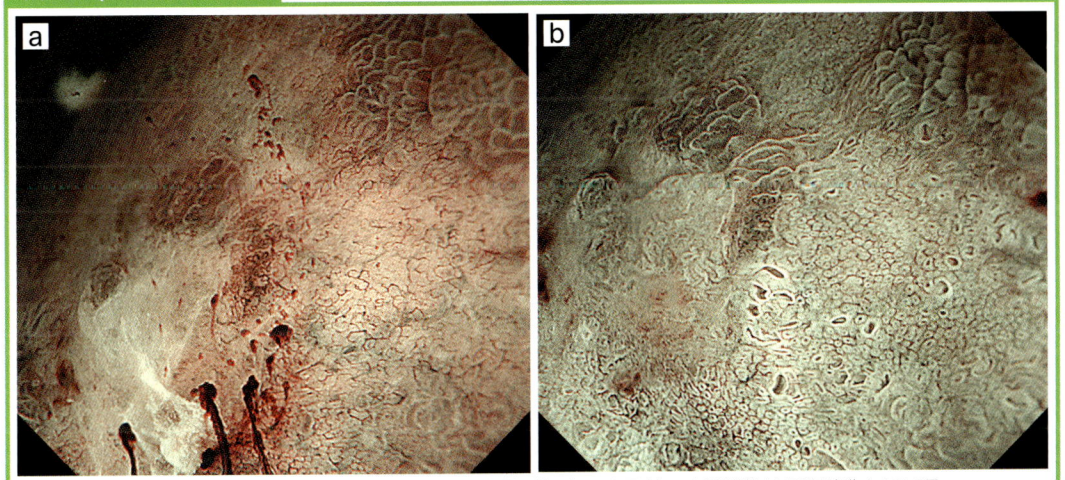

a：NBI 拡大像．右側に network を形成する不整な血管が観察できるが，表明構造は不明瞭化している．
b：酢酸撒布像．network の中心部に明瞭な pit 開口部を確認できた．

一方，中分化型腺癌では腺管が複雑に分岐するため，間質の形も不規則となる．血管は間質を走行するため，血管構造もより複雑となり network を形成することができない．このように，network の有無は組織型診断に有用である．

## 5 組織型の診断

　分化型腺癌は原則的に全層置換型発育を呈するため，表面構造に異型が生じる．具体的には villi や pit 様構造の不整，大小不同，融合を認め，中分化型腺癌ではしばしば表面構造が不明瞭化する．未分化型腺癌は既存の腺管を破壊するため，その表面構造が不明瞭化するのが原則だが，既存の腺管を残したまま腺頸部を側方進展した場合は表面構造に異型を呈さないこともある．**チャート1**に組織型診断のフローチャートを示す．太線は高頻度，細線は普通，点線は頻度が少ないことを示している．

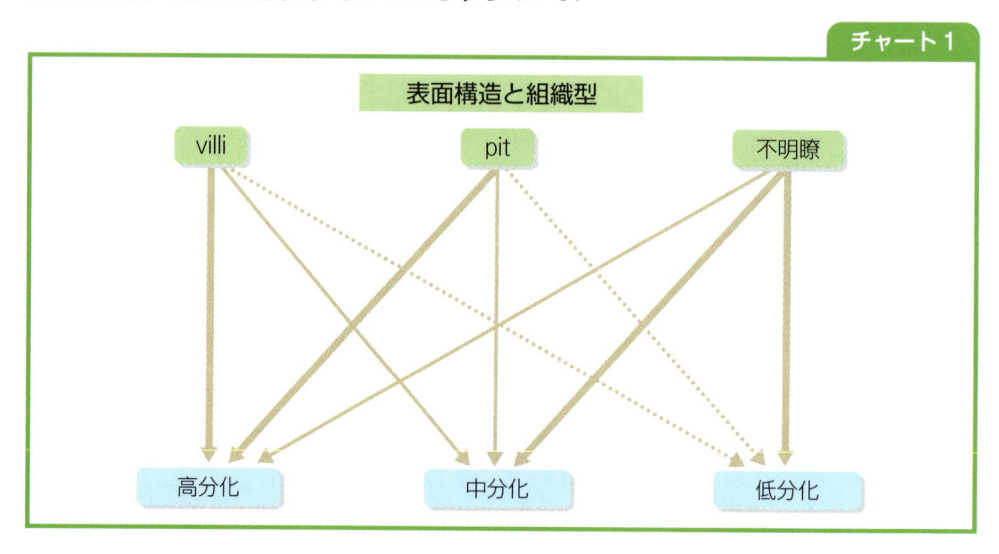

**チャート1　表面構造と組織型**

villi / pit / 不明瞭 → 高分化・中分化・低分化

### a villi 様構造

　不整な villi 様構造が認められた場合は，血管所見にかかわらず分化型腺癌と診断することができる．しかし，villi 様構造の大小不同が著明となり融合所見が認められた場合は，中分化から低分化腺癌を鑑別する必要があるため，血管所見を詳細に検討する必要がある（**チャート2**）．

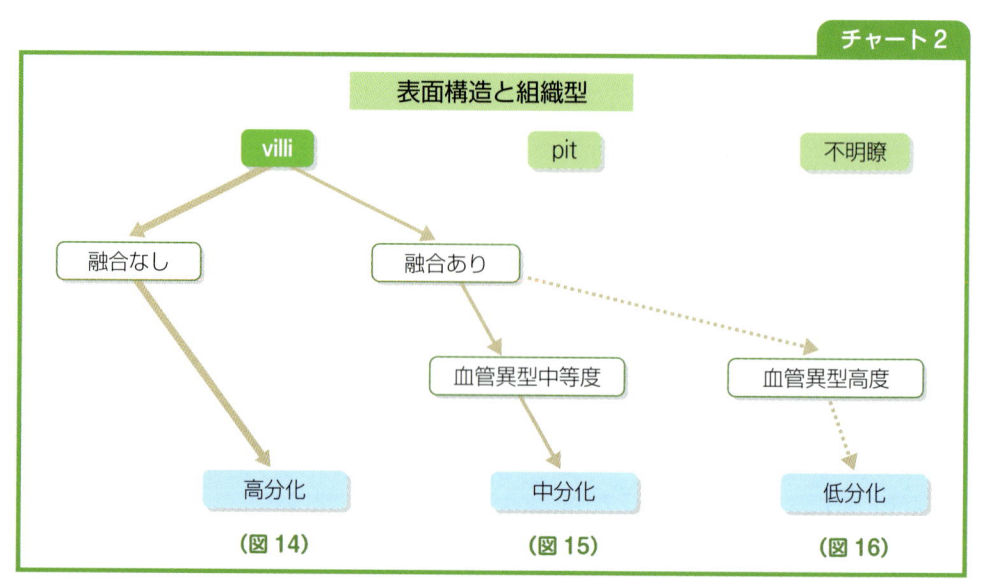

**チャート2　表面構造と組織型**

villi
- 融合なし → 高分化（図14）
- 融合あり → 血管異型中等度 → 中分化（図15）
- 　　　　　　 血管異型高度 → 低分化（図16）

図 14 は不整で，大小不同があり，密度の高い villi 様構造を呈するため，高分化型腺癌と診断される．

**図 14　villi を呈する高分化型腺癌（融合なし）**

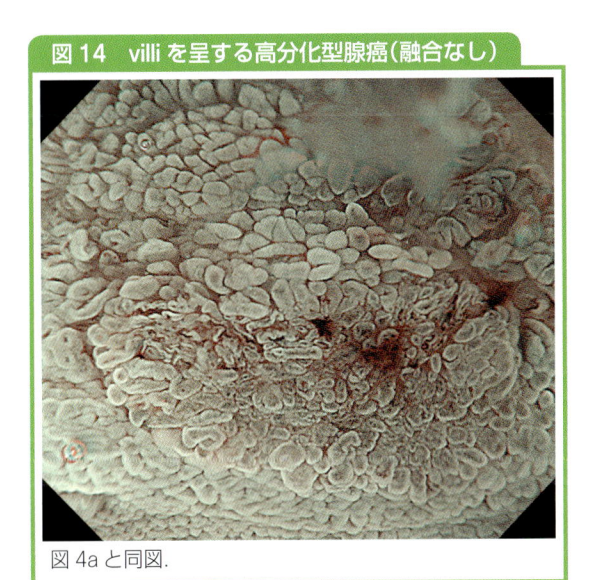

図 4a と同図．

　図 15a の右側には ➡ に示すように不整形で大小不同な villi 様構造が認められるが，中央部には図 15b の ➡ に示すように villi の融合所見が認められる．同部は中分化型腺癌であった．

**図 15　villi を呈する中分化型腺癌（融合あり）**

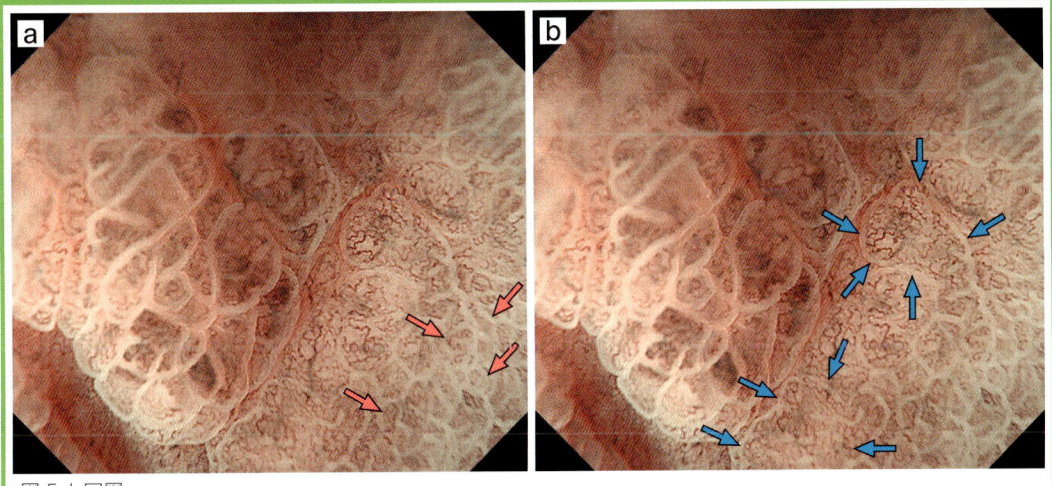

a | b

図 5 と同図．
a：不整形で大小不同な villi 様構造が認められる（➡）．
b：villi 様構造の融合所見が認められる（➡）．

Ⅰ章　ESD のための内視鏡診断で知っておきたいこと

E．拡大内視鏡による胃癌診断

図16aは低分化腺癌のNBI拡大内視鏡像である．図16bの⇒に示すように，画面の上部には不整なvilli様構造を認めるが，その密度は低い．また，図16cに示すように画面の下半分の表面構造は不明瞭化し，口径不同，走行不整を伴う異常血管を認める．networkは認められないことから低分化腺癌と診断することができ，よく見ると図16bのvilli様構造の内部にも同様の異型血管を観察することができる．

図16　villiを呈する低分化腺癌（融合あり）

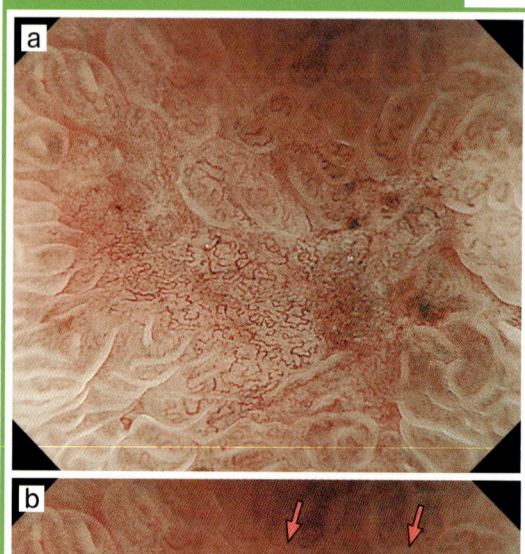

a：低分化腺癌のNBI拡大内視鏡像．
b：不整なvilli様構造を認めるが（⇒），その密度は低い．
c：表面構造は不明瞭化し，口径不同・走行不整を伴う異常血管を認める（⇒）．

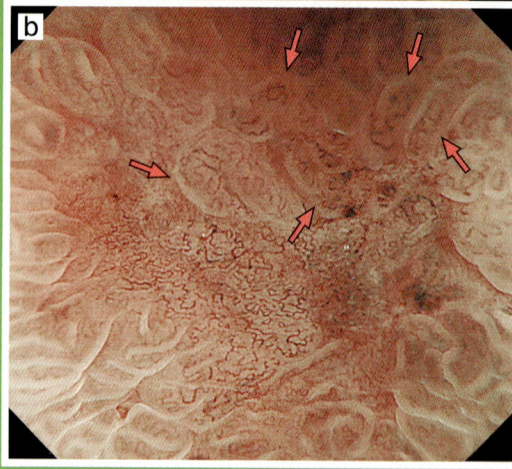

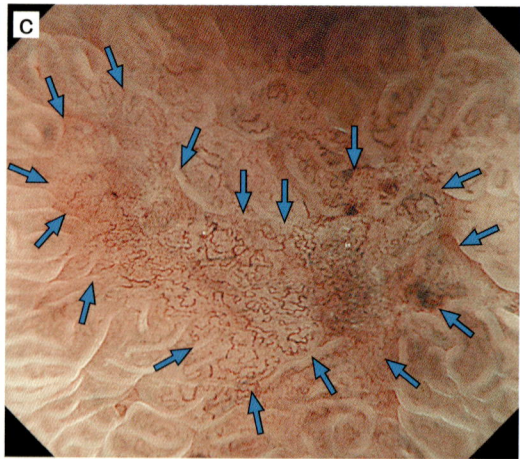

### b pit 様構造

　不整な pit 様構造が観察された場合は高分化または中分化型腺癌である．低分化腺癌が露出すると表面構造が不明瞭化するが，癌が少量の場合は既存の非腫瘍性腺管を残しながら側方進展するため，整形の pit 様構造が残存する場合もある（**チャート3**）．

**チャート3**

表面構造と組織型

villi　pit　不明瞭

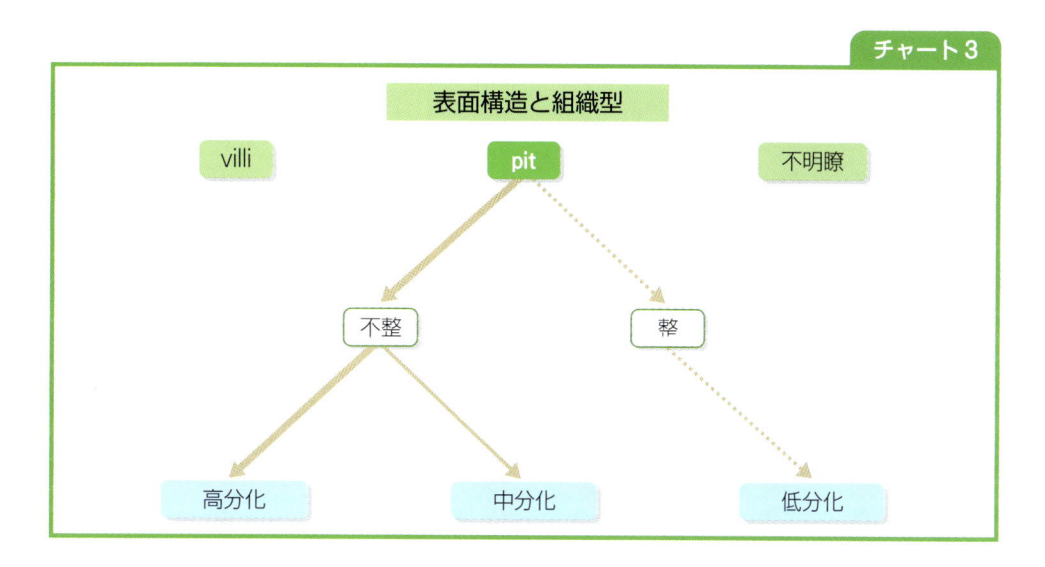

pit → 不整 / 整

不整 → 高分化 / 中分化
整 → 低分化

### c 表面構造の不明瞭化

　表面構造が不明瞭化した場合には高分化から低分化腺癌までの可能性がある（**チャート4**）．この場合は血管構造を観察することに加え，酢酸撒布にて表面構造をより詳細に観察することが重要である．

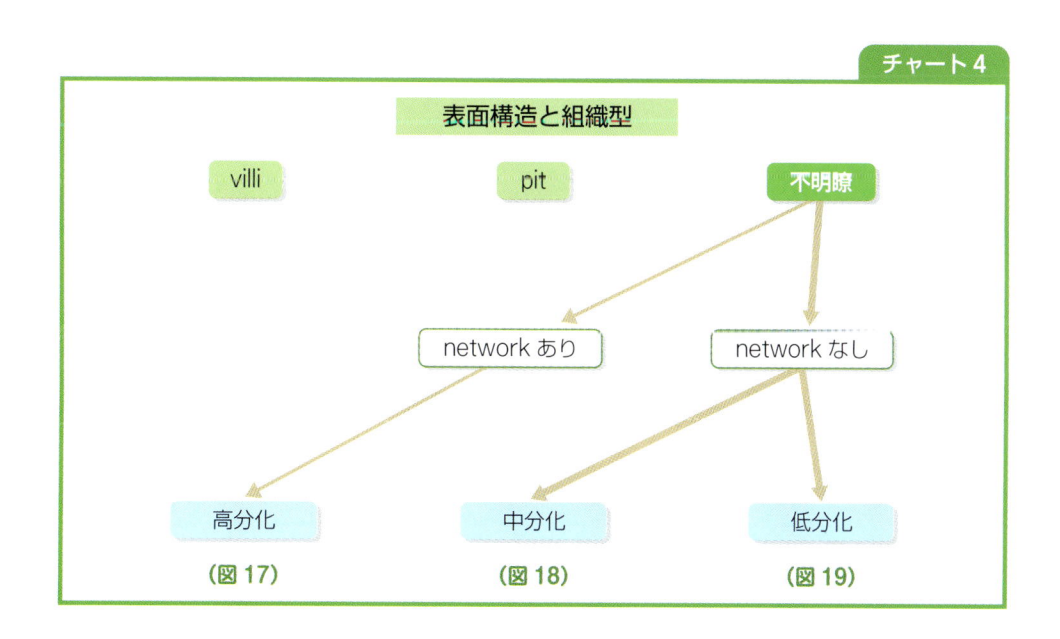

**チャート4**

表面構造と組織型

villi　pit　不明瞭

不明瞭 → network あり / network なし

network あり → 高分化（図17）／ 中分化（図18）
network なし → 中分化（図18）／ 低分化（図19）

表面構造が不明瞭化していても，network 血管が認められた場合は高分化型腺癌であり，この場合は酢酸撒布によって pit 様構造が観察される（図 17）．

　　表面構造が不明瞭化し，non-network 血管が認められた場合は中分化または低分化腺癌だが，両者の鑑別は時に難しい．

**図 17　表面構造不明瞭な高分化型腺癌（network あり）**

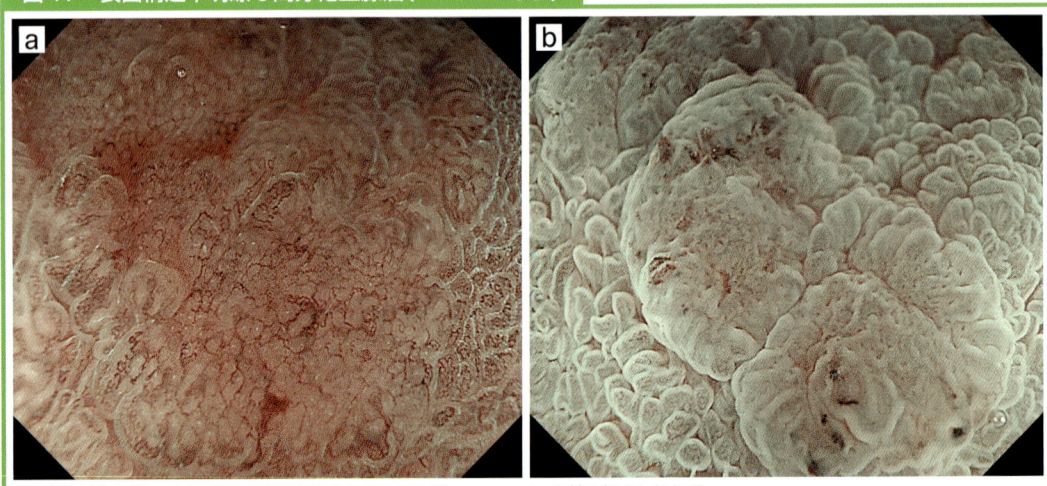

a：NBI 拡大像．表面構造は不明瞭化しているが，network 血管が認められる．
b：酢酸撒布像．表面に小さな pit 様構造が観察され，高分化型腺癌と診断した．

**図 18　表面構造不明瞭な中分化型腺癌（network 不明瞭）**

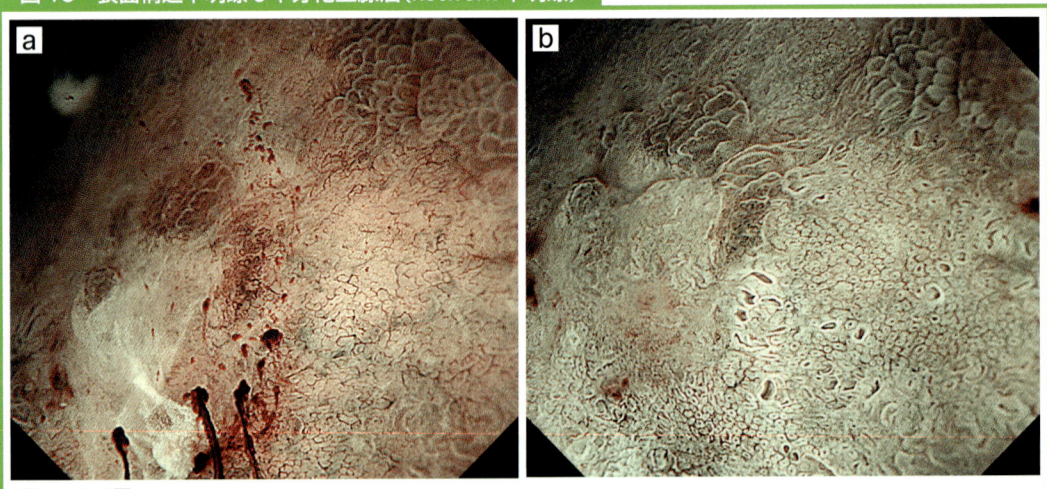

図 13 と同図．
a：NBI 拡大像．右側の一部に network を形成する不整な血管が観察できるが，表明構造は不明瞭化している．
b：酢酸撒布像．酢酸を撒布すると，大小不同で不整形な pit 様構造が認められ，中分化型腺癌と診断した．

図19 表面構造不明瞭な低分化腺癌（network なし）

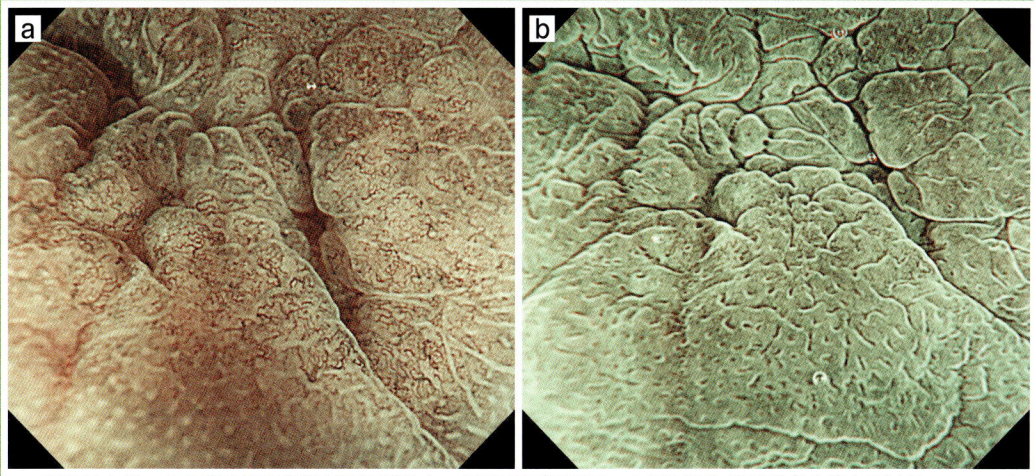

a：NBI 拡大像．中央部の表面構造は不明瞭化し，高度の口径不同・走行不整を伴う異常血管を認める．network がないことから低分化腺癌と診断した．
b：酢酸撒布像．酢酸を撒布すると異常血管が認められた領域にも周囲と同様の整形 pit が認められた．したがって表層が非腫瘍性上皮で覆われた低分化腺癌と診断した．

### 文献

1) Sakaki N et al : Magnifying endosopic observation of the gastric mucosa, particularly in patients with atrophic gastritis. Endoscopy 10 : 269-274, 1978
2) Nakayoshi T et al : Magnifying endoscopy combined with narrow band imaging system for early gastric cancer : correlation of vascular pattern with histopathology. Endoscopy 36 : 1080-1084, 2004
3) Yagi K et al : Magnifying endoscopy with narrow band imaging for early dierentated gastric adenocarcinoma. Dig Endosc 20 : 115-122, 2008
4) 井上晴洋ほか：ESD 時代に必要な胃癌の拡大内視鏡診断—腺管構造と血管パターンから視たクリスタルバイオレット NBI 拡大内視鏡分類．日臨 66：1023-1027，2007
5) Yao K et al : Novel magnified endoscopic findings of microvascular architecture in intramucosal gastric cancer. Gastrointest Endosc 56 : 279-284, 2002
6) 友利彰寿ほか：陥凹性小胃癌の鑑別診断—拡大内視鏡と通常内視鏡の対比—．胃と腸 41：795-803，2006
7) 小山恒男ほか：胃の潰瘍性病変の拡大内視鏡所見と良悪性鑑別．胃と腸 42：706-710，2007
8) 八木一芳ほか：範囲診断のための精密検査—拡大内視鏡検査．胃と腸 44：663-674，2009

（小山恒男）

# II章

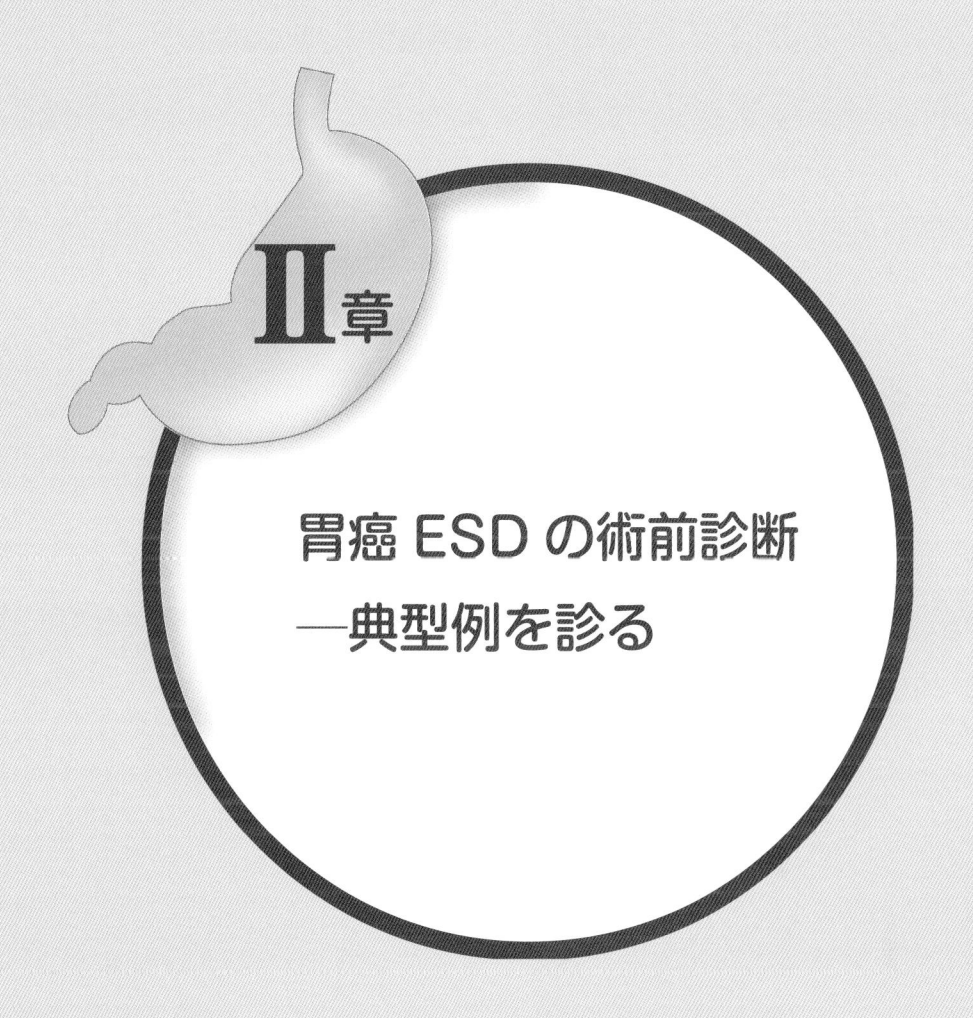

## 胃癌 ESD の術前診断
## ―典型例を診る

# A　0-Ⅰ型胃癌

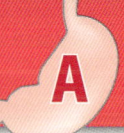

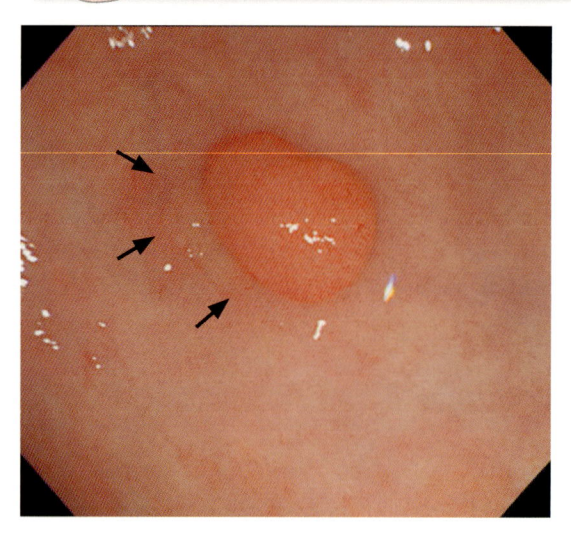

### 通常観察で診断をしよう！

- 胃前庭部小彎に立ち上がり急峻な発赤調隆起を認める．分葉傾向はなく，小結節状である．隆起表面の粘膜模様は密で緊満感があり，過形成性ポリープのような乳頭状・脳回状の粗大な粘膜模様は認めない．以上より上皮性腫瘍を強く疑う．また発赤調で丈が高いことから，腺腫よりも癌が疑われる．

### 隆起周囲の凹凸や色調変化に気をつけよう！

- 隆起の肛門前壁側には周囲粘膜と異なり血管透見のない褪色扁平隆起（➡）を認める．0-Ⅱa 成分の併存が疑われる．

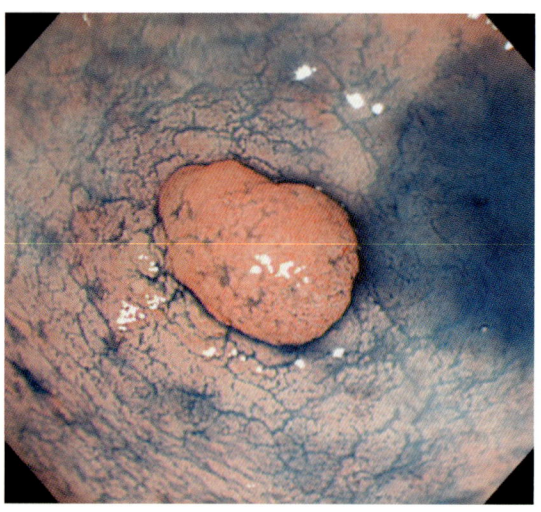

### インジゴカルミンを撒布しよう！

- インジゴカルミンを撒布し，隆起表面の凹凸を観察してみよう．発赤隆起には浅い溝状の凹みが散在しているが，陥凹面の形成はみられない．全体に周囲粘膜より色素がはじかれており，色素の付着が少ない．これより隆起表面が周囲粘膜よりも密な腺管構造で覆われていることが推測される．
- 通常観察で 0-Ⅱa 成分が疑われた褪色扁平隆起は粘膜の厚みとして認識されるが，むしろ周囲との境界は不明瞭になった．

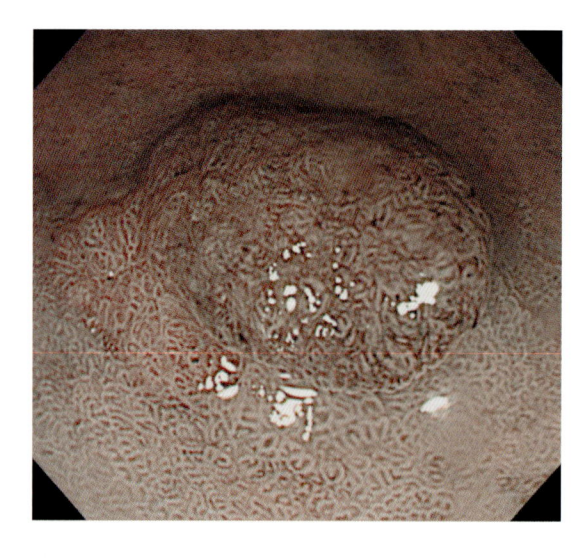

### NBI を使ってみよう！

- NBI の弱拡大で観察してみよう．強い褐色調の 0-Ⅰ 成分と淡い褐色調の 0-Ⅱa 成分が認識され，一見して色調の差で病変と周囲粘膜との境界は明瞭となった．

### 構造の違いに着目しよう！ point!

- 次に病変と周囲粘膜との構造の違いを見てみよう．周囲粘膜は不整のない villi 様構造である．0-Ⅰ 成分は不整な pit 様構造からなり，0-Ⅱa 成分は大小不同の villi 様構造からなる．両者の間に正常粘膜の介在はなく，一連の病変（0-Ⅰ＋Ⅱa）と診断した．

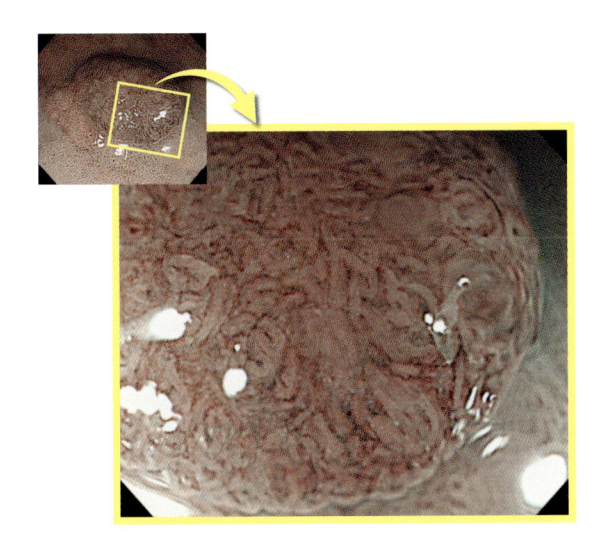

### 0-Ⅰ成分を拡大観察しよう！

- 0-Ⅰ成分の肛門側辺縁のNBI拡大観察である．
- 隆起の表面には不整に分岐・吻合する長短さまざまなpit様構造を密に認めた．
- pitの周りには口径不同・走行不整のある太い血管が走行していた．

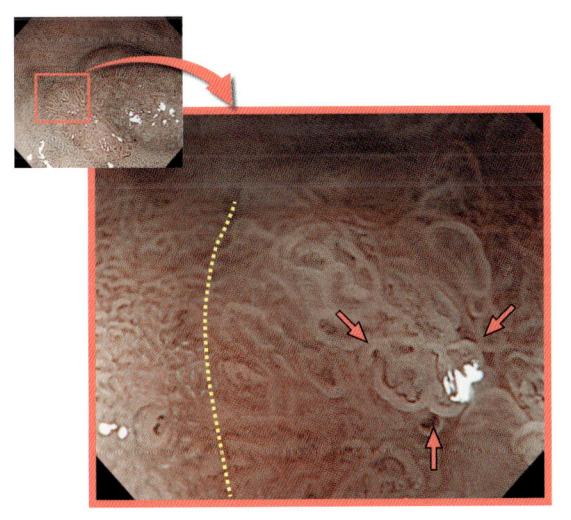

### 0-Ⅱa成分を拡大観察しよう！

- 0-Ⅱa成分（前壁側部分）の拡大観察である．背景粘膜には細かいvilli様構造を認めるが，0-Ⅱa成分には大小不同なvilli様構造が認められ，両者の境界は明瞭であった（黄色点線）．
- また0-Ⅱa成分の内部に ➡ のようにvilliの融合所見を認める．これはvilli同士がくっつき合って融合した所見で，正常粘膜にはみられない所見である．

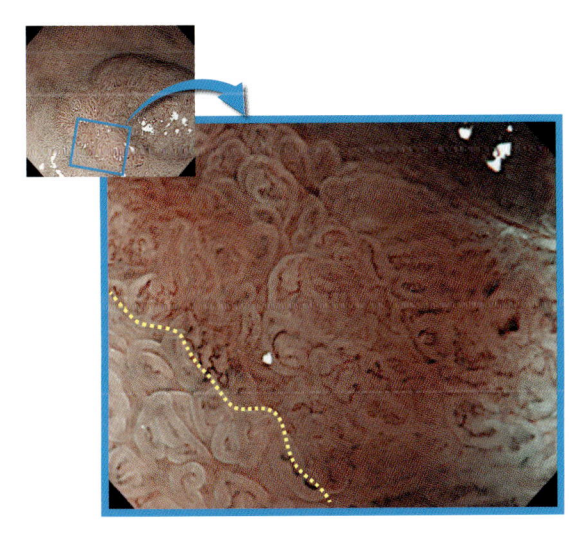

### 血管像に注目しよう！

- 背景粘膜はvilli様構造からなる．個々のvilliは大きさが均一で，内部には細い螺旋状血管が透見される．
- 0-Ⅱa成分もvilli様構造であるが，形は不整で，大小不同である．内部に拡張した血管が増生しており，口径不同と走行異常を認めた．
- 黄色点線のごとく正常粘膜と0-Ⅱa成分の境界は明瞭であった．

A. 0-Ⅰ型胃癌

## ESD から最終診断へ！

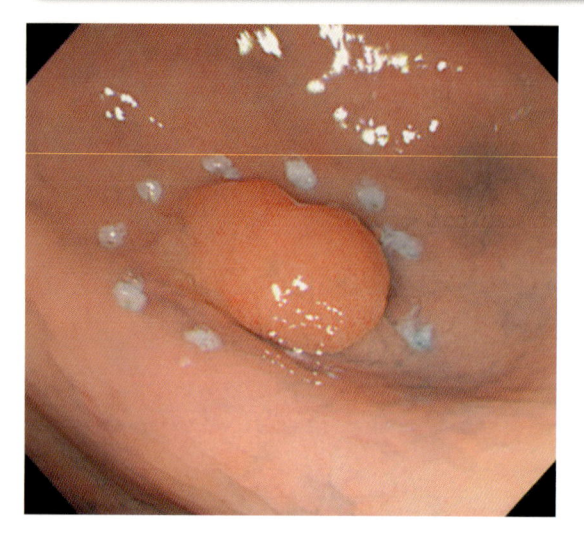

### ESD を行おう！

- 0-Ⅰ+Ⅱa，高分化型腺癌(tub1)，深達度 M と診断した．NBI 拡大観察下にマーキングを施行し，ESD にて一括切除を行った．

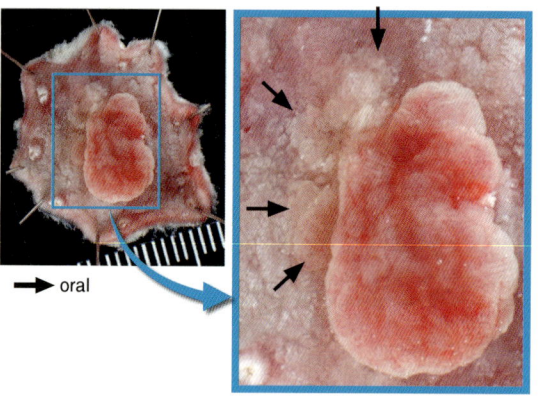

### 新鮮切除標本を見てみよう！

- 図の右側が口側である．0-Ⅰ成分は強い発赤調を呈し，凹凸不整であった．0-Ⅱa 成分は同色から軽度黄色調で，辺縁が不整であった．
- 周囲粘膜が大きさの揃った構造からなりビロード状を呈するのに対し，0-Ⅱa 成分は粗大な villi 様構造の集合として認識された．色調と構造の違いから 0-Ⅱa の境界は➡のごとく診断された．

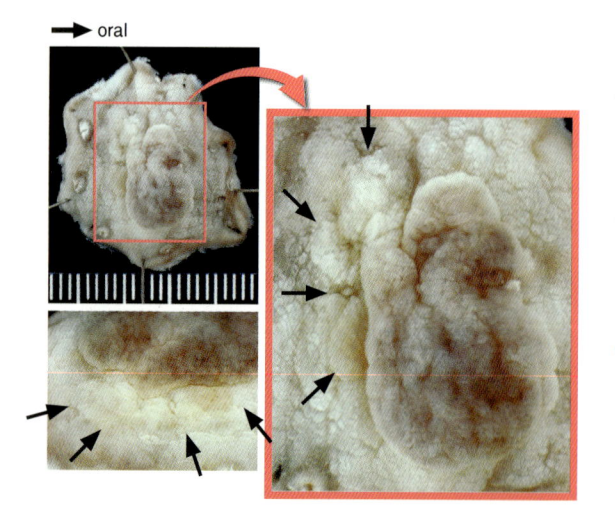

### 固定標本を観察しよう！

- 固定すると凹凸が強調され，表面構造がより明瞭となった．0-Ⅰ成分では不整に分岐する密な pit 様構造が観察された．
- 周囲粘膜と 0-Ⅱa 成分は同じ villi 様構造であったが，0-Ⅱa の villi は大小不同で配列が不規則であった．構造の違いから 0-Ⅱa の境界は➡のように診断された．
- 内視鏡写真に合わせて肛門側から角度を変えて 0-Ⅱa 成分を観察した．隆起の立ち上がりが明瞭に認識された．

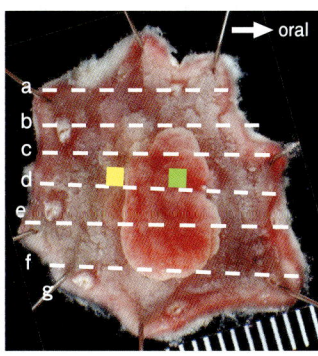

切片 d における 0-IIa 成分（🟨）と 0-I 成分（🟩）の組織像を右図に示す．

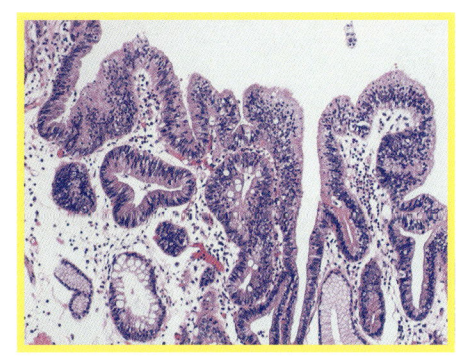

0-IIa 成分表層（🟨）の中拡大像（HE 染色）である．核密度が高く，不整に分岐する腺管が密に増生し，高分化型腺癌（tub1）と診断した．

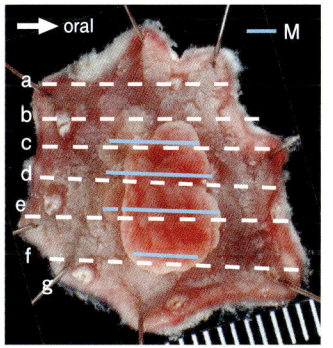

新鮮切除標本へのマッピングを示す．0-I および 0-IIa の隆起に一致して粘膜内癌を認めた．

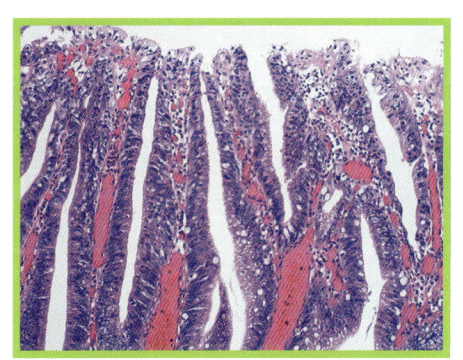

0-I 成分表層（🟩）の中拡大像（HE 染色）である．丈の高い腺管状から乳頭状の増殖を認め，tub1〜乳頭腺癌（pap）と診断した．間質には拡張した血管の増生を認め，内視鏡像とマクロの色調に対応していた．

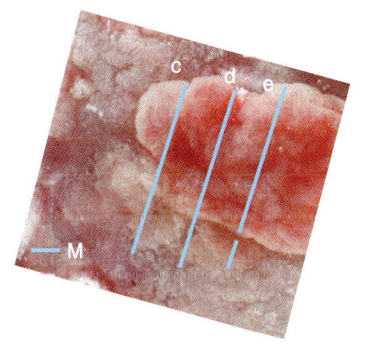

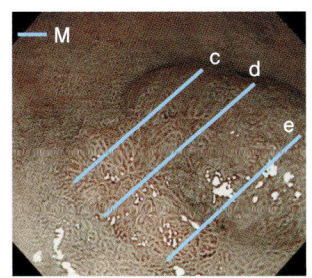

実体顕微鏡写真と NBI 弱拡大像の対比である．大小不同で形態が不整な villi を認めた 0-IIa 部分には tub1 の粘膜内進展を認めた．通常および色素観察では 0-IIa の広がりは境界不明瞭であったが，NBI 拡大観察を用いることで，正確な進展範囲診断を行うことができた．

> ⭐ **Conclusive Diagnosis**
>
> Gastric adenocarcinoma, tub1>pap, T1（M）, ly0, v0, LM（−）, VM（−）, pType 0-I＋IIa, 12×8 mm, L, Less.

## まとめ

胃前庭部小彎の 0-I＋IIa 病変であった．純粋な 0-I 型病変であれば側方進展範囲診断を誤ることはないが，付随する 0-IIa や 0-IIb 成分には注意が必要である．本例は NBI 拡大観察を行うことで 0-IIa 成分が明瞭に認識され，側方進展範囲診断に有用であった．通常内視鏡観察で，隆起周囲のわずかな色調や凹凸の変化を見逃さないことが重要である．

（篠原知明）

## B  0-Ⅱa 型胃癌-①

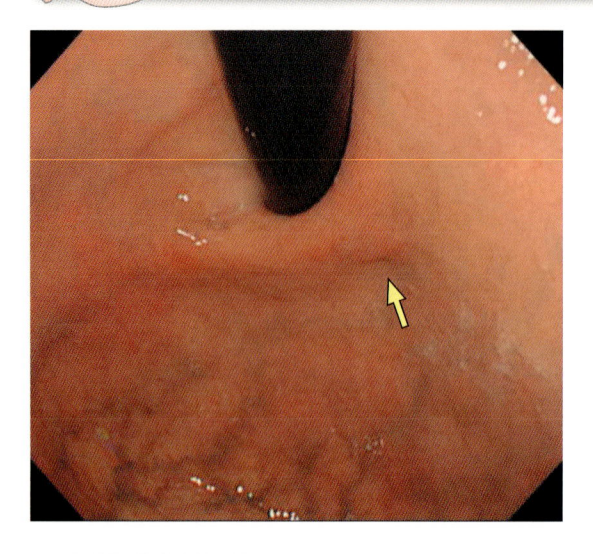

### まずは粘液をよく洗おう！

- 胃穹窿部は粘液の付着しやすい場所であり，詳細な観察のためには粘液の十分な洗浄が必要であった．
- 粘液を洗い落とすと，胃体上部前壁に発赤した隆起性病変（⇨）を認めた．

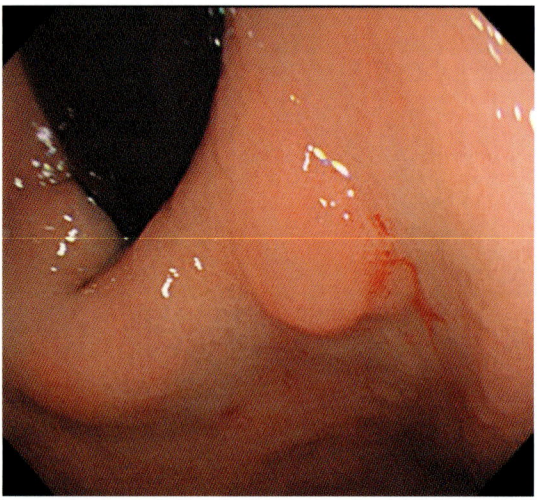

### 近接観察しよう！

- 近接観察すると，胃体上部前壁に淡い発赤調の表面平滑な隆起性病変を認めた．
- 病変は単発の隆起性病変であり，腺腫を疑った．
- 隆起の境界はおおむね認識できるが，口側の境界は不明瞭であった．

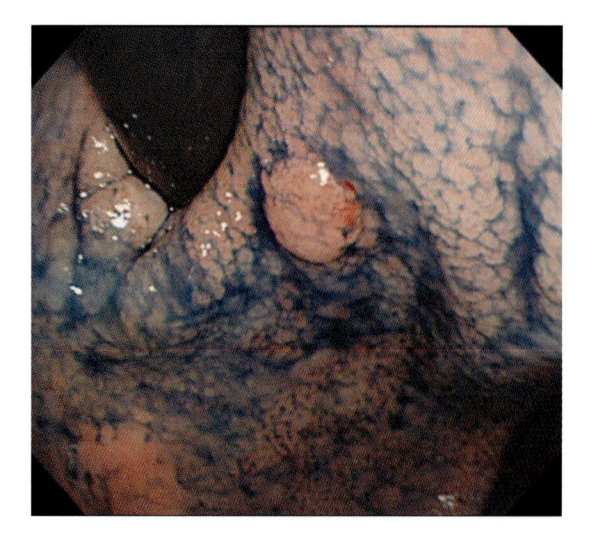

### インジゴカルミンを撒布しよう！

- インジゴカルミンを撒布すると病変の境界や表面構造を詳細に観察することができた．
- 病変の境界は隆起の差で明瞭となった．
- 整ったアレア模様の背景粘膜に比較し，隆起性病変の表面は色素をはじき，不整なアレア模様を認めた．

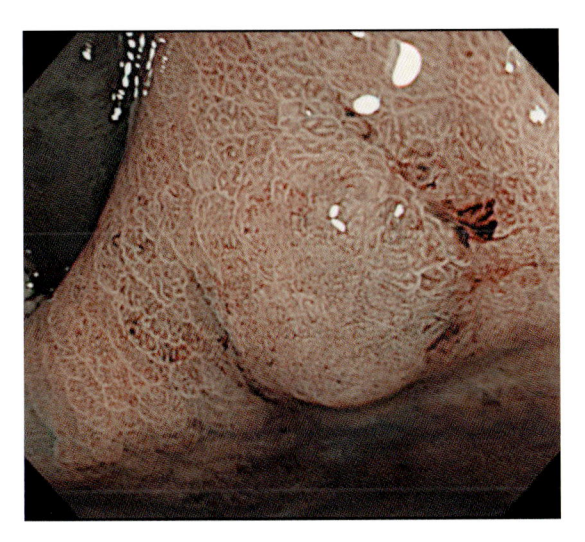

### NBI を使ってみよう！

- NBI で表面構造と血管構造を観察することができた．
- まず NBI 弱拡大で表面構造に注目した．
- 背景は整った pit 様構造と villi 様構造の混在を認めたが，隆起部表面の構造は不明瞭化を認めた．

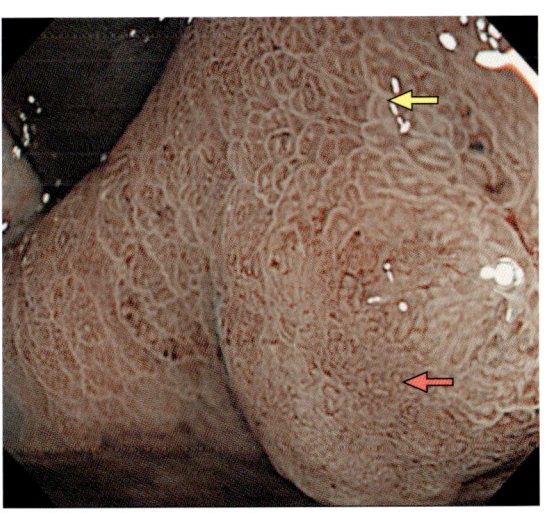

**point!**

### 表面構造に注目しよう！

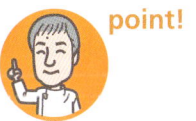

- NBI 中拡大にすると，表面構造を詳細に観察することができた．
- ⇨（黄）で示す部位は，不整のない pit 様構造と villi 様構造の混在を認め，非腫瘍と診断した．
- 一方，⇨（赤）で示す隆起部表面の構造は近接しても不明瞭であった．表面は不整な血管構造を認めた．

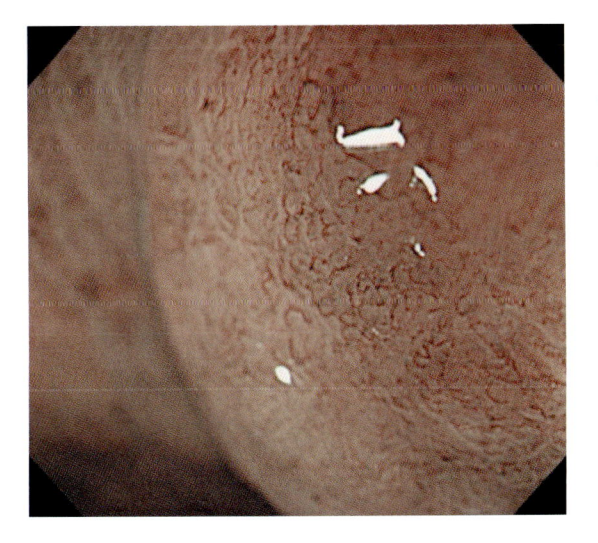

**point!**

### 血管構造に注目しよう！

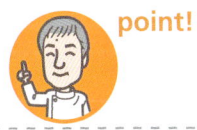

- NBI 強拡大にすると血管構造を詳細に観察することができた．
- 走行不整や口径不同を伴った不整な血管を密に認め，また一部に血管の network を認め，高分化型腺癌 (tub1) と考えた．

B. 0-Ⅱa 型胃癌-①

## ESDから最終診断へ！

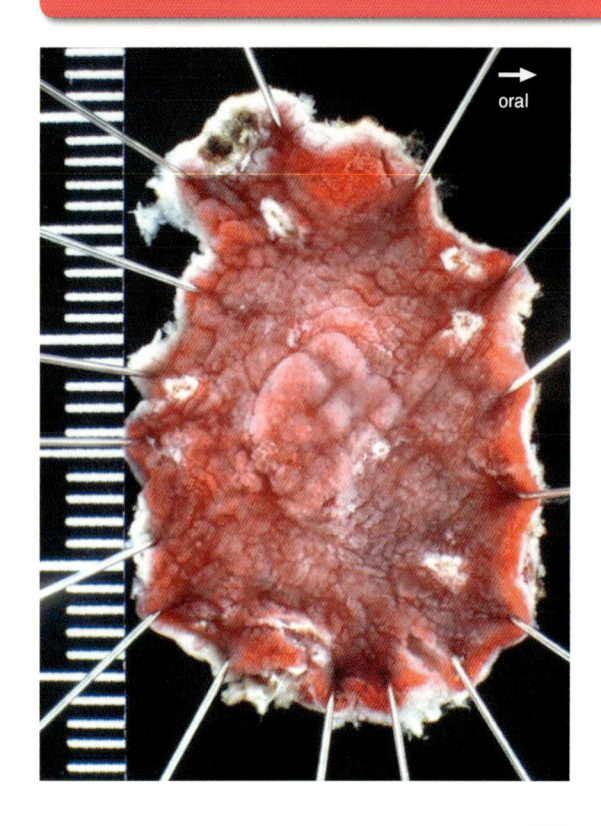

### 新鮮切除標本を見てみよう！

- 図の右側が口側である．
- 中央部に類円形の隆起性病変を認め，隆起の差でおおむね境界は明瞭であった．
- 隆起の表面は粗大な凹凸不整粘膜を認めた．
- 隆起性病変の色調は褪色調で，一部に発赤域を認めた．

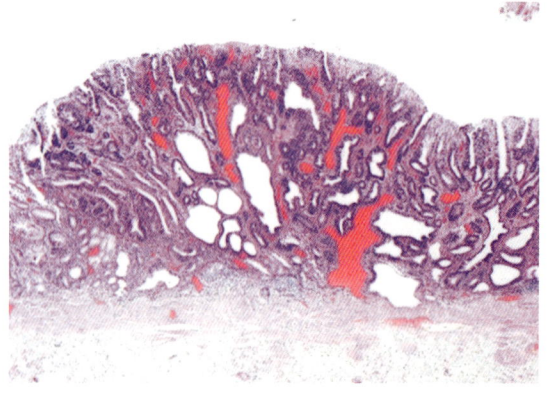

### 病理組織を見てみよう！

- 隆起部の病理組織像（HE 染色）．
- 全層に密度が高く，不整な管状腺管の増殖を認め，構造異型を認めた．

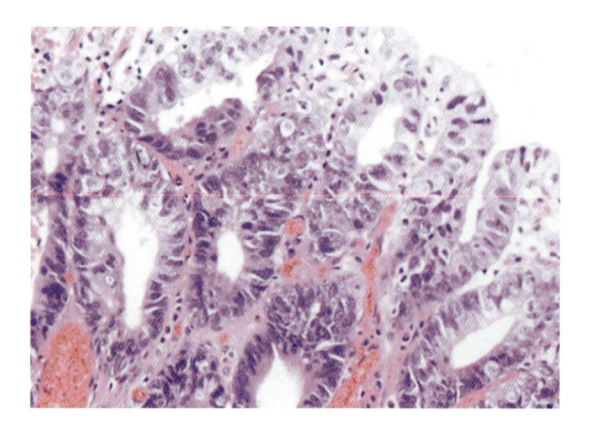

### 強拡大で見てみよう！

- 隆起部の病理組織像（HE 染色）の強拡大像．
- 腫大した不整形な核を有する腫瘍細胞の増殖を認めた．
- N/C 比の増大，核の配列や極性の乱れを認め，tub1 と診断した．

## Conclusive Diagnosis

Gastric adenocarcinoma,
tub1, T1(M), ly0, v0,
LM(−), VM(−), pType 0-IIa,
9×7 mm, U, Ant.

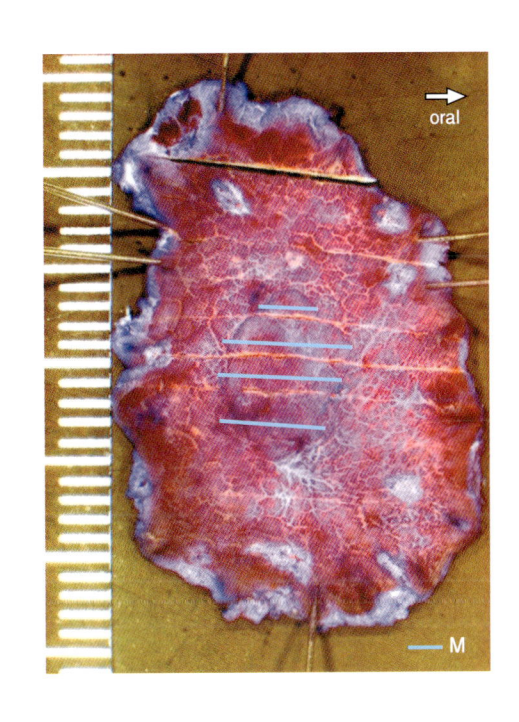

**対比してみよう！**

- NBI病変の口側辺縁のマーク（→）と，新鮮標本の口側辺縁のマーク（→）を一致させ，新鮮標本を内視鏡に合わせて回転した．

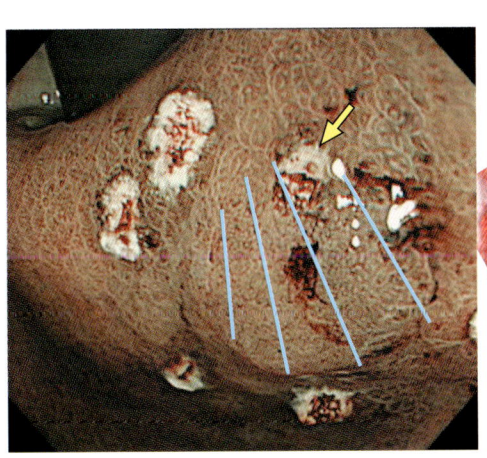

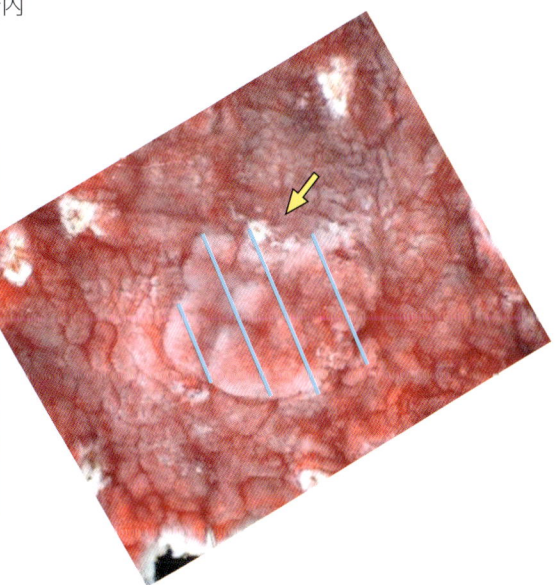

**まとめ**　胃体上部前壁は粘液の付着しやすい部位だが，洗浄することで病変を認識することができた．通常観察とインジゴカルミン撒布により，単発の境界明瞭な扁平隆起性病変で腺腫を疑った．しかし，NBI拡大観察で隆起表面に構造の不明瞭化と，走行不整で口径不同を伴った異常血管を認め，また一部に血管のnetworkを認め，高分化型腺癌（tub1）と診断した．

（三池　忠）

## C 0-IIa 型胃癌-②

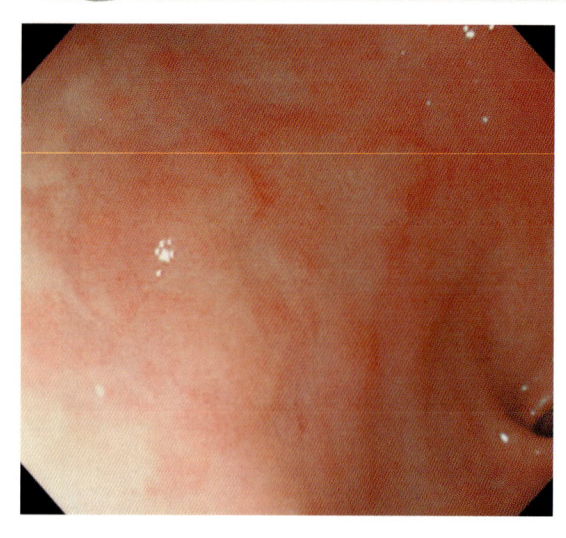

### 粘膜の凹凸や色調変化に気をつけよう！

- 背景粘膜は褪色と発赤の混在した萎縮粘膜である．
- 胃前庭部前壁に，立ち上がりがなだらかな不整形の扁平な隆起性病変を認めた．
- 色調は，褪色と発赤が混在しており，頂部には浅い陥凹を認めた．
- 隆起の境界は前壁側の一部で認識できたが，おおむね不明瞭であった．

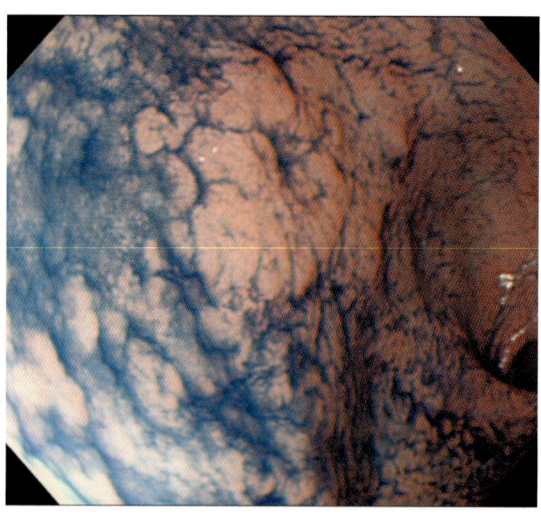

### インジゴカルミンを撒布しよう！

- インジゴカルミンを撒布すると，隆起の口側境界は明瞭となったが，肛門側は不明瞭であった．
- 周囲粘膜のアレア構造と比較すると，隆起の表面にはインジゴカルミンが乗らず，粗大なアレア構造の中に細い溝を認めた．

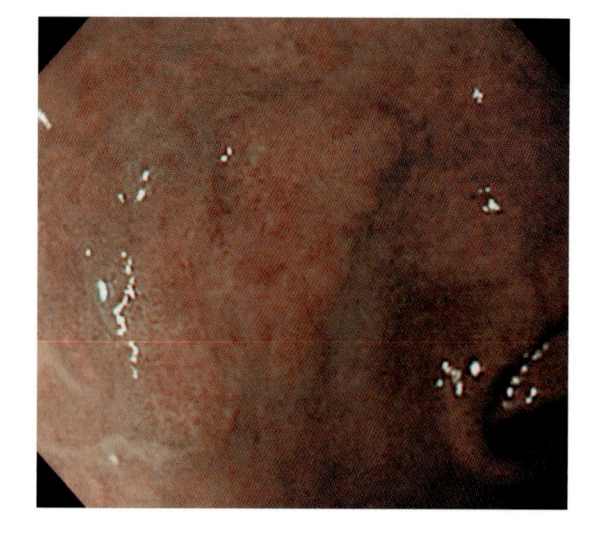

### NBI を使ってみよう！

- NBI で病変全体を一視野でとらえるように観察した．
- 背景粘膜と比較して病変部はやや赤味を帯びた領域として認識できた．
- 病変部と周囲粘膜との境界は色調の差として認識可能であった．
- しかし，NBI の通常観察（弱拡大）では光量が不足し，全体的に暗い写真となるため，スクリーニングとして使用するには不適当である．

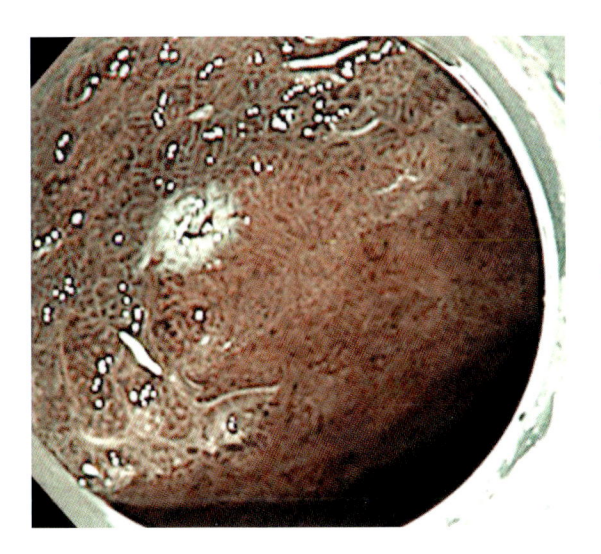

### 中拡大で観察しよう！

- 0-IIa 病変の辺縁部分である．
- 周囲粘膜には形態に不整のない丸みを帯びた villi 様構造と一部に pit 様構造を認めた．これに対して，病変内部には大小不同のある villi 様構造を認め，不明瞭ながら一部に不整な villi 様構造を認めた．
- 表面構造の差から境界診断を行い，1ヵ所マーキングを施行した．

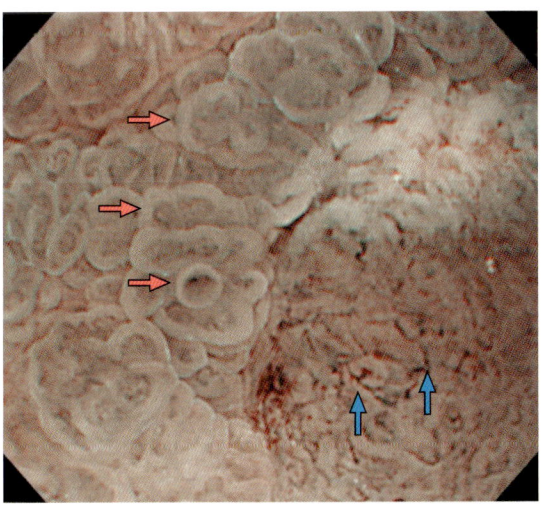

### 強拡大で観察しよう！

- 上の写真のマーキング周囲の強拡大像である．
- 病変の周囲粘膜には ➡ に示すような丸みを帯びた不整に乏しい villi 様構造を認めた．
- これに対して，病変内部の ➡ が示す領域では，表面構造が不明瞭化し，走行不整・口径不同を有する異常血管が観察できた．
- また，一部に血管の network 構造を認めた．

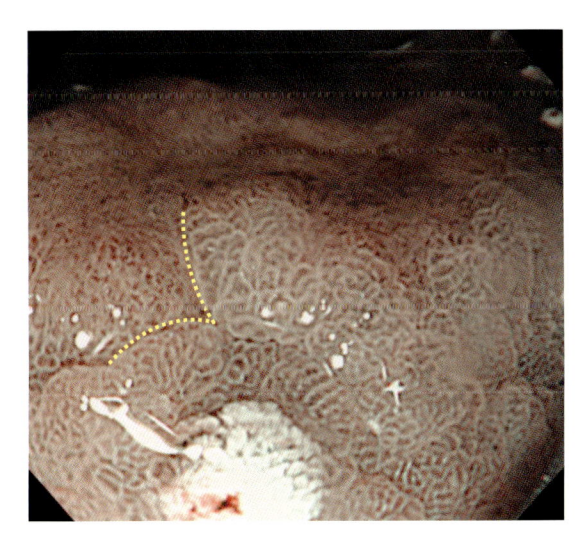

### NBI で前壁側の境界を診断しよう！

- 前壁側の NBI 拡大内視鏡像を示す．
- 周囲の背景粘膜には丸みを帯びた不整のない villi 様構造を認めた．
- これに対して病変部には大小不同で配列が不整，密度の高い villi 様構造を認め，構造の差から両者の境界（黄色点線）は明瞭であった．
- 以上より，内視鏡的には 0-IIa，高分化型腺癌（tub1），深達度 M と診断し，全周マーキングを施行し，ESD にて一括切除を行った．

C. 0-IIa 型胃癌-②

## ESDから最終診断へ！

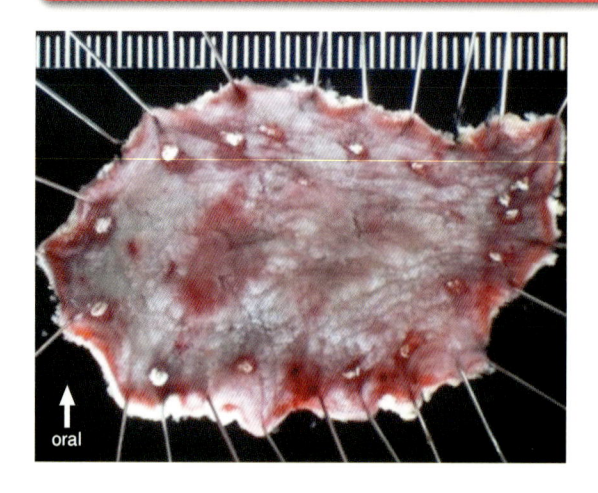

### 新鮮切除標本を観察しよう！
- 図の上側が口側である．
- 中央に平坦な隆起性病変を認める．
- 表面は平滑であった．
- 発赤および隆起によって病変の境界は認識可能であった．

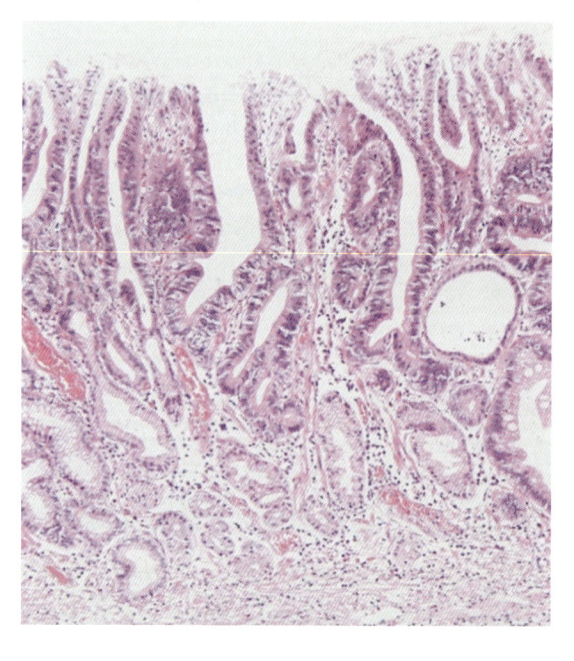

### 病理組織を観察しよう！
- 褪色調の隆起部の強拡大像（HE染色）である．
- 核密度が高く，異常分岐する不整な腺管群を認めtub1と診断した．
- 核形はovalで重層化が目立っていた．
- 核異型を呈する腺管構造を高密度に認め，間質が狭いために血管量は少なくなっていた．
- 病変部が褪色を呈したことを裏づける病理所見であった．

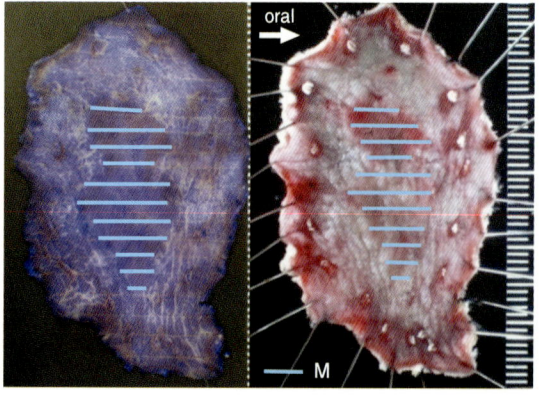

### 標本上へマッピングをしよう！
- 図の右側が口側である．
- 0-Ⅱaの隆起部分に一致して粘膜内に限局する高分化型腺癌を認めた．
- 腫瘍の進展範囲は内視鏡診断にほぼ一致していた．

> ⭐ **Conclusive Diagnosis**
>
> Gastric adenocarcinoma,
> tub1, T1(M), ly0, v0, LM(−), VM(−),
> pType 0-Ⅱa, 25×12 mm, L, Ant.

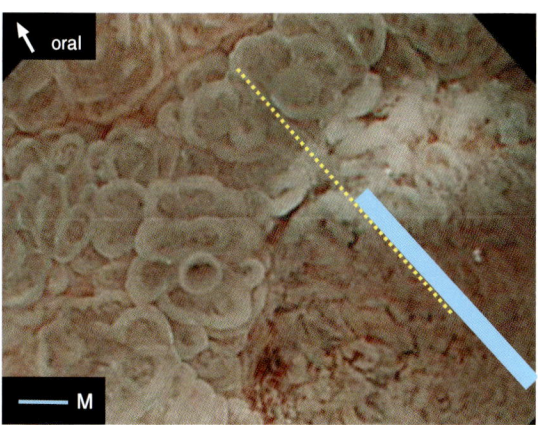

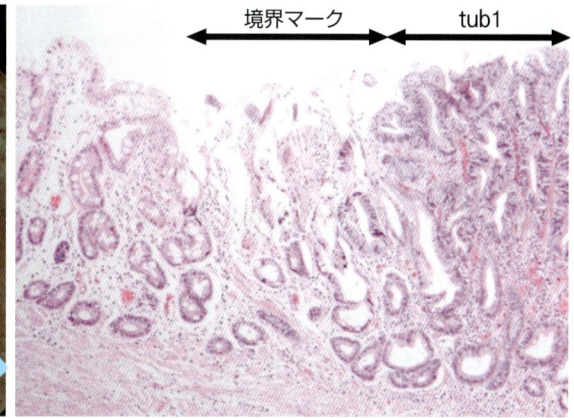

### 病理標本と内視鏡像を対比しよう！①

- 左上の内視鏡写真では，周囲粘膜と病変部の境界に目印マークが打たれていた．マークの左側には整った villi 様構造を認めた．これに対して病変内部には表面構造の不明瞭化を認め，口径不同や走行不整，一部で network を呈する異常血管を認めた．
- 左上の内視鏡写真の黄色線部分に対応する病理組織を右上に示した．境界マークの右側に，腫大した核を持ち，構造異型のある腫瘍腺管を認めた．境界マークの左側には腸上皮化生を認めた．

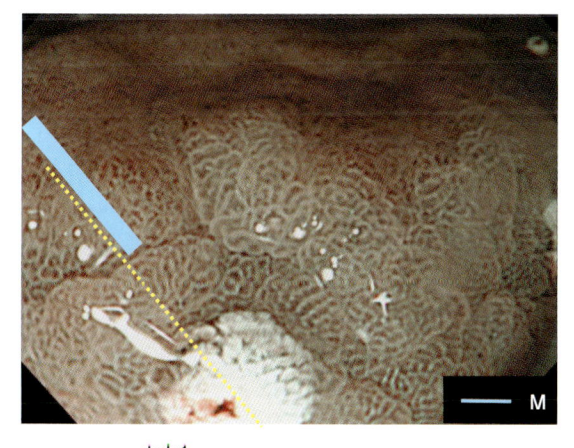

### 病理標本と内視鏡像を対比しよう！②

- 左の内視鏡写真では病変の境界は明瞭であった．
- 手前のマークの周囲には形態不整のない villi 様構造を認めた．これに対して病変内部には，形態にやや不整のある villi 様構造を高密度に認めた．
- 左の内視鏡写真の水色線部分に対応する病理組織を下に示した．病理写真の左側に，構造異型のある腫瘍腺管を認めた．これに対して病変とマークの間には不整のない腺管構造を認めた．

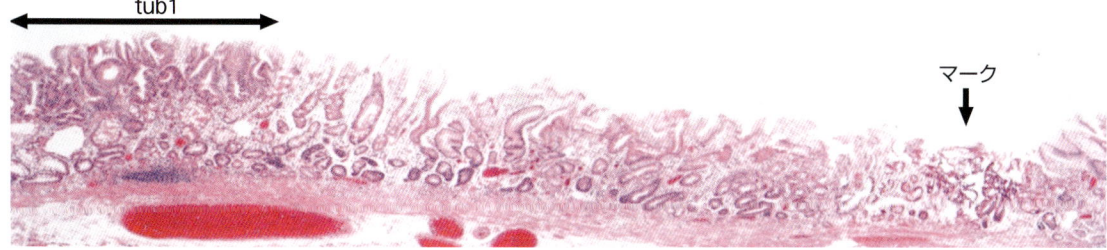

**まとめ** 胃前庭部前壁の 0-Ⅱa 病変で，通常観察では病変の境界は不明瞭であったが，NBI 拡大観察では，表面構造の差から周囲粘膜との境界を明瞭に認識することができた．また，NBI 拡大観察にて villi 様構造および血管の network を認めたことから高分化型腺癌(tub1)と診断できた．

（國枝献治）

## D　0-Ⅱb 型胃癌

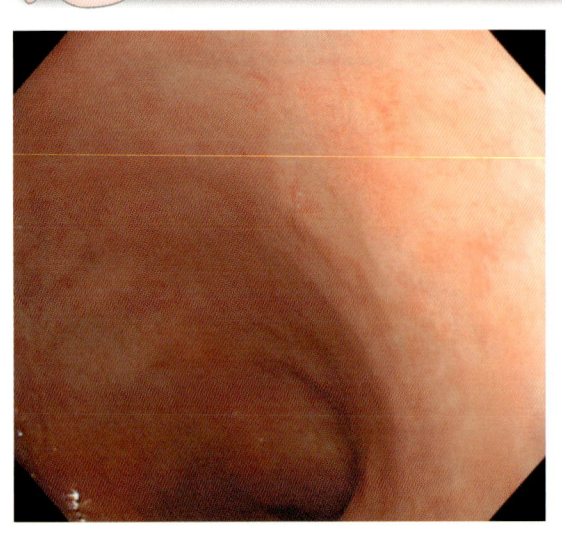

### 色調に注目しよう！

- **褪色に注目**：胃前庭部小彎後壁側に褪色調の領域を認める．境界は褪色の境界として全周を追うことが可能であり，周囲には同様の病変を認めない．境界明瞭な単発性の病変であり，上皮性腫瘍を疑う．通常観察では隆起性病変か陥凹性病変かの鑑別は困難である．
- **病変内部の色調に注目**：褪色調の病変だが，病変内（口側）に淡く発赤調の領域が混在しており，腺腫よりも癌を疑う所見である．
- **背景粘膜に注目**：周囲の粘膜は発赤と褪色が混在したまだら色調の粘膜であり，萎縮性胃炎と診断できる．

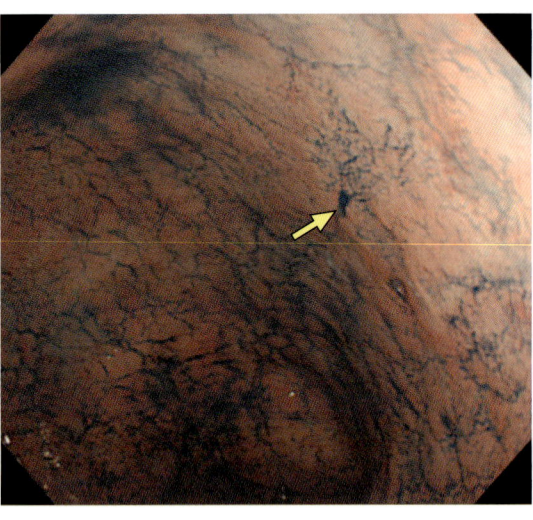

### インジゴカルミンを撒布しよう！

- インジゴカルミンを撒布する前に，まず1枚通常観察の写真を撮り，その視野を保ったままインジゴカルミンを撒布すると，後に対比が容易となる．
- **病変の境界に注目**：通常観察では境界明瞭な病変であったが，インジゴカルミンを撒布すると，かえって境界不明瞭となった．このように，高低差の少ない病変はインジゴカルミンを撒布すると境界不明瞭となり，診断を誤る可能性がある．
- **病変の表面性状に注目**：通常観察にて発赤が混在していた領域（病変口側）は，わずかながら色素をはじく領域として認識され，病変肛門側は淡く色素が溜まり，細かな溝状の構造を認める．⇨で示す溝状の色素の溜まりは生検痕である．

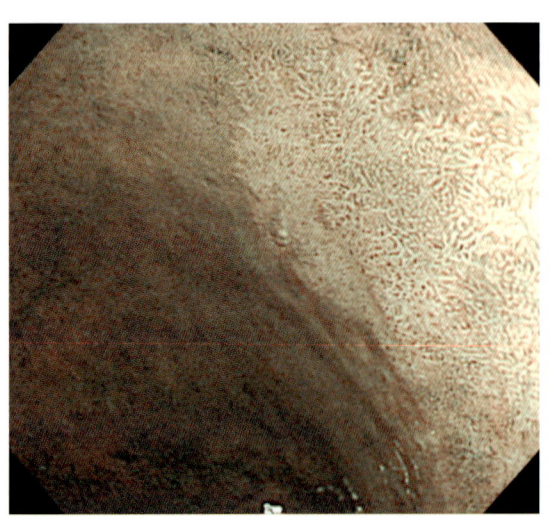

### NBI 拡大観察のコツ！

- NBI 拡大観察ではまず弱拡大にて病変全体の写真を撮影しておくと，後に拡大している部位の把握が容易となる．

### NBI 弱拡大像を見てみよう！

- 通常観察，インジゴカルミン撒布像と比較すると，境界は色調と構造の差としてより明瞭化する．

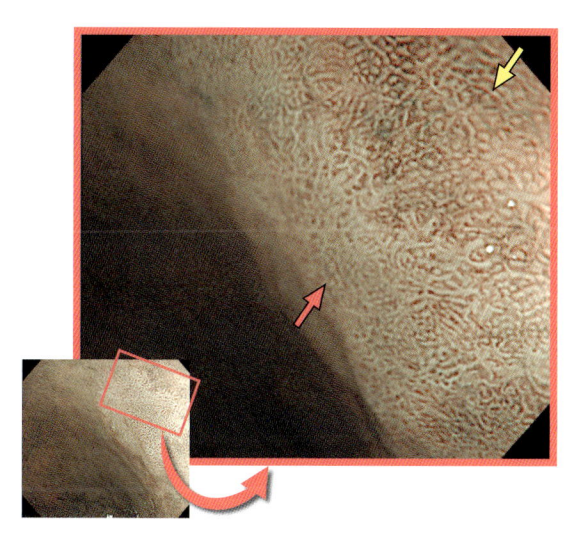

### 口側を観察しよう！

- NBIを用い中拡大で観察すると，⇨で示す図の右上端には整ったpit様構造が認められた．pitはsmall and roundで規則正しく，同部は非腫瘍と診断した．
- 一方，⇨で示す部分にはpitとvilli様構造が混在して認められた．villiの形は不整で大小不同があり，密度が高い．以上より同部は高分化型腺癌（tub1）と診断した．

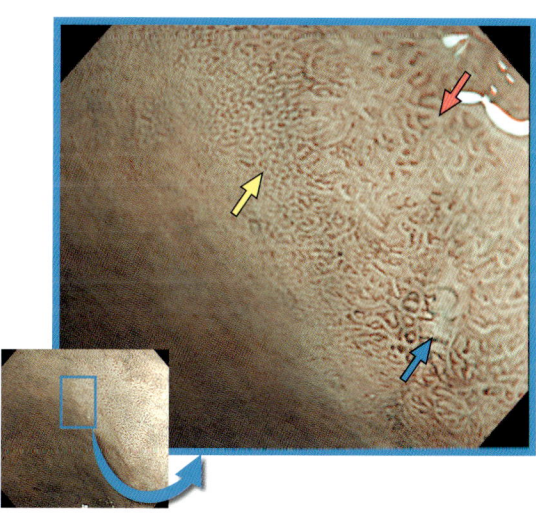

### 肛門側を観察しよう！

- ⇨の部位にはpit様構造を認める．pitはsmall and roundで規則正しく，同部は非腫瘍と診断した．
- ⇨で示す部分にはvilli様構造を認める．villiの形は不整で大小不同があり，密度が高い．以上より同部もtub1と診断した．
- ⇨で示す部分は生検痕である．

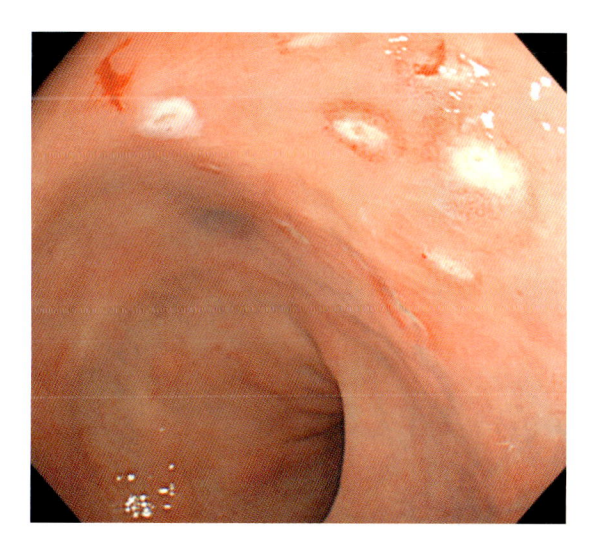

### ESDを行おう！

- NBI拡大観察下にマーキングを施行し，ESDにて一括切除を行った．

D．0-IIb型胃癌

## ESDから最終診断へ！

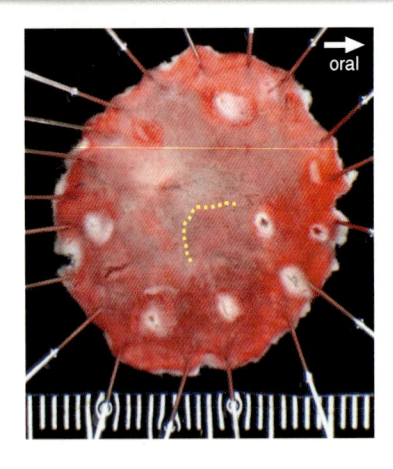

### 新鮮切除標本を見てみよう！

- 図の右側が口側である．
- 病変内部は褪色と発赤が混在しており，表面性状も周囲と比較し不整で，細かい溝状の構造を認める．
- 病変の境界は色調と構造の差として認識することが可能である．
- 黄色点線より右側の発赤調の領域は，通常観察時の淡い発赤調の領域と一致する．

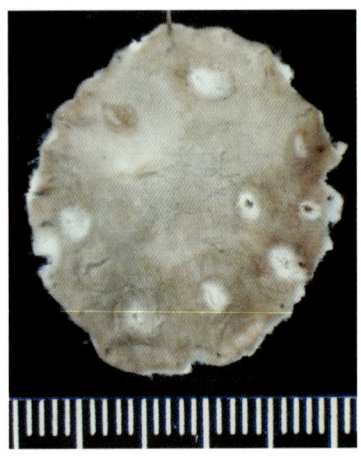

### 固定標本を観察しよう！

- 固定すると表面構造が認識しやすくなった．
- 表面は不整で，細かい溝があり，周囲との境界も認識することが可能である．

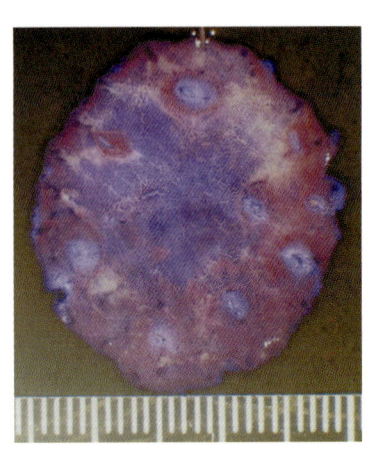

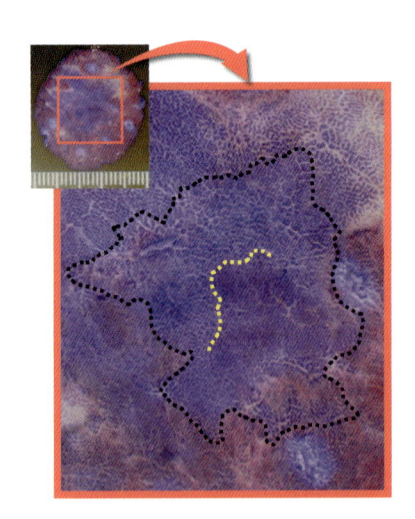

### ピオクタニンで染色しよう！

- 染色すると表面構造がさらに明瞭となり，病変部は大小不同のvilli様構造と一部pit様構造が混在しており，黒色点線で示す範囲で境界を認識することが可能である．
- 黄色点線の左側は細かな大小不同のvilli様構造，右側はより粗大なvilliとpit様構造の混在を認める．

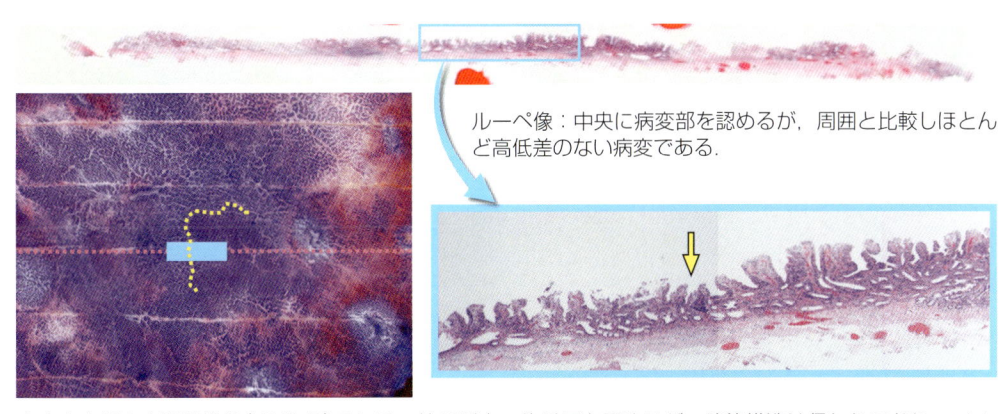

ルーペ像：中央に病変部を認めるが，周囲と比較しほとんど高低差のない病変である．

病変中央部の病理組織像(HE染色)である．核の腫大，偽重層を認めるが，腺管構造は保たれており，tub1と診断した．左図の黄色点線と右図 ⇒ が一致し，左側と右側でわずかだが腫瘍腺管の高低差を認める．それぞれの強拡大像を見てみよう．

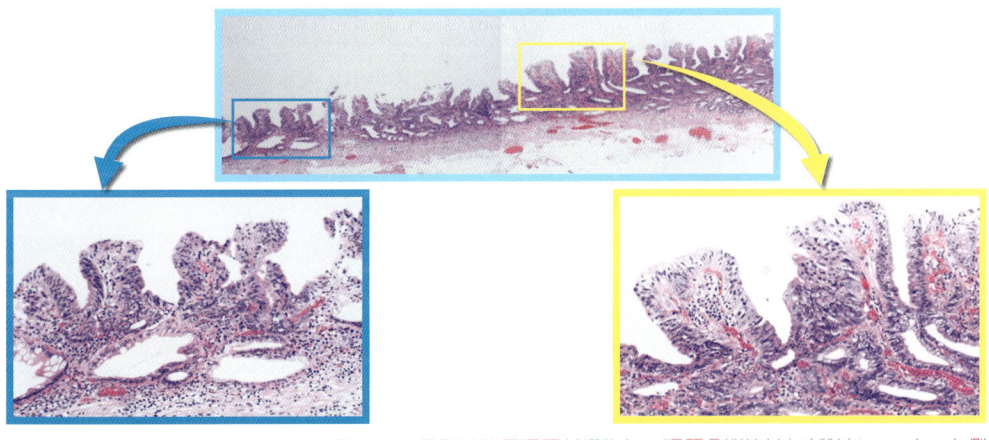

左側の強拡大像は核の腫大，偽重層を伴う丈の低い腫瘍腺管が増生し，腺管の間質は幅が狭い．一方，右側の強拡大像は腺管の間質は幅が広く，間質内に多数の血管を認める．この構造の差により色調の差が生じたと考えられる．粘膜筋板は保たれており，深達度Mの分化型腺癌であった．

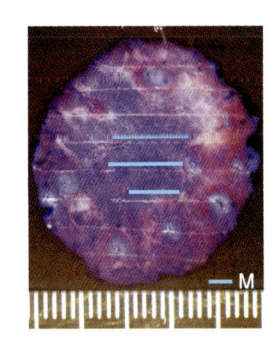

**Conclusive Diagnosis**

Gastric adenocarcinoma,
tub1, T1(M), ly0, v0, LM(−), VM(−),
pType 0-IIb, 10×9 mm, L, Post.

**まとめ** 胃前庭部小彎後壁側の褪色と発赤が混在した0-IIb病変であった．通常観察では境界明瞭な病変であったが，高低差のない0-IIb病変であったため，インジゴカルミン撒布にてかえって境界不明瞭となった．NBI拡大観察では境界はより明瞭化し，病変内には不整なvilliとpit様構造の混在を密に認め，高分化型腺癌(tub1)という診断が可能であった．

（岡本耕一）

# E 0-IIc 型胃癌

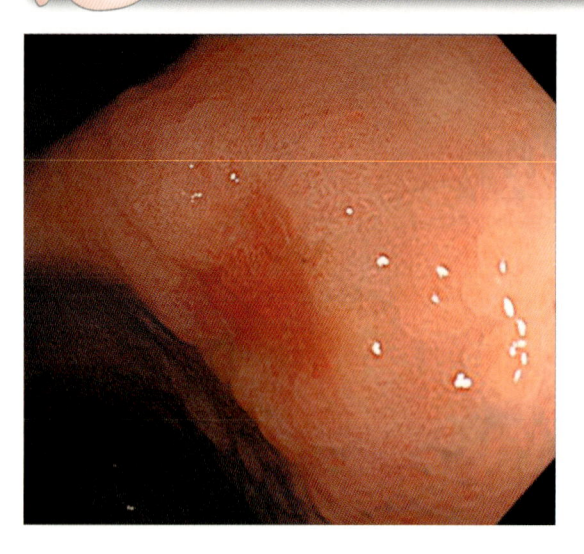

### 発赤陥凹に注目しよう！

- 胃角部後壁に辺縁隆起を伴う発赤した不整形な陥凹性病変を認めた．
- 境界不明瞭であり，癌・非癌（炎症性変化）との鑑別が必要であった．

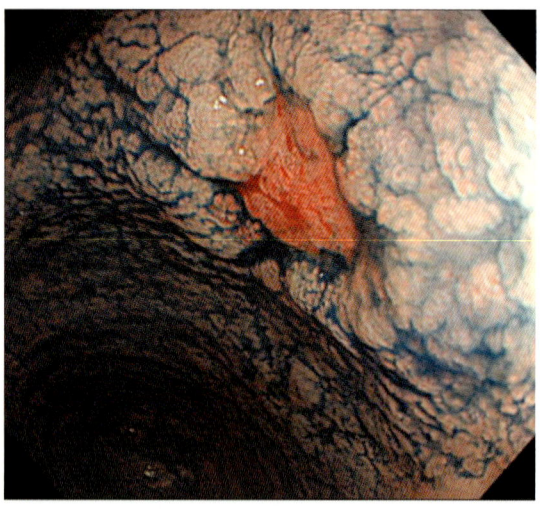

### インジゴカルミンを撒布しよう！

- インジゴカルミンを撒布すると表面構造を詳細に検討することができた．
- 背景粘膜には規則正しいアレア構造を認めたが，陥凹内部にはアレア構造は認めなかった．また陥凹境界は明瞭であった．

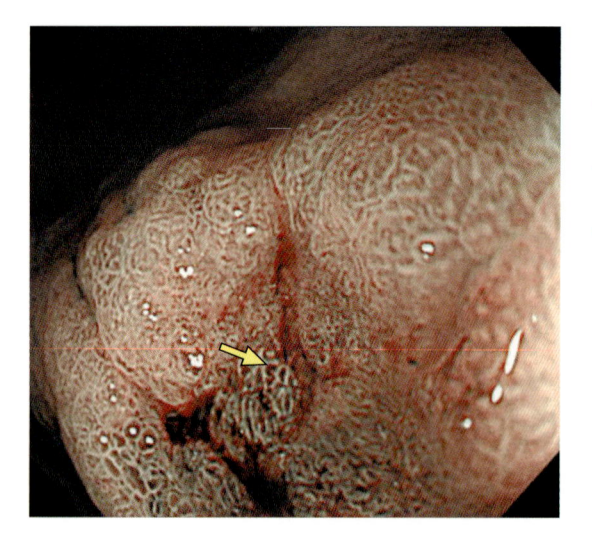

### NBI で拡大してみよう！

- 通常観察とインジゴカルミン撒布後観察では，癌・非癌の鑑別ができないため，NBI 拡大観察を行った．
- NBI を用い病変口側を中拡大観察すると，背景粘膜に整った pit 様構造と villi 様構造を認めた．
- 陥凹内部では，⇨で示すように大小不同のある密度の高い不整形な villi 様構造を認めたが，血管構造は認識できなかった．

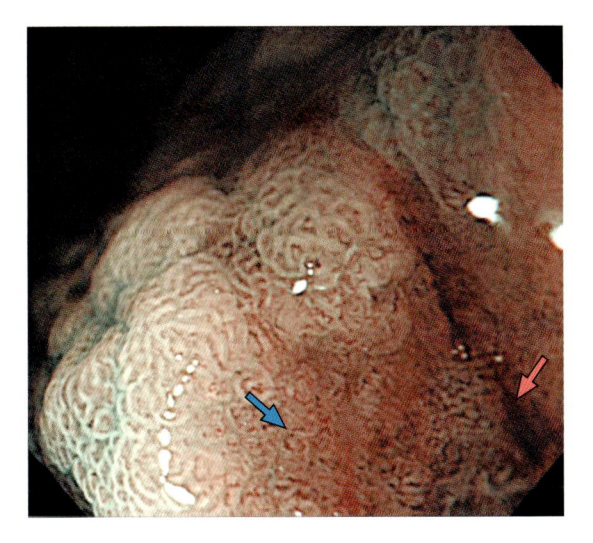

### 病変口側をさらに拡大してみよう！

- ➡ で示す部分で不整形な villi 様構造を認めた．
- 一方，➡ で示す部分では，表面構造は大小不同のある villi 様構造で形の不整は少なかった．
- 血管構造は一部に network pattern を認めるのみであった．

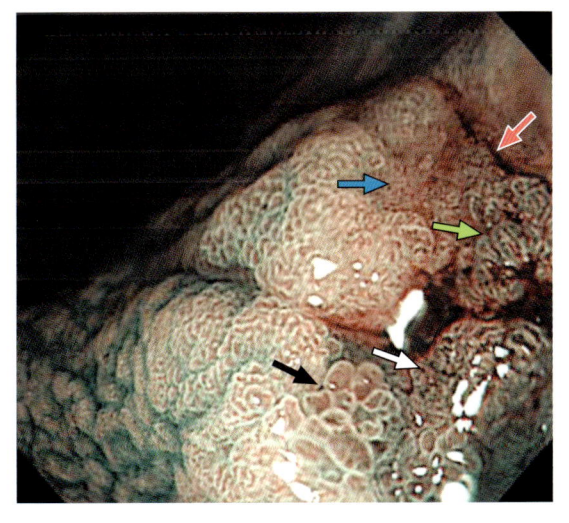

### 病変前壁側を拡大してみよう！

- ➡ と ➡ は上の NBI 拡大写真の同矢印と一致している．
- ➡ で示す部分では，表面には不整形で大小不同のある villi 様構造を認めた．血管構造は認識できなかった．
- ➡ で示す部分では，表面には大小不同のある villi 様構造を認め，形は不整であった．血管構造は認識できなかった．
- ⇨ で示す部分では表面構造は細かい villi 様構造であった．血管は一部で口径不同・走行不整な異常血管を認めた．

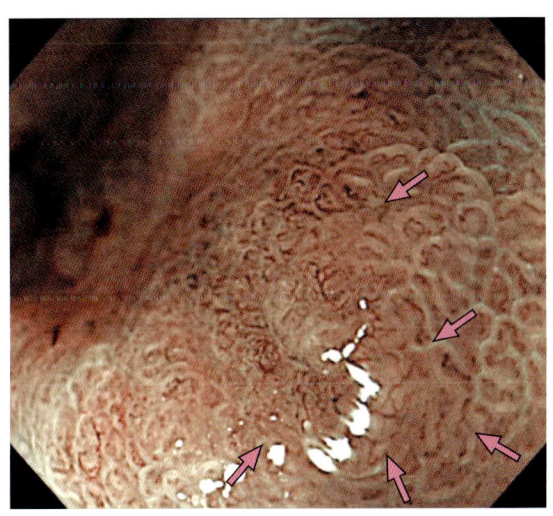

### 病変肛門側を拡大してみよう！

- 表面構造は大小不同のある villi 様構造で一部不明瞭化しており，血管は口径不同・走行不整な異常所見を呈した．
- 背景粘膜は整った villi 様構造であり，この差より ➡ で示す部分で病変境界と判断した．
- 以上より，Gastric adenocarcinoma，高分化型腺癌（tub1），深達度 M と判断し，NBI 拡大観察下でマーキング後，ESD にて一括切除した．

E．0-IIc 型胃癌

## ESD から最終診断へ！

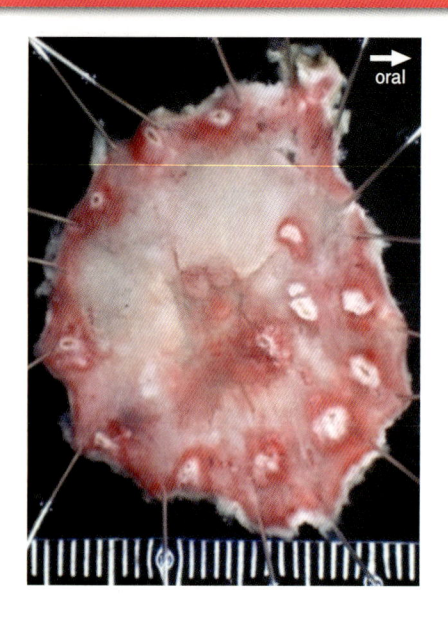

### 新鮮切除標本を見てみよう！

- 図の右側が口側である．
- 標本中央部に発赤した境界明瞭な不整形陥凹を認め，内部に一部小隆起を伴っていた．
- 境界は色調と陥凹で明瞭に追うことができた．

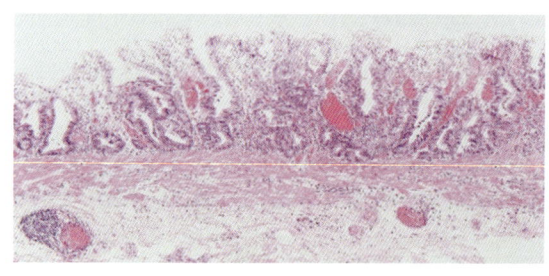

### 病理組織を見てみよう！

- 代表切片の病理組織像(HE 染色)を示す．
- 腫大した核を有する腫瘍細胞が腺管を形成していた．
- 腺管は整っており，構造異型は少ないため，tub1，M と診断した．

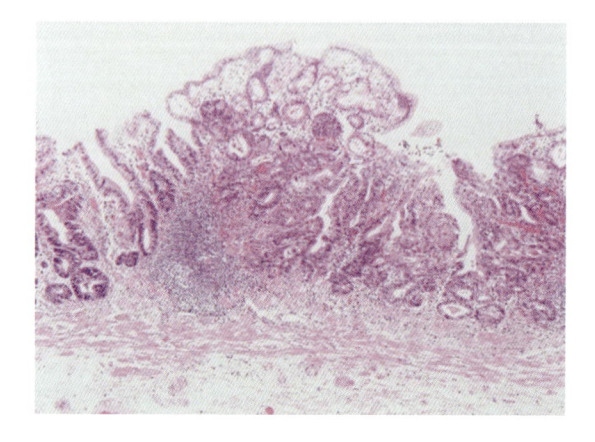

- 病変口側の隆起部でも同様に腫瘍腺管が形成しており，構造異型が少ないため，tub1 と診断した．

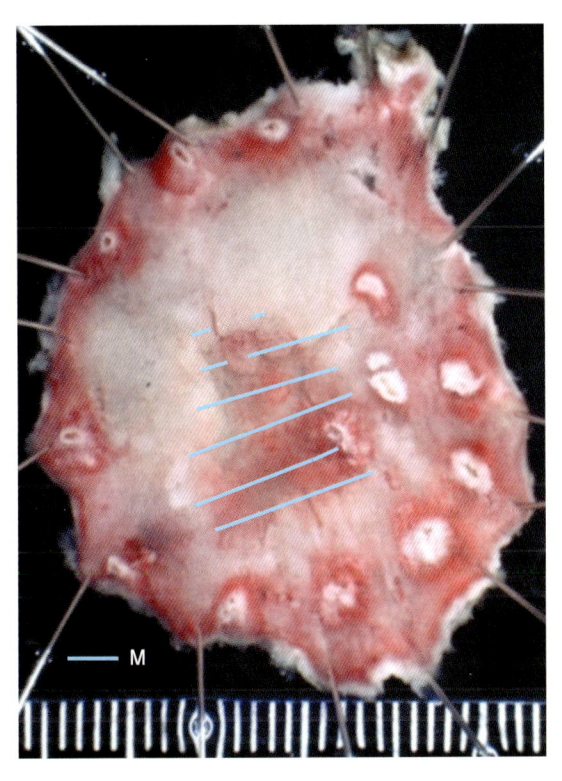

> **Conclusive Diagnosis**
>
> Gastric adenocarcinoma,
> tub1, T1（M）, ly0, v0,
> LM（−）, VM（−）, pType 0-Ⅱc,
> 12×10 mm, M, Post.

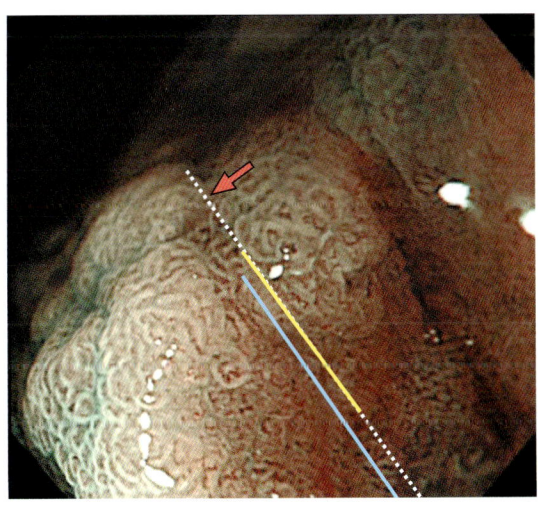

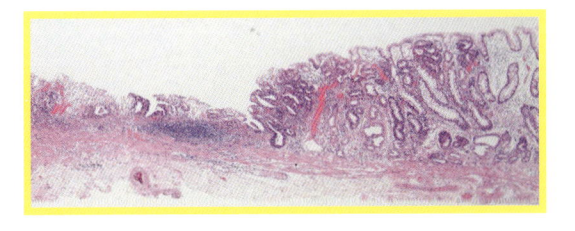

- 陥凹部と辺縁隆起部の対比を示す（白色点線：予想される割線，黄色線：病理組織像で示した部分，水色線：粘膜内癌）
- ミクロ像は➡の方向から見た写真である．
- 陥凹部から辺縁隆起の途中まで tub1 であった．

**まとめ** 胃角部後壁の境界不明瞭な発赤した不整形陥凹性病変で，癌・非癌（炎症性変化）の鑑別が必要であった．NBI 拡大観察では不整な villi 様構造を認め，一部に network pattern を有する異常血管を認めたことより，術前に癌・非癌の鑑別可能で，高分化型腺癌（tub1）と診断できた．

（高橋亜紀子）

E．0-Ⅱc 型胃癌

## F SM1 浸潤胃癌

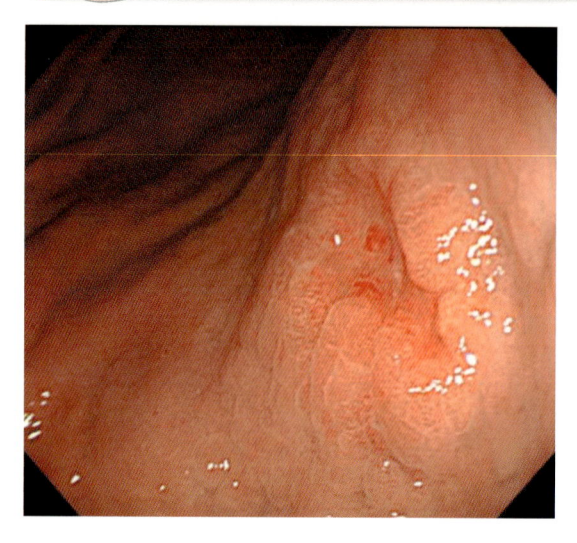

### 発赤に注目しよう！

- 胃体上部後壁に境界明瞭な発赤調の不整形な陥凹性病変を認めた．
- 陥凹内部には一部発赤がさらに強い部分が目立った．
- 陥凹周囲には辺縁隆起を伴った．

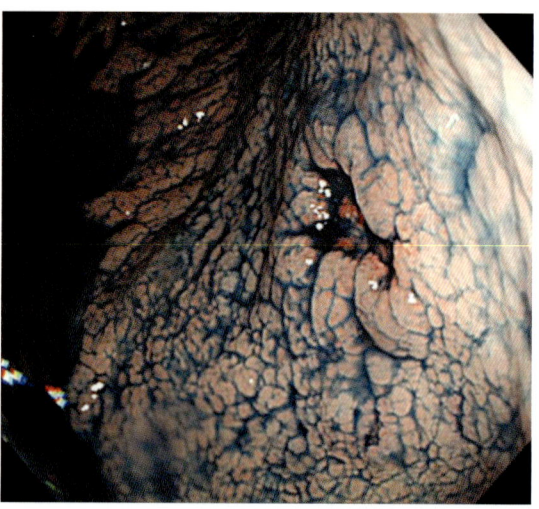

### インジゴカルミンを撒布しよう！

- インジゴカルミンを撒布すると，通常観察よりさらに陥凹境界が明瞭であり，蚕食像も認めた．
- 背景粘膜のアレア模様と比べ，辺縁隆起部ではやや粗大であった．

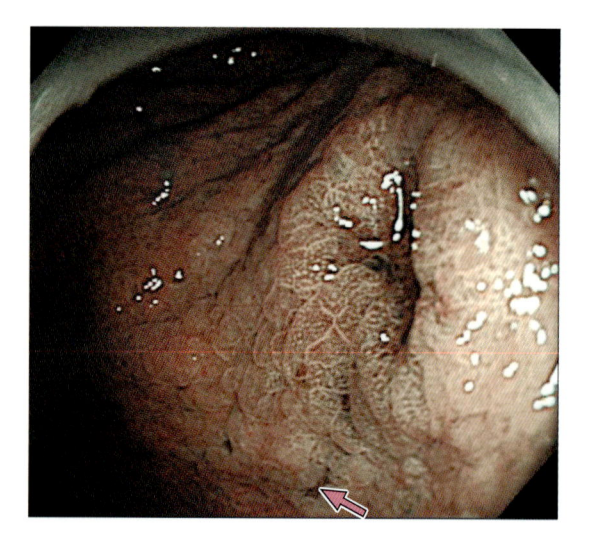

### NBIで観察しよう！

- 病変は不整形なbrownish areaとして認識できた．
- この大彎側に⇨で示すように小さい陥凹を認めたので，これらも含めて拡大観察していく．

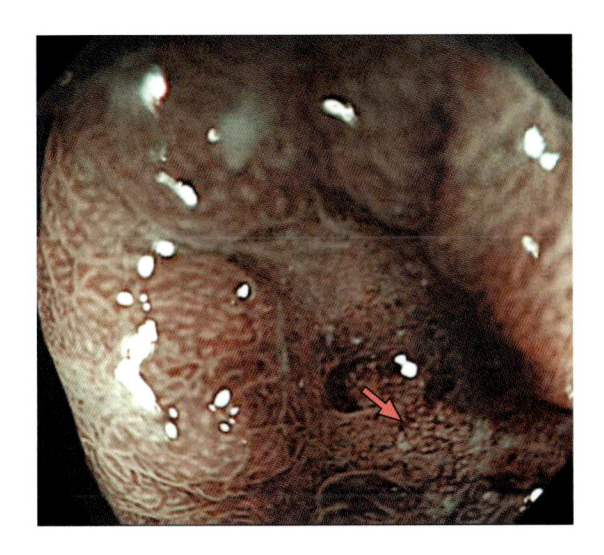

### NBI でさらに拡大してみよう！

- NBI を用い，中拡大で主病変中央部を観察した．
- ⇒で示す部分には pit 様構造を認めた．
- 血管は口径不同・走行不整であり fine network pattern を呈していた．

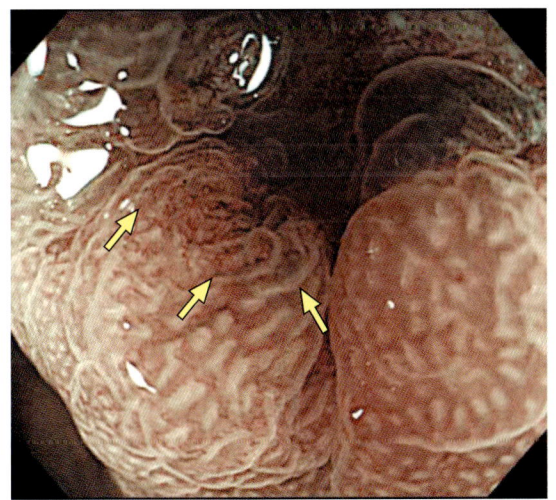

### 病変大彎側の病変境界を拡大観察してみよう！

- 辺縁隆起を NBI 拡大観察すると，隆起の途中まで大小不同のある villi 様構造を認めた．血管は口径不同・走行不整を認めた．
- 背景粘膜は整った villi 様構造であり，この差により，⇒で示すように病変境界を追うことができた．
- 以上より主病変の陥凹は高分化型腺癌（tub1）と診断した．

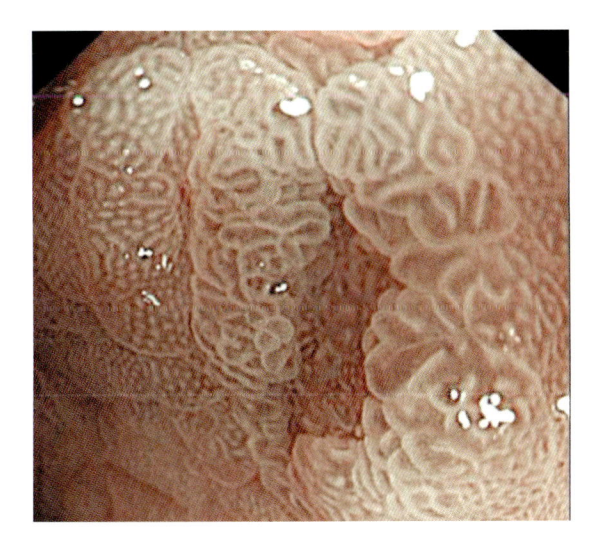

### 病変口側を観察してみよう！

- 病変大彎側へ伸び出した陥凹（NBI 写真の一枚目の⇒の陥凹と一致）を NBI 拡大観察すると，大小不同の pit 様構造を認めた．口径不同・走行不整のある異常血管を認め，network pattern を呈していた．
- この陥凹部も tub1 であり，主病変の溝を這って口側へ伸び出していると考えられた．
- 以上より，Gastric adenocarcinoma，0-IIc，tub1，深達度 M と診断し，NBI 拡大観察下でマーキング後，ESD にて一括切除した．

## ESD から最終診断へ！

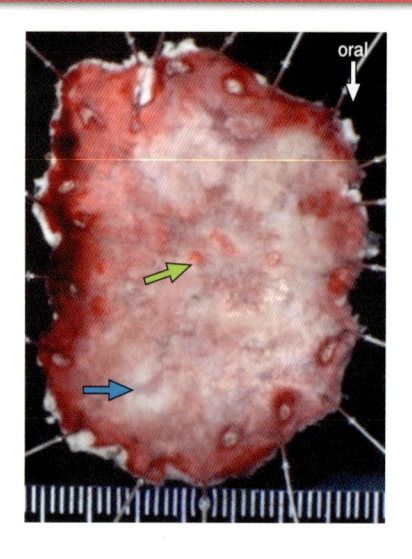

### 新鮮切除標本を見てみよう！

- 図の下側が口側である.
- 標本中央部に発赤した不整形な陥凹性病変を認めた. 陥凹内部には一部隆起部を認めた(➡). 色調と凹凸で境界を明瞭に追うことができた.
- また➡で示すように, 中心部の陥凹に連続して陥凹を認めた.

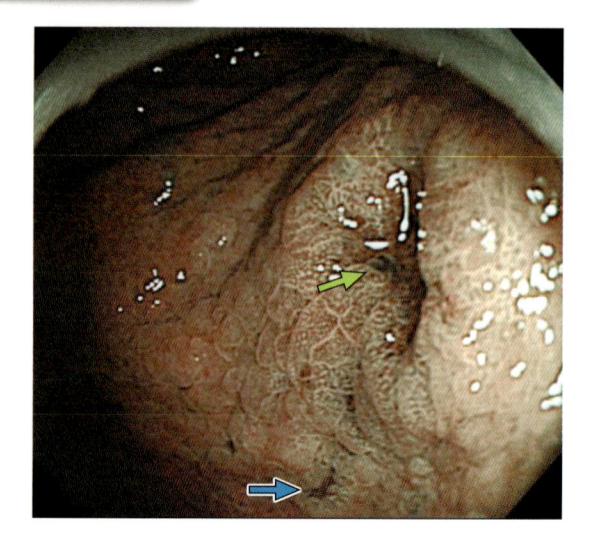

### 新鮮切除標本と内視鏡像を対比してみよう！

- 陥凹部中心の発赤(➡)と大彎側へ伸び出した陥凹(➡)がそれぞれ一致した.

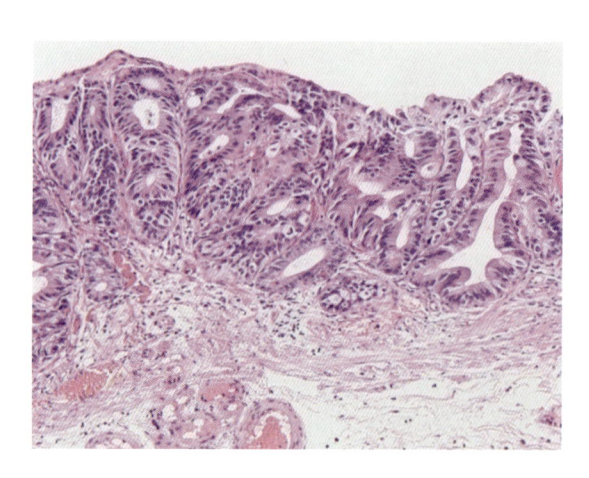

- 代表切片である病変中央部の病理組織像(HE 染色)を示す.
- 腫大した核を有する腫瘍細胞が不整な腺管を形成しており, tub1, M と診断した.

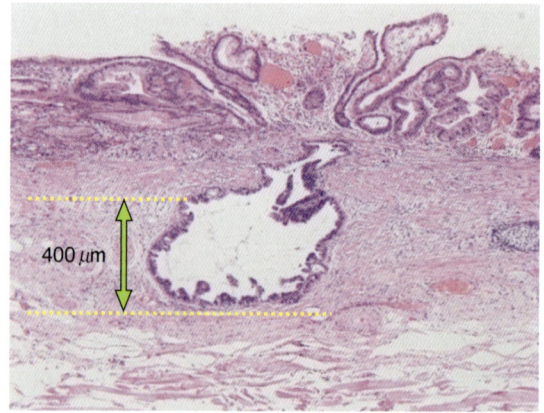

- 病変中央部では粘膜下層に腫瘍腺管の浸潤を認め, 深達度は SM1(400 μm)と診断した.

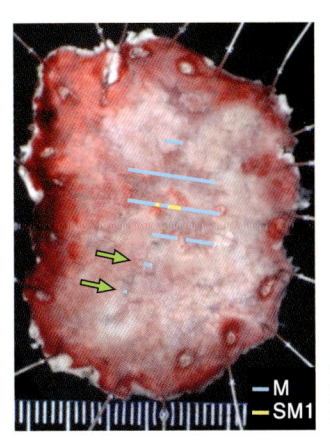

## Conclusive Diagnosis

Gastric adenocarcinoma,
tub1≫tub2, T1(SM1：400 μm),
ly0, v0, LM(−), VM(−),
pType 0-IIc, 19 × 12 mm, U, Post.

── M
── SM1

➡️で示すように，溝状に這っていた口側陥凹も病変の一部であった．またごく一部に中分化型腺癌(tub2)を認めたが，表層非腫瘍であった．

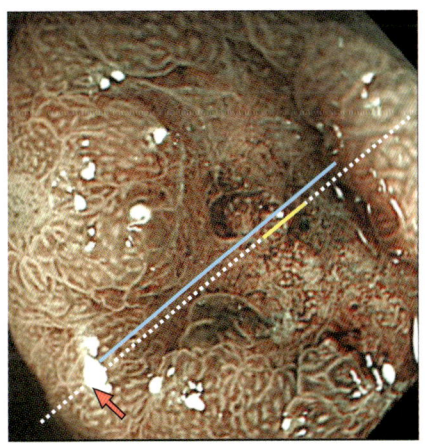

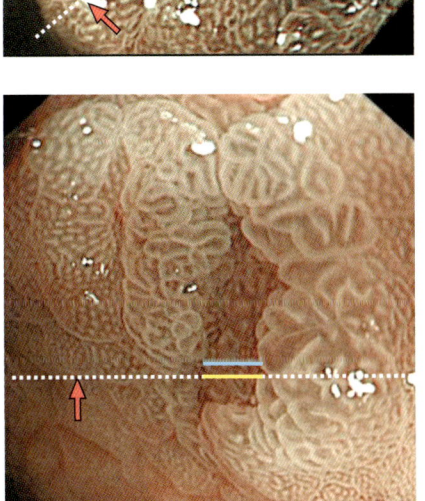

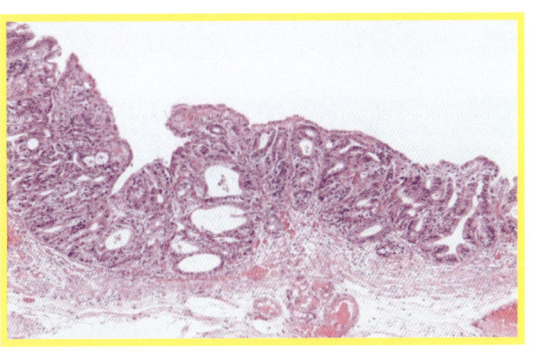

陥凹内部隆起の対比を示す(白色点線：予想される割線，黄色線：病理組織像で示した部分，水色線：粘膜内癌)．ミクロ像は➡️の方向から見た写真である．
NBI 拡大観察で陥凹中央部は tub1 であった．

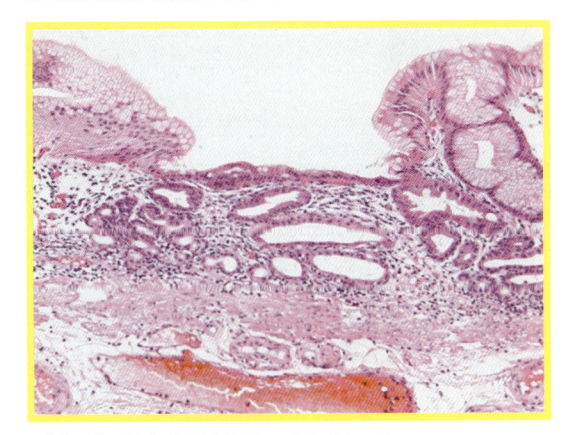

口側に伸び出した陥凹部も tub1 であった．

### まとめ

胃体上部大彎の発赤調な不整形陥凹性病変であった．NBI 拡大観察では病変内に口径不同・走行不整な異常血管を認め，fine network pattern を伴うことより高分化型腺癌(tub1)という診断は可能であった．ごく一部の中分化型腺癌(tub2)は表層非腫瘍であったため，NBI 拡大観察では診断不能であった．なお陥凹内は均一で厚みはなく，SM 浸潤癌と診断するのは困難と考えられた．また口側に伸び出した陥凹内にも異常血管を認め，tub1 の診断は可能であった．

（高橋亜紀子）

F. SM1 浸潤胃癌

# G 潰瘍を伴う胃癌

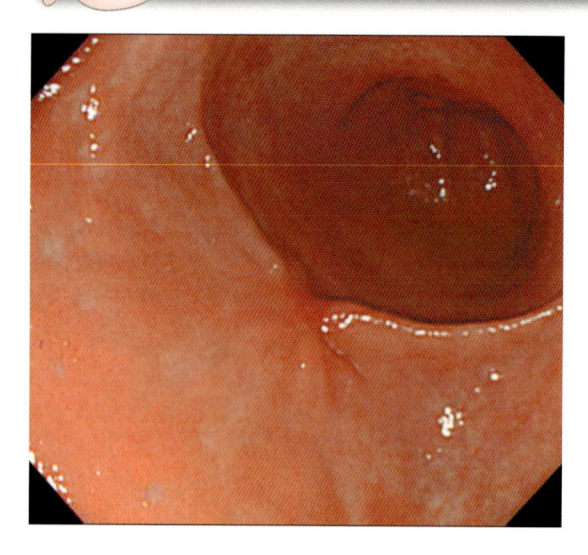

### 背景粘膜に注目しよう！

- 背景粘膜は白色の小陥凹が多発しており，血管透見像を伴うことから，萎縮があると診断できる．

### 襞に注目しよう！

- 通常，大彎側の襞は胃の長軸方向に縦走する．また前庭部には襞がないか，襞が横走する pseudo ring を認める．
- この症例では胃体下部から胃前庭部にかけて大彎側に横走する襞を認める．横走する襞は中央で途切れており，途切れた先端には浅い陥凹を認めることから，その陥凹に病変の存在を疑う．

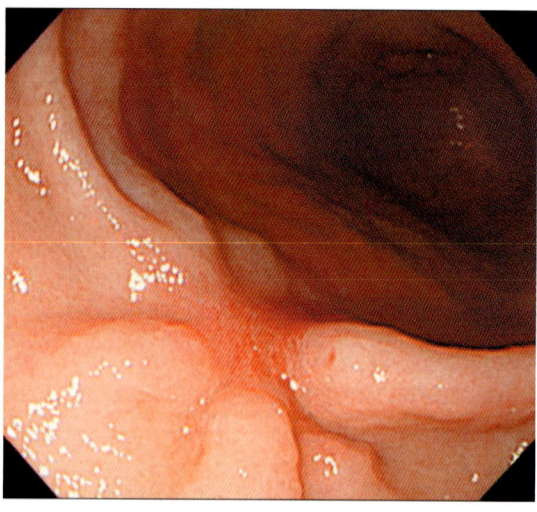

### 近接観察しよう！

- 発赤した陥凹部辺縁で襞は途絶しているが，その境界が明瞭なのか不明瞭なのか，陥凹内部の構造が周囲と比較してどのような性状であるかは観察できないため，インジゴカルミン撒布によるさらなる観察が必要である．
- 送気量の多い上図と比較すると，襞の形が容易に変形していることから，襞は柔らかいと考える．しかし，陥凹の形は変化していないことから，陥凹部は固いと考える．

### 次に，インジゴカルミンを撒布しよう！

- インジゴカルミンを撒布すると色調は不明瞭となるが，表面構造を詳細に観察することができる．

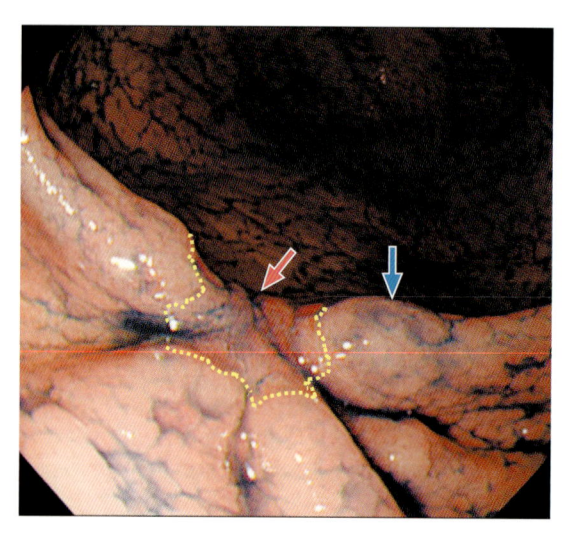

### 陥凹部の境界と陥凹内部の構造に注目しよう！

- 陥凹部辺縁は，段差として黄色点線部に境界があるが，その境界はやや不明瞭である．
- 表面構造を周囲と比較すると，陥凹内部はインジゴカルミンの溜まりによる構造の一つ一つが小さい．
- 境界を有する表面構造が密な領域であることから，陥凹部は上皮性腫瘍を疑う．しかし，境界・内部構造がやや不明瞭であり，拡大内視鏡による詳細な観察が必要である．

### 襞に注目しよう！

- ⇒（青）の襞はやや肥大しているが，融合を認めないことから，粘膜下層以下への浸潤はないと診断した．
- ⇒（赤）へ襞は集中しており，同部に潰瘍瘢痕があることがわかる．陥凹の固さは，この潰瘍瘢痕によるものと考えた．

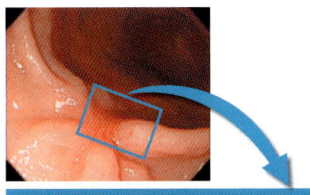

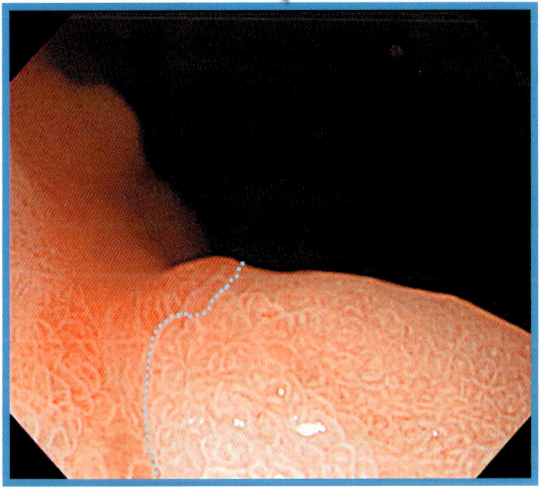

### 拡大してみよう！

- 拡大観察すると，水色点線の右側には白色調の small and round な表面構造が規則正しく配列している．
- 水色点線の左側には発赤調の絨毛様構造を認める．絨毛様構造は大小不同で不整である．
- これらの2つの構造の間には，水色点線の部位で明瞭な境界を認め，水色点線の左は上皮性腫瘍であると診断した．
- 白色光で近接観察をすると赤玉になり観察しづらいため，NBIでも観察する．

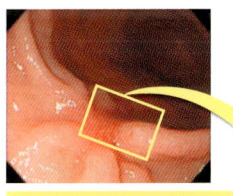

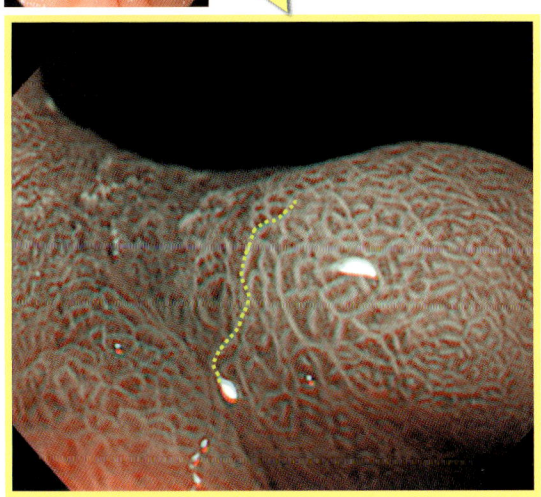

### NBIを使ってみよう！

- NBIを用いて観察すると，表面構造と血管がより容易に観察できる．
- **表面構造の観察**：黄色点線より右側には整った pit 様構造を認める．一方，黄色点線より左側は密で不整な villi 様構造を認める．
- **血管の観察**：本例では血管が十分に観察できず，表面構造の観察が有用であった．
- 以上から黄色点線の右側は非腫瘍，左側は分化型腺癌と診断した．

G．潰瘍を伴う胃癌

## ESD から最終診断へ！

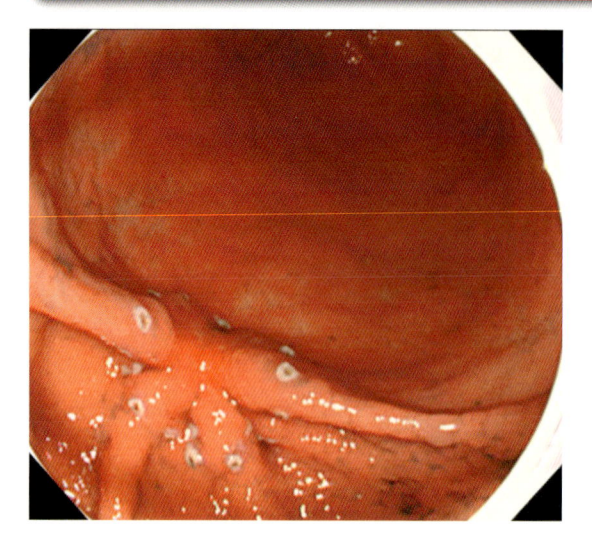

### ESD を行おう！

- 以上の所見から，深達度 M，腫瘍長径は約 15 mm，潰瘍瘢痕ありの分化型腺癌で，ESD の適応拡大病変と診断した．
- インジゴカルミン撒布下拡大観察と NBI 拡大観察の所見をもとにマーキングを施行し，ESD にて一括切除術を行った．

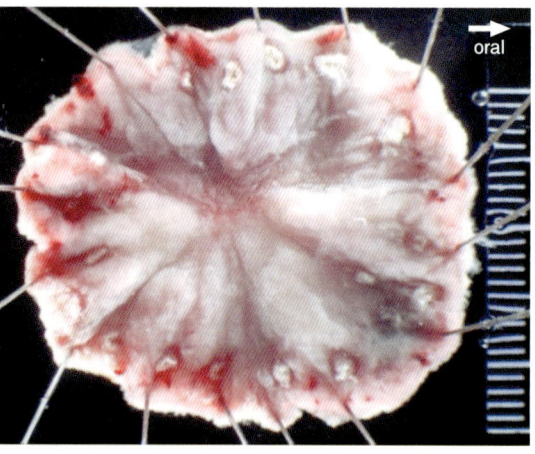

### 新鮮切除標本を見てみよう！

- 図の右側が口側である．
- 中央には発赤した浅い陥凹性病変を認める．その境界は比較的明瞭である．

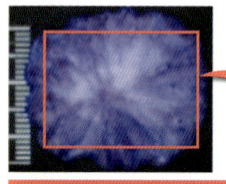

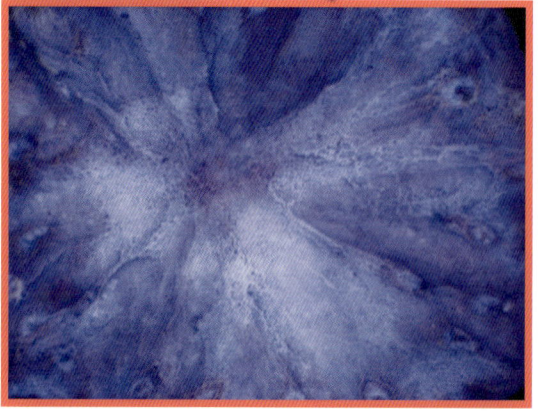

### ピオクタニンで染色しよう！

- 染色すると表面構造がさらに明瞭となる．
- 陥凹の周囲には small and round な構造を認める．
- 陥凹内部には大小不同な絨毛様構造を認めた．一つ一つの絨毛様構造は，周囲の small and round の構造より小さかった．

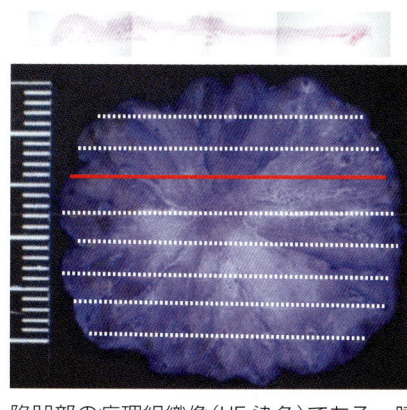

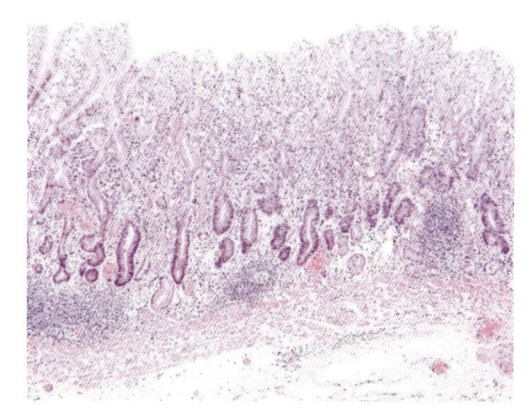

陥凹部の病理組織像（HE 染色）である．腫大した核を有する腫瘍細胞が細かい腺管を形成している．中分化型腺癌（tub2）と診断した．

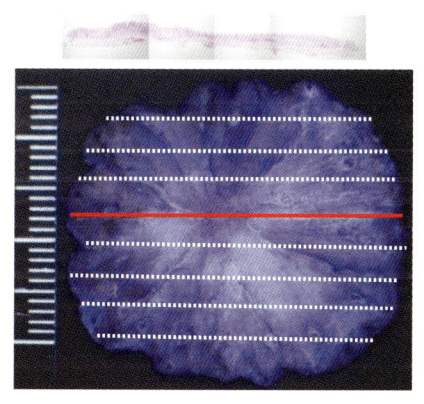

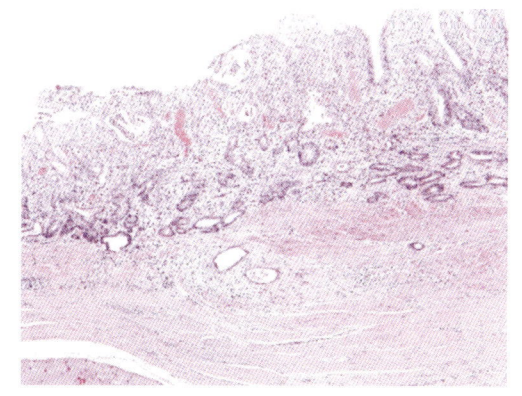

粘膜下層には錯綜した線維を認め UL（＋）であった．深達度 M の分化型腺癌であった．

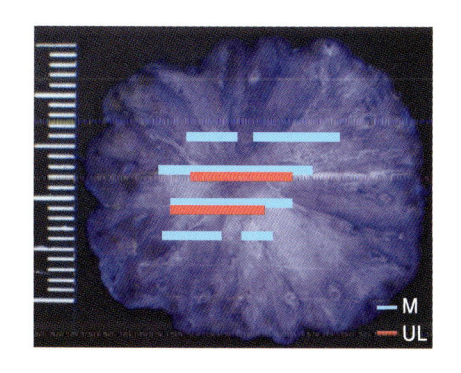

**Conclusive Diagnosis**

Gastric adenocarcinoma,
tub2, T1（M）, ly0, v0, UL（＋）
LM（－）, VM（－）, pType 0-IIc,
15×14 mm , L, Gre.

## まとめ

胃前庭部大彎の UL を伴った発赤陥凹性病変であった．通常観察では陥凹境界が不明瞭であったが，拡大観察・NBI 拡大観察では，不整な絨毛様構造を認める部位を境界明瞭に認識でき，中分化型腺癌（tub2）と診断した．病変である陥凹は送気量の変化で変形しない固い病変であったが，潰瘍瘢痕による固さと考え，深達度は M と診断した．

（森田周子）

G．潰瘍を伴う胃癌

# H 印環細胞癌

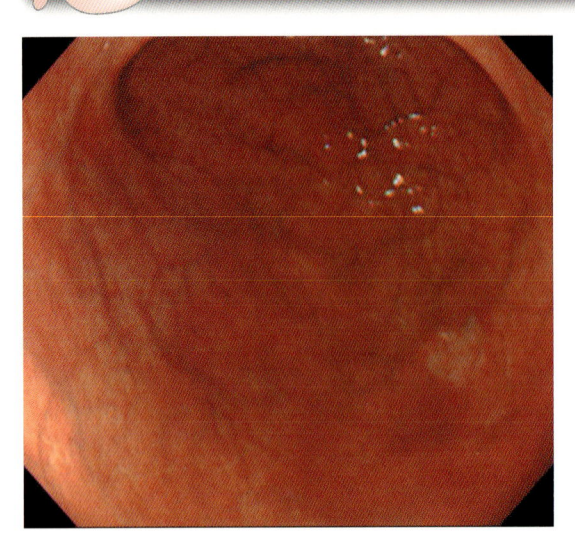

### 褪色に注目しよう！
- 胃角大彎側後壁寄りに褪色調の陥凹性病変を認める.
- 境界明瞭な不整形陥凹であり癌を疑うが，周囲にも褪色粘膜が認められるため，より詳細な観察が必要である.

### 背景粘膜にも注目しよう！
- 病変肛門側には粘膜の菲薄化に伴う血管透見像や，発赤と褪色が混在した粘膜がみられ，萎縮性胃炎を疑う.
- 一方，病変口側の粘膜は均一な正色調の粘膜がみられ，萎縮性胃炎の所見に乏しい.
- 以上から，萎縮境界付近の病変であることがわかる.

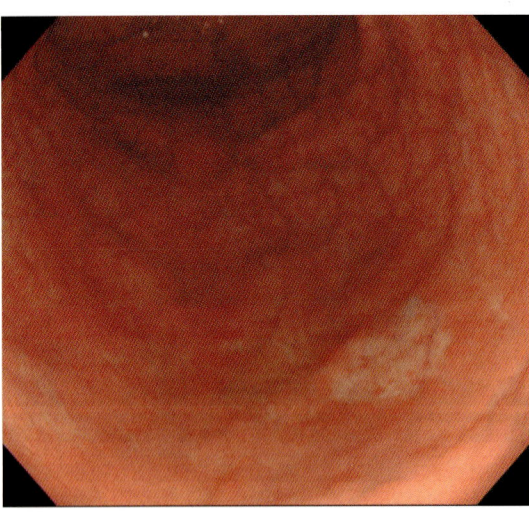

### 近接観察しよう！
- 病変部は，肛門側に広がる発赤と褪色が混在した萎縮粘膜と比べて，より褪色の目立つ不整形の小陥凹として認識できる.
- 陥凹内部の表面構造はほぼ均一で，凹凸不整は目立たない.
- 単発性の不整形陥凹であり癌を疑うが，確証は得られない.

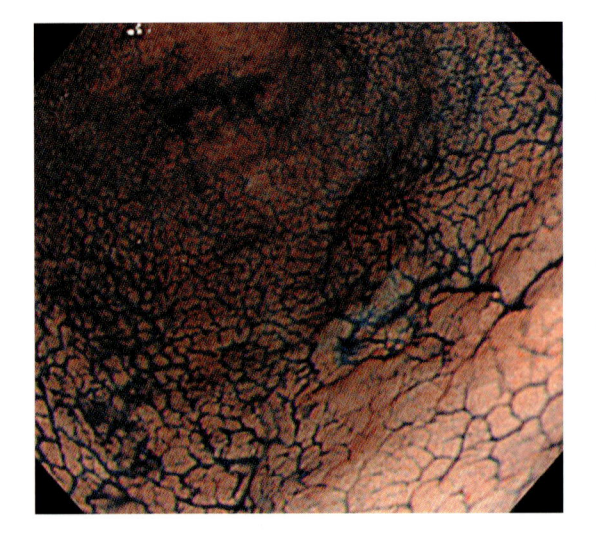

### インジゴカルミンを撒布しよう！
- インジゴカルミンを撒布すると色調の評価はできなくなるが，表面構造や高低差を観察しやすくなる.

### 陥凹部の性状に注目しよう！
- 周囲粘膜には規則正しい粘膜模様（アレア）を認めるが，陥凹内部ではアレアの不明瞭化がみられる.
- 陥凹の形状は不整形だが，凹凸不整は目立たない. やはり癌を疑うが，確証は得られない.

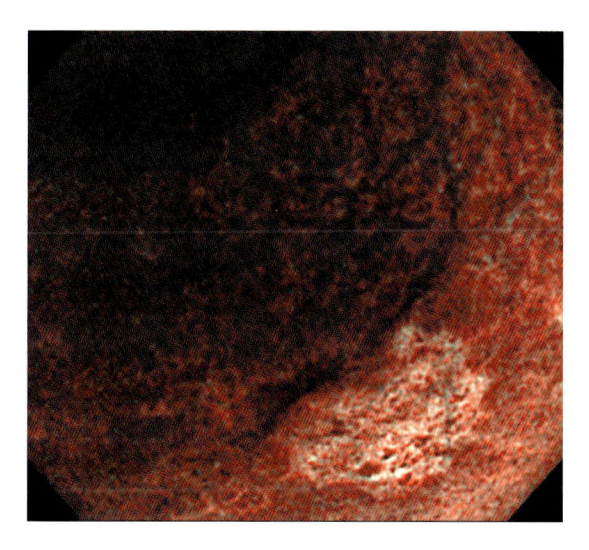

### NBIを使ってみよう！

- NBI観察では，通常光で褪色に見えた部分が，白色調の不整形陥凹として明瞭に認識できる．
- 通常光で均一に見えた陥凹内には，小さな茶褐色の領域が島状に点在しているが，凹凸不整は目立たない．
- 通常スコープでは，これ以上の情報収集は困難であった．

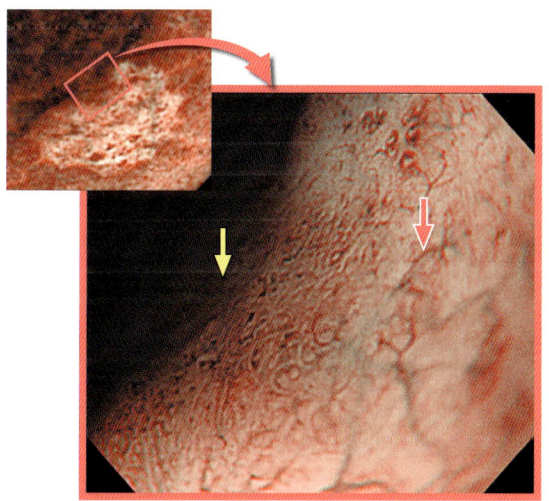

### 肛門側を拡大観察してみよう！

- NBIを用いて陥凹の肛門側辺縁を拡大観察すると，⇨で示す図の左側には，整った腺管様構造と不整のない血管が認められた．血管の分布も均一であり，同部は非腫瘍と診断した．
- 一方，⇨で示す図の右側部分では腺管様構造がみられず，表面構造の不明瞭化がみられた．
- 血管の密度は低下しているが，個々の血管には口径不同・走行不整がみられ，networkを形成していなかった．
- 以上から低分化腺癌と診断した．

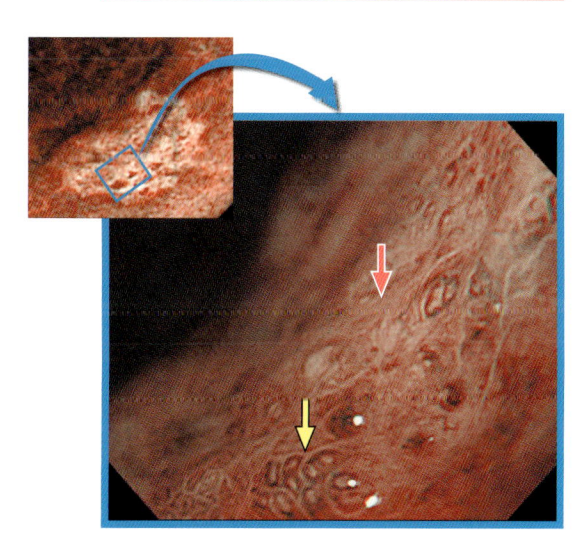

### 口側を拡大観察してみよう！

- 陥凹口側のNBI拡大内視鏡像を示す．
- ⇨の部位にはpit様構造を認める．一つ一つのpitは類円型で大きさがほぼ均一であることから，同部を非腫瘍と診断した．
- ⇨で示す部分では，表面構造が不明瞭化し，表面構造が認識できない．また，同部では口径不同かつ走行不整な血管を認める．
- networkの形成がみられないことから，低分化腺癌と診断した．

H. 印環細胞癌

## ESDから最終診断へ！

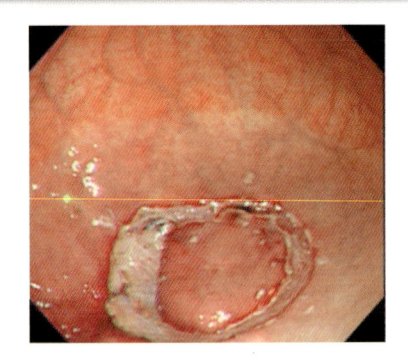

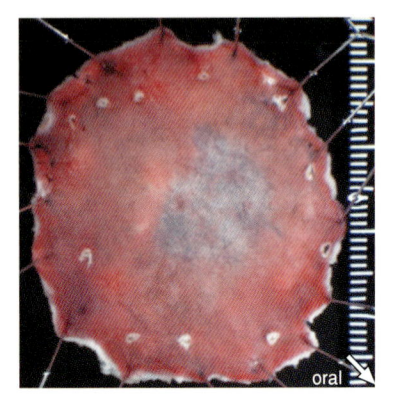

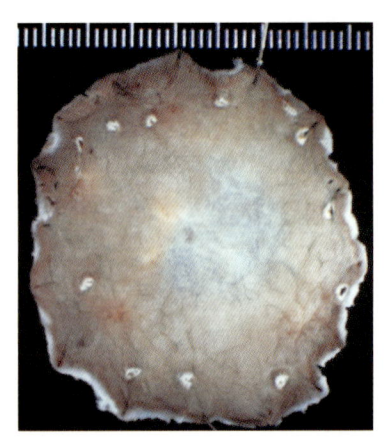

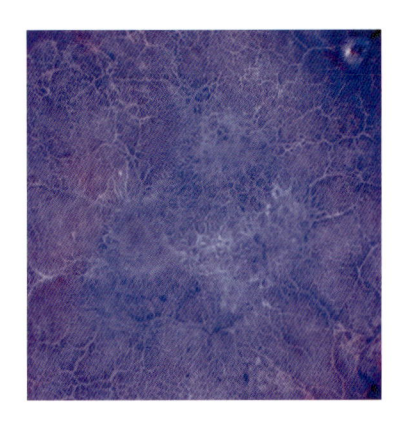

### ESDを行おう！

- 本症例は低分化腺癌であるため，粘膜下での側方進展を考慮し，陥凹部分から約1cmのマージンをとって周囲4点生検を行い，癌陰性を確認した．
- NBI拡大観察下に生検痕を確認しながらマーキングを行い，ESDにて一括切除した．

### 新鮮切除標本を見てみよう！

- 図の右下側が口側である．
- 陥凹周囲の粘膜は均一で萎縮の少ない胃底腺粘膜と思われる．
- 中央部には白色調の不整形陥凹性病変を認めるが，その境界は一部不明瞭である．

### 固定標本を観察しよう！

- 固定すると表面構造が認識しやすくなる．
- 陥凹部の表面は無構造に近く，内部には周囲粘膜より少し大きな腺管様構造を呈する部分が点在している．
- 周囲との境界はほぼ明瞭である．

### ピオクタニンで染色し，拡大観察しよう！

- ピオクタニンで染色すると表面構造がさらに明瞭となる．陥凹周囲には整った腺管様構造が規則正しく配列しているのがわかる．
- 陥凹内部には周囲粘膜より大型で，不均一な腺管様構造を呈する部分と，腺管構造が不明瞭化した部分を認める．

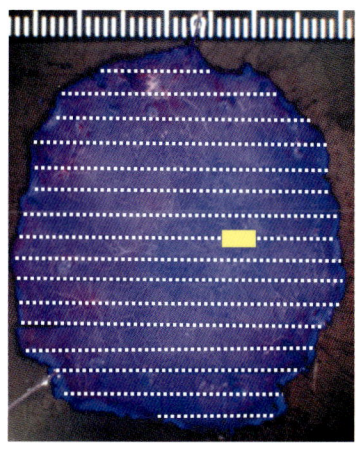

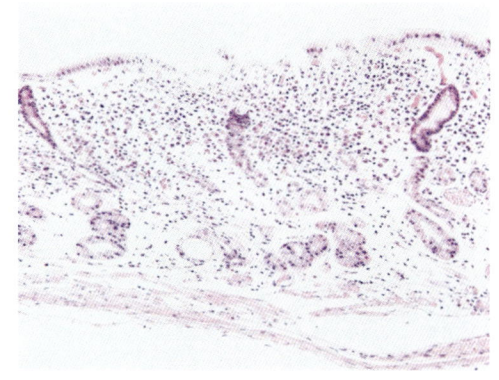

陥凹部の病理組織像(HE 染色)である．表層には異型のない腺窩上皮が一層みられるが，胞体内に粘液を充満させ，核が偏在する好酸性の細胞が腺頸部付近の粘膜固有層にみられる．印環細胞癌(sig)と診断した．

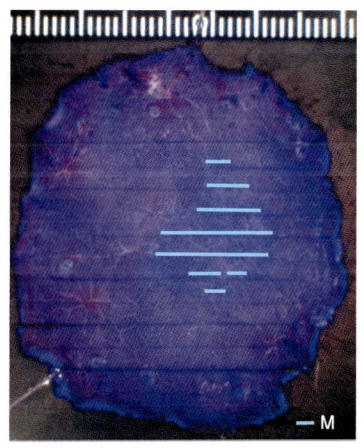

⭐ **Conclusive Diagnosis**

Gastric adenocarcinoma,
sig, T1(M), ly0, v0,
LM(－), VM(－), pType 0-IIc,
14×13 mm, M, Gre.

癌細胞の粘膜下浸潤所見はなく，深達度 M の印環細胞癌(sig)と診断した．病変は陥凹に一致し，粘膜下での進展所見はみられなかった．また，切除標本内に潰瘍瘢痕や副病変はみられなかった．

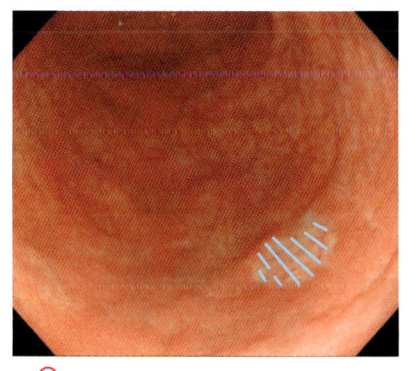

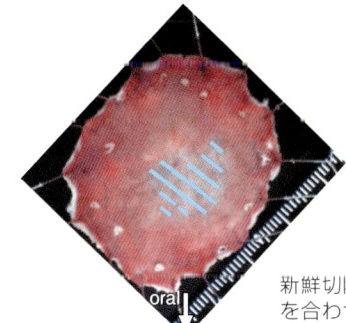

新鮮切除標本上に組織構築図を作成し，口側を合わせることにより，内視鏡画像との対比を行った．

**まとめ** 胃角大彎の褪色調陥凹性病変であった．萎縮境界付近にあり，通常観察では周囲の褪色域との境界が一部不明瞭であった．NBI 拡大観察により，表面構造・血管の変化(腺管構造の不明瞭化，血管 network の消失)を認識することができ，範囲診断ならびに組織型の予測が可能であった．
(未分化型癌に対する ESD の適応拡大には議論が残るが，本項では適応拡大として扱った．)

（田中雅樹）

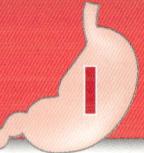

# I サイズの大きい胃癌

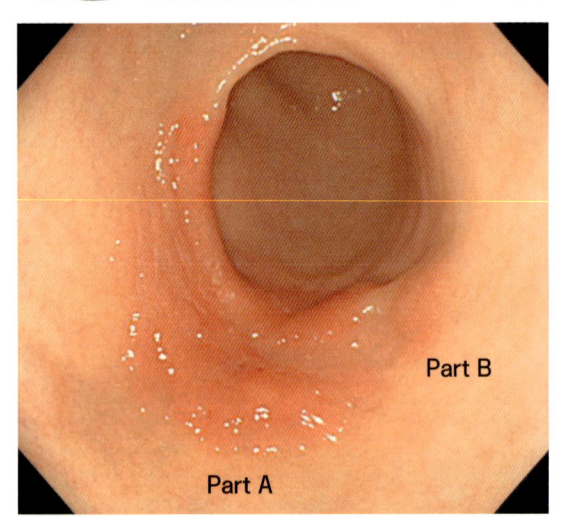

### 色調に注目しよう！

- 胃前庭部大彎側に境界明瞭な発赤調の扁平隆起性病変を認めた．
- 表面は比較的平滑であった．
- 色調は不均一で，口側（Part A）と中央部では発赤が強かった．一方後壁側（Part B）では不整形な褪色陥凹を認めた．
- サイズの大きい癌は組織混合型であることが多いため，内視鏡所見から組織型を検討する必要がある．

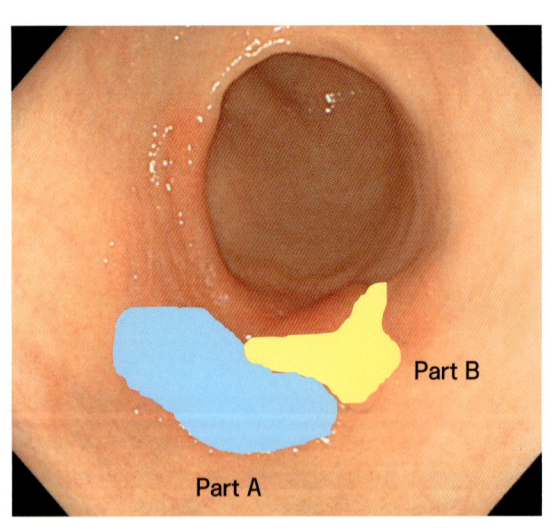

- 上の内視鏡写真で，Part A は水色で塗りつぶした部分，Part B は黄色で塗りつぶした部分にそれぞれ一致する．

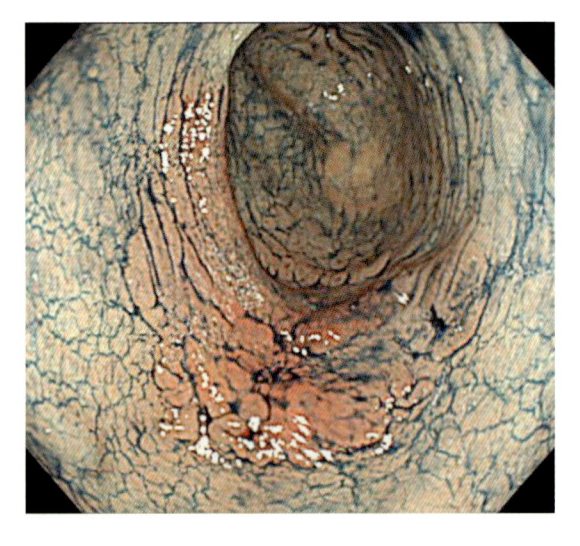

### インジゴカルミンを撒布しよう！

- インジゴカルミンを撒布した直後では，表面構造と隆起が詳細に観察できた．
- 病変部の表面構造は不整で，特に病変口側では粗大で不整な表面構造であった．
- 一方，通常観察で褪色調を呈した後壁側部分（Part B）はわずかに陥凹し，表面構造は不整であった．
- 背景粘膜の整ったアレア模様と異なるため，境界判断ができた．

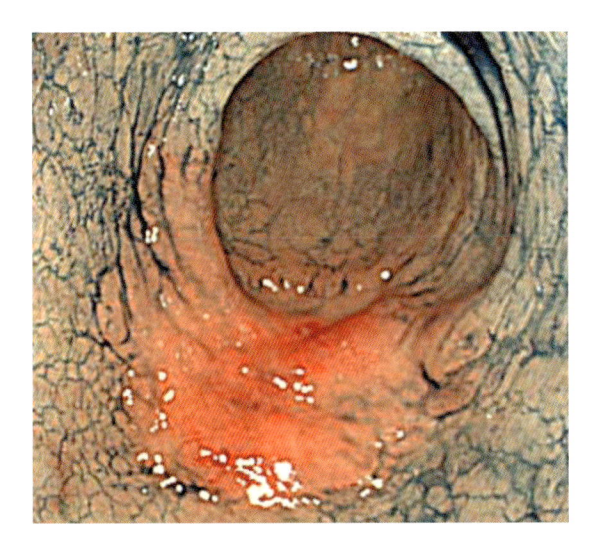

### インジゴカルミンを撒布し，少し時間をおいてみよう！

- インジゴカルミン撒布2〜3分後では，インジゴカルミンをはじくため境界診断はしやすくなった．
- 後壁側の陥凹部(Part B)も病変の一部と考えられた．

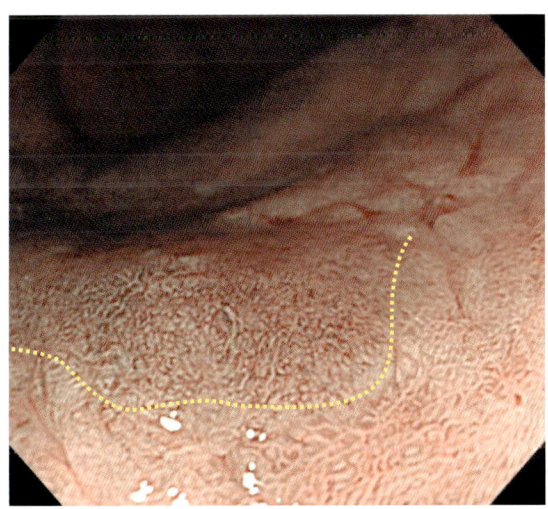

### 病変口側を NBI 拡大観察しよう！

- 次に組織型診断のため，NBI 拡大観察を行った．
- 病変口側(Part A)の NBI 中拡大観察にて，表面構造は密度の高い pit 様構造であった．血管は口径不同・走行不整を認め，高密度であった．以上より病変口側は高分化型腺癌(tub1)と判断した．
- また背景粘膜は整った pit 様構造と villi 様構造の混在であるため，この差より黄色点線で病変境界を追うことができた．

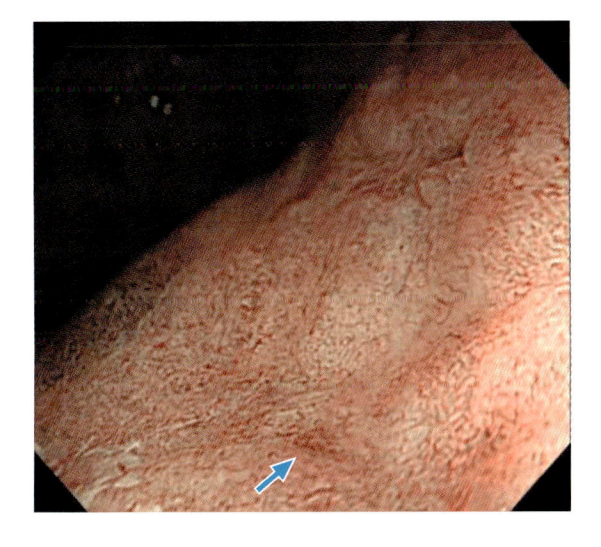

### 病変後壁側を NBI 拡大観察しよう！

- 後壁側(Part B)を NBI で中拡大観察した．
- 表面構造は villi 様構造で一部不明瞭化していた．血管構造は口径不同・走行不整を認めるが，network pattern ははっきりしなかった(→)．血管密度は発赤部と比べ少なかった．以上よりこの部位も tub1 と診断できた．
- 以上より Gastric adenocarcinoma, 0-Ⅱa+Ⅱc, tub1, 深達度 M と判断し，NBI 拡大観察下にマーキングを行い，ESD にて一括切除した．

## ESDから最終診断へ！

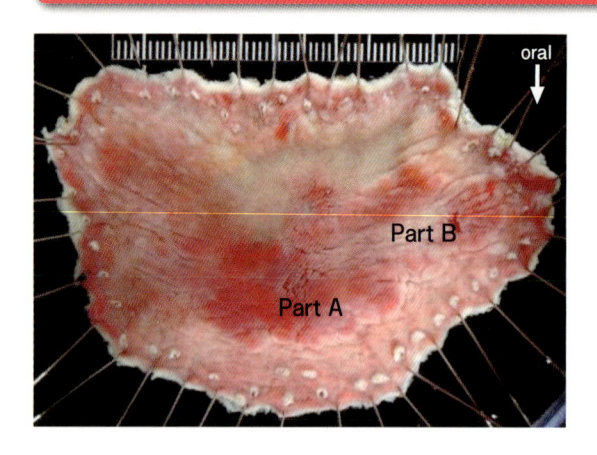

### 新鮮切除標本を見てみよう！

- 図の下側が口側である．
- 病変口側（下側）では発赤の目立つ扁平隆起を認めた．肛門側では褪色調の陥凹性病変を認めたが，内視鏡観察時には見えにくい部位であった．
- 一方，後壁側（右側）では，発赤の弱い陥凹を認め，内視鏡観察時で注目していた部位であった．
- 全体に色調と凹凸で境界を明瞭に追うことができた．

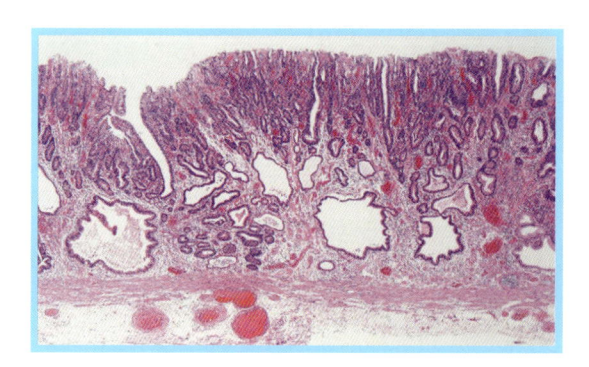

### 病変口側の病理組織を見てみよう！

- 代表切片である病変口側の発赤扁平隆起部（Part A）の病理組織像（HE 染色）．
- 腫大した核を有する腫瘍細胞が腺管を形成しており，その密度も高く tub1，M と診断した．
- 間質には血管を多数認め，通常観察で発赤が強く見えた理由と考えられた．

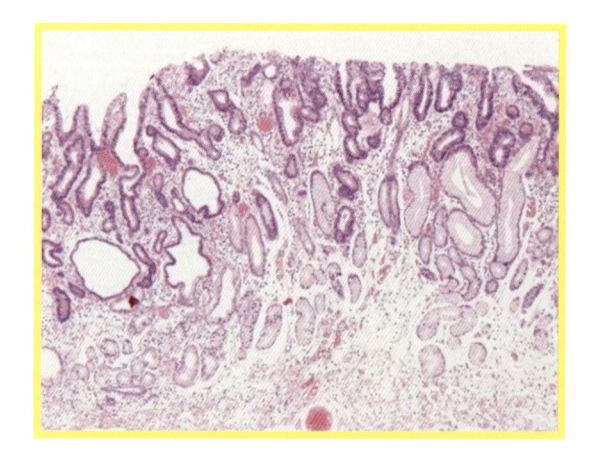

### 病変後壁側の病理組織を見てみよう！

- 後壁側の褪色陥凹部（Part B）の対比を示す．
- 腫大した核を有する腫瘍細胞が腺管を形成しており，構造異型は少なく二層構造を呈しており，tub1 と診断した．
- 間質の血管はほとんど認めず，通常観察で褪色調に見えた理由と考えられた．

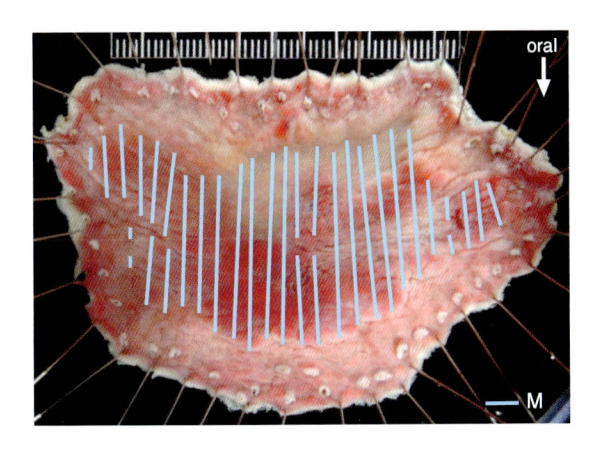

**Conclusive Diagnosis**

Gastric adenocarcinoma,
tub1, T1(M), ly0, v0,
LM(−), VM(−),
0-Ⅱa＋Ⅱc, 63×31 mm, L, Gre.

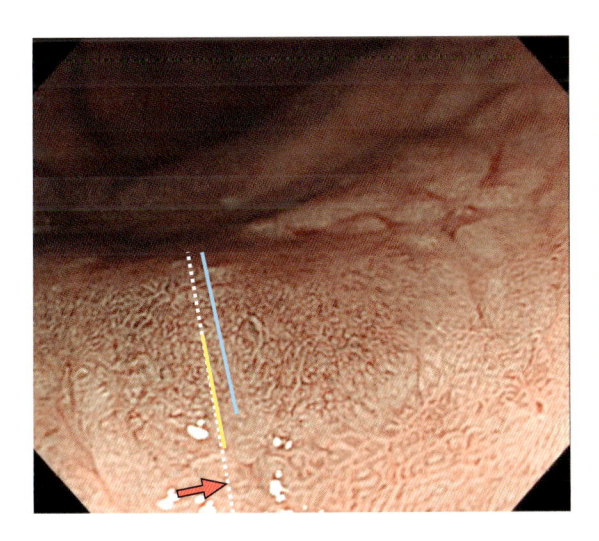

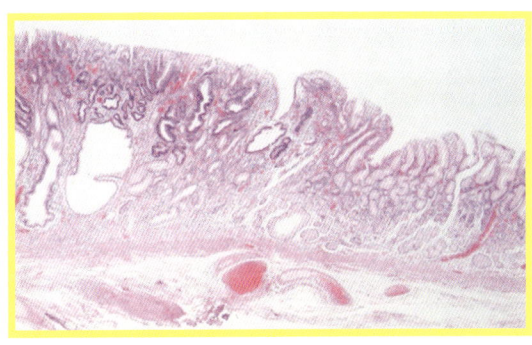

- 病変口側の発赤扁平隆起の対比を示す（白色点線：予想される割線，黄色線：病理組織像で示した部分，水色線：粘膜内癌）．
- ミクロ像は ➡ の方向から見た写真である．
- NBI拡大観察で異常血管密度の高い部位は，tub1で，間質に血管を多数認め色調に反映されていた．

**まとめ**　胃前庭部大彎の0-Ⅱa+Ⅱc病変であった．通常観察では色調の差があることより組織混在型癌を疑ったが，NBI拡大観察では表面構造と血管構造より高分化型腺癌（tub1）の所見であり，色調の差は異常血管の密度の差と考えられた．病理組織学的所見ではtub1のみであり，間質における血管密度の差を認めたことより，これが色調の差を反映していたと考えられた．

（高橋亜紀子）

# III章

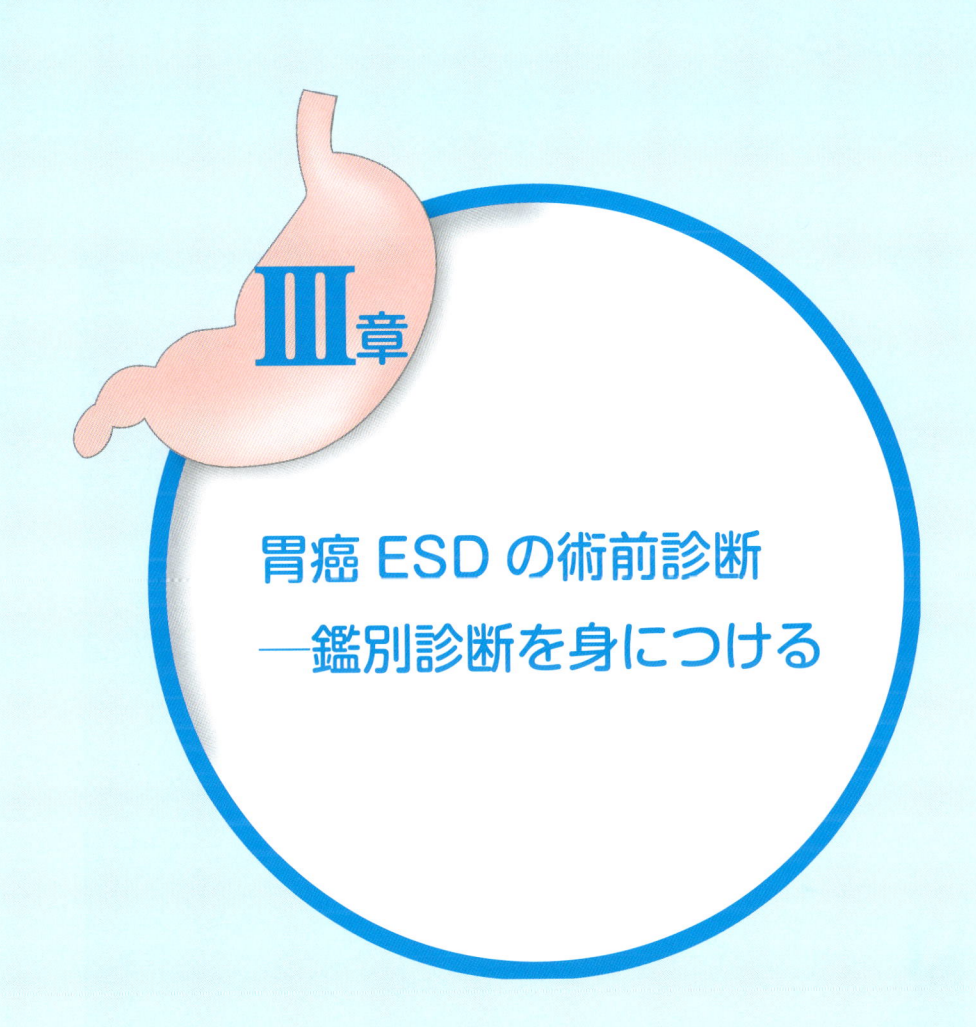

## 胃癌 ESD の術前診断
## ―鑑別診断を身につける

# Question 1

## 深達度は？

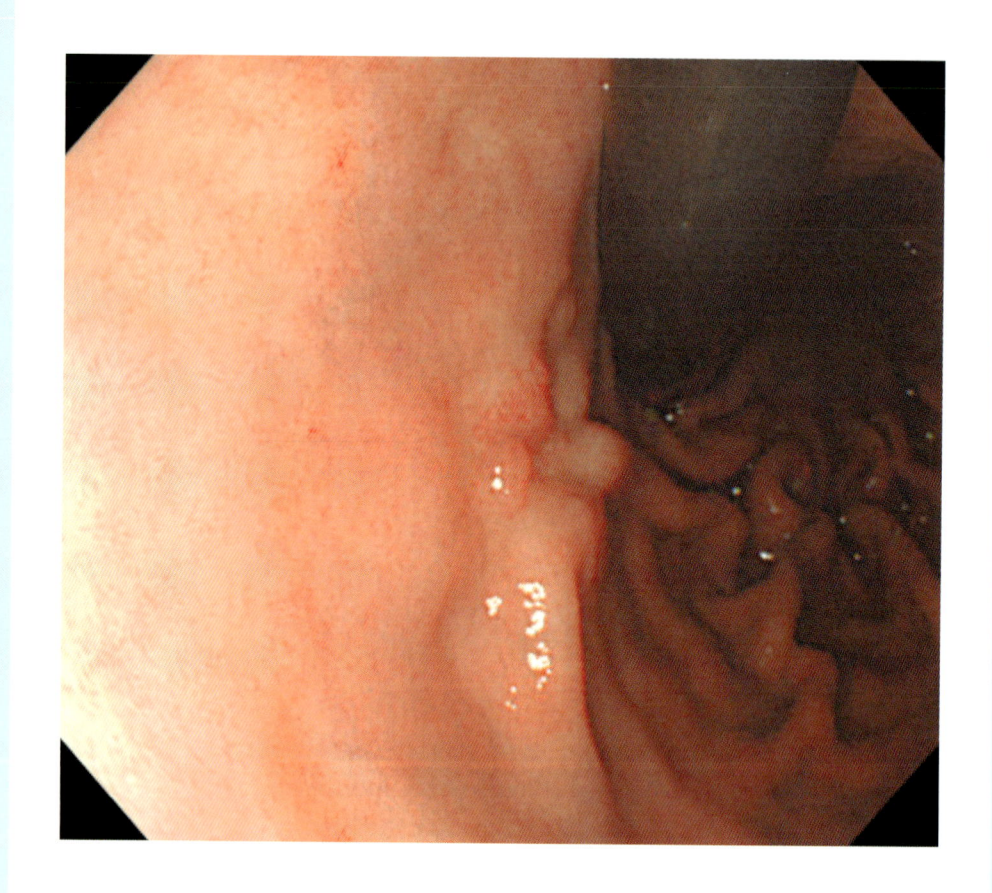

次のうちどれか？
① M，② SM，③ MP

## 6枚の写真から考えてみよう！

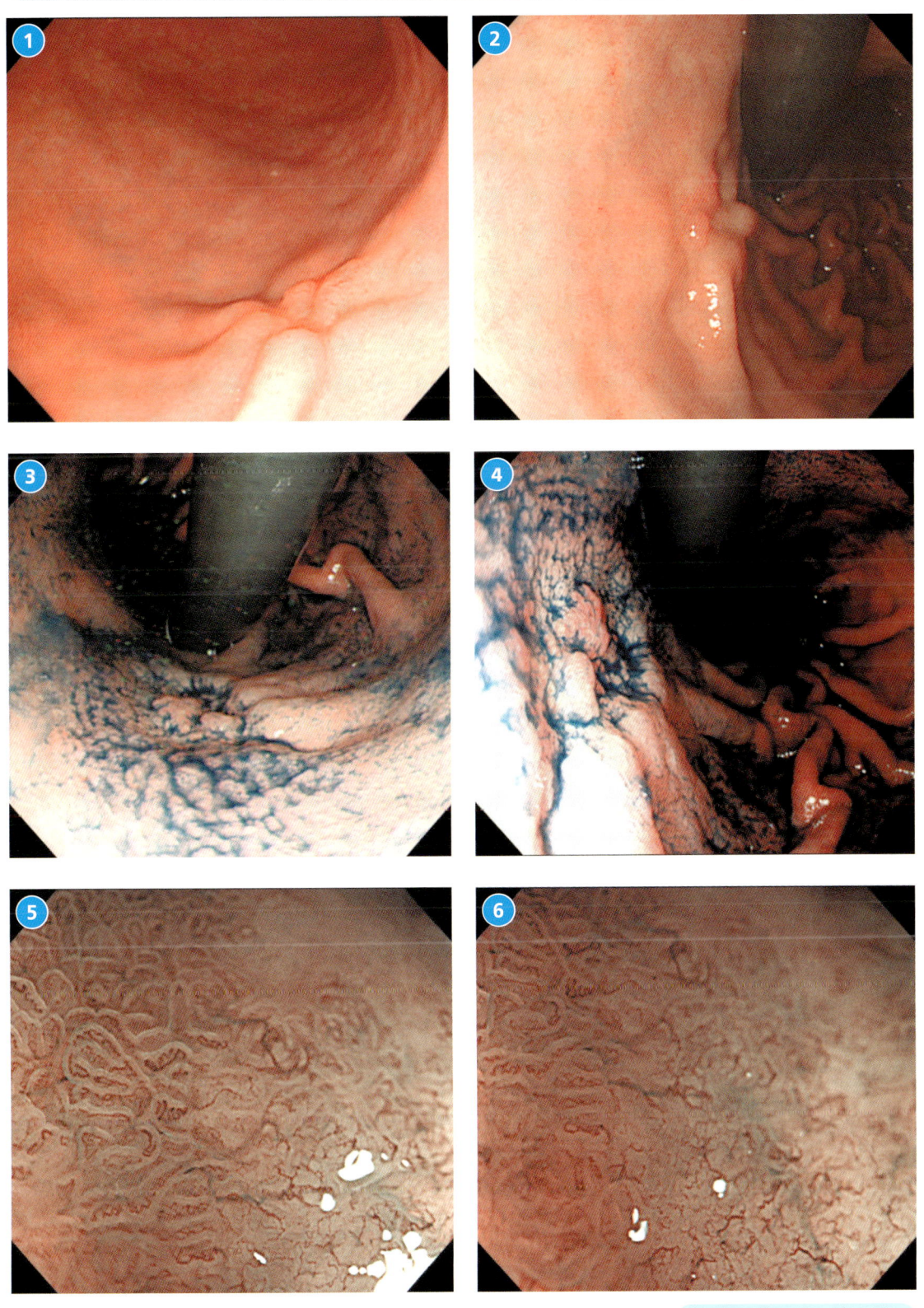

Question 1　深達度は？

## 6枚の写真の ここを確認しよう！

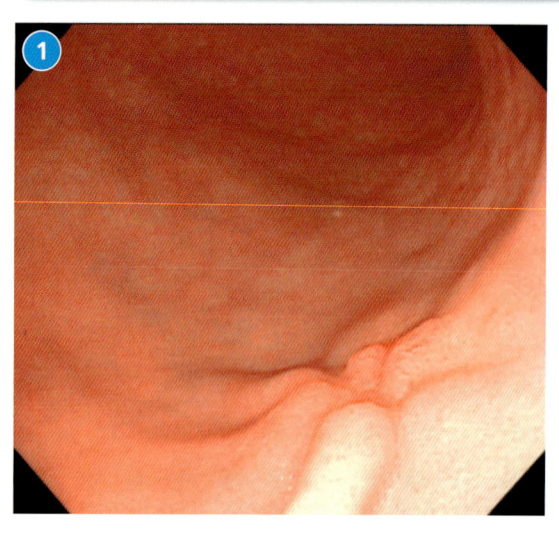

### 襞集中に注目しよう！

- 胃体上部大彎後壁側に襞集中を伴う，発赤調の陥凹性病変を認める．病変口側は陥凹境界を追うことが可能だが，肛門側は接線方向となり，よく見えない．また陥凹内部には小結節を認識できる．
- 襞集中は一点に向かう襞集中ではなく，陥凹局面に向かう集中であった．襞の先端は発赤部で中断していたが，襞の太まりや融合所見はなかった．

### 背景粘膜にも注目しよう！

- 周囲の粘膜には血管透見像を認めず，萎縮のない胃底腺粘膜と診断できる．

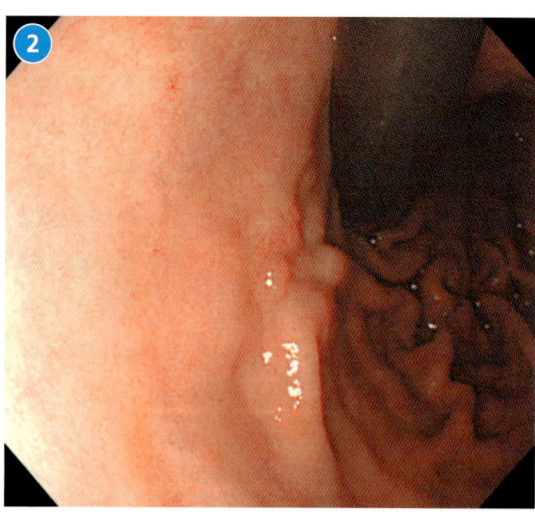

### 反転観察しよう！

- 見下ろし観察では観察不十分であった病変肛門側がよく観察できる．発赤領域は一部分であり，全体としては褪色調の陥凹性病変として認識できるが，その境界は不明瞭である．

### 陥凹内部に注目しよう！

- 陥凹内部には発赤調の2つの小結節を認める．

### どう解釈するか？

- 襞集中の原因は粘膜下層の線維化であり，線維化の原因は潰瘍または癌の粘膜下浸潤である．本例では粘膜下浸潤を示唆する襞の太まりや融合がないことから，潰瘍瘢痕による変化と考えた．

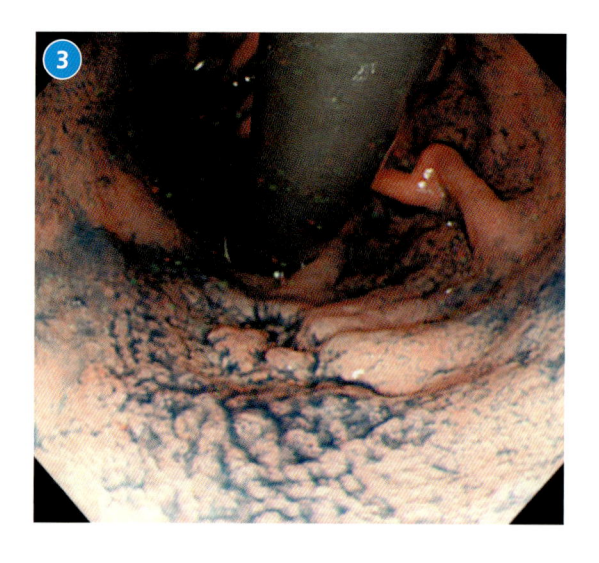

### 境界に注目しよう！

- インジゴカルミンを撒布すると陥凹境界は明瞭化し，通常観察の褪色陥凹領域とほぼ一致して，色素の不整な溜まりを認識できる．大彎の襞の途絶像も明瞭に認識できる．また陥凹内部の小結節の境界も，より明瞭化した．

### 空気量に注目しよう！

- 通常観察像と比較すると大彎の襞の状態から，より空気伸展された像であることが認識できる．病変部は比較的伸展良好であり深達度Mと診断した．

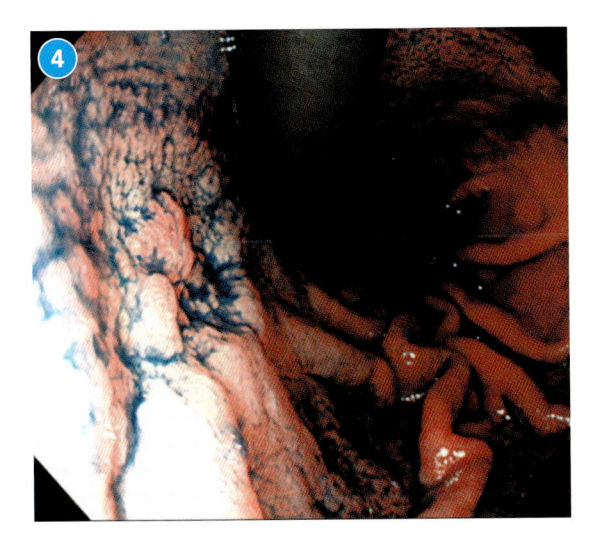

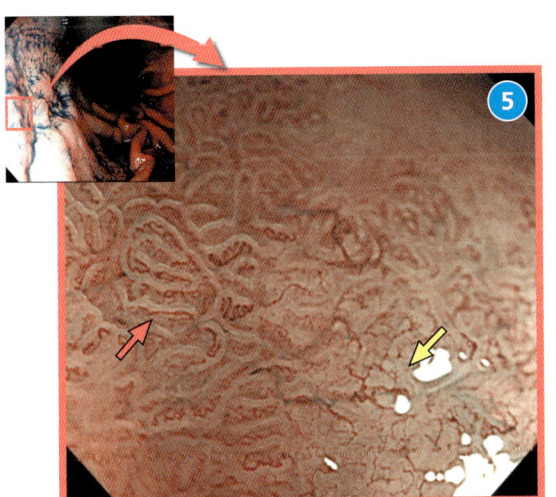

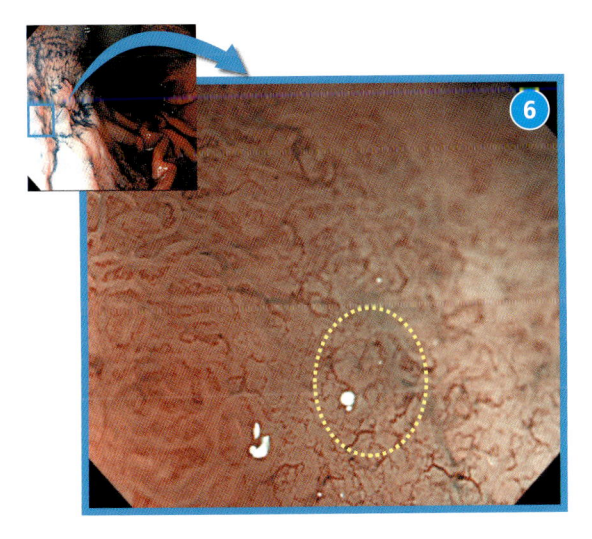

### 近接観察しよう！

- 陥凹内部は不整な細かい溝状の構造として認識可能で，その境界は明瞭である．大彎の襞の途絶像が明瞭に認識できるが襞の太まり，融合所見は認めない．

### 陥凹内部に注目しよう！

- 陥凹内部に 2 つの小結節を認める．結節の表面性状は平滑で，周囲の非癌部とはほぼ同じ高さである．粘膜が島状に取り残された形態を示しており，インゼルが疑われる．
- 以上より境界明瞭な褪色調主体の陥凹性病変であり，陥凹面にインゼルを伴い，空気伸展も良好のため，0-IIc 低分化腺癌（por），深達度 M の潰瘍瘢痕合併症例と診断した．

### NBI 拡大観察してみよう！

- 病変肛門側の NBI 拡大観察像を示す．
- ⇒で示す図の左側は規則正しい villi 様構造を認めるが，⇒で示す図の右側は表面構造の不明瞭化を認め，口径不同・走行不整を伴う血管構造を認識できる．
- 血管密度は疎だが，軽度の network を有し，中分化型腺癌（tub2）と診断できる．

### さらに血管構造を観察しよう！

- ほぼ同部位の NBI 拡大観察像だが，黄色点線で囲む領域の血管構造は口径不同・走行不整を伴い，やはり軽度の network を有しており，tub2 と診断できる．
- 以上より，約 15 mm 0-IIc tub2，深達度 M の潰瘍瘢痕合併症例，ESD 適応拡大病変と診断し，ESD を施行した．

Question 1 深達度は？

## 最終診断に向けて　切除標本と対比しよう！

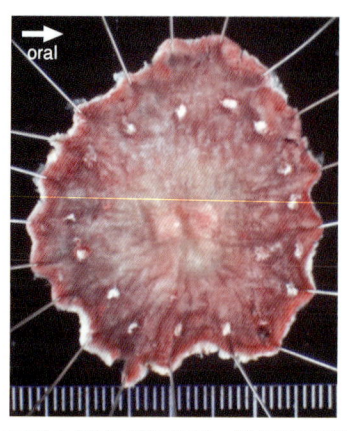

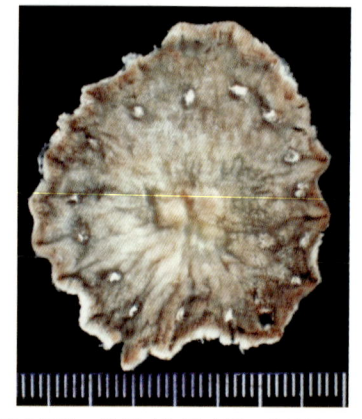

（**新鮮標本**：左図）右側が口側である．褪色調の陥凹性病変を認め，陥凹内に発赤調の小結節を2つ認める．
（**固定標本**：右図）固定すると病変の境界は明瞭化する．

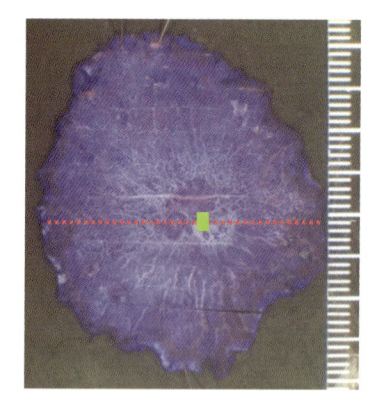

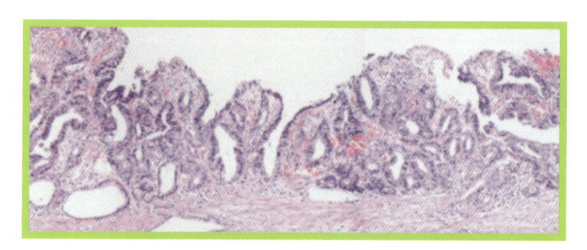

病変中央部の病理組織像（HE染色）である．粘膜筋板の肥厚と粘膜下層の強い線維化を認める．小型腺管を有する中分化型腺癌（tub2）と診断した．

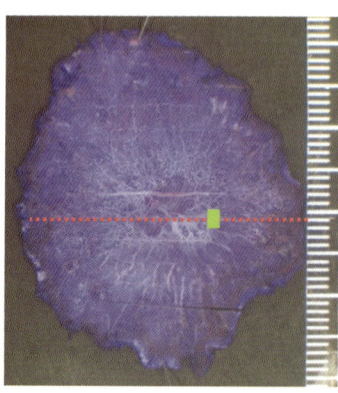

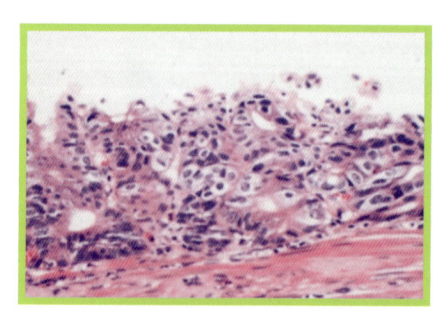

病変口側の病理組織像（HE染色）である．腺管構造を認めず低分化腺癌（por）と診断した．

### Conclusive Diagnosis

Gastric adenocarcinoma, tub2>tub1>por, T1（SM1）（150 μm, tub1）, ly0, v0, LM（−）, VM（−）, pType 0-IIc＋UL-s, 18×15 mm, U, post.

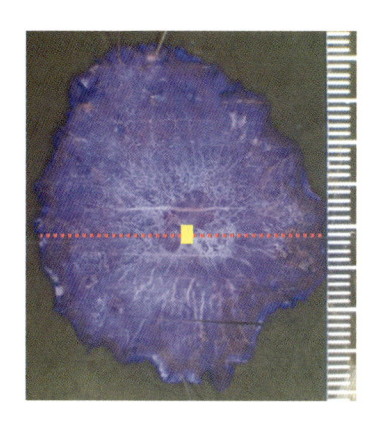

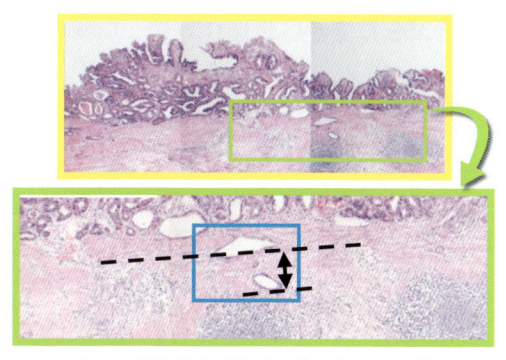

病変中央の病理組織像（HE染色）である．粘膜下層に微少な癌浸潤を認める．浸潤癌組織は腺管構造が保たれており高分化型腺癌（tub1），SM浸潤距離は粘膜筋板下端より150μmであった．

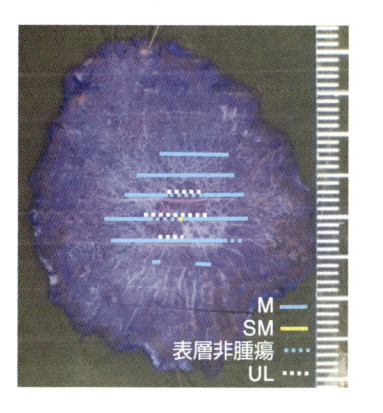

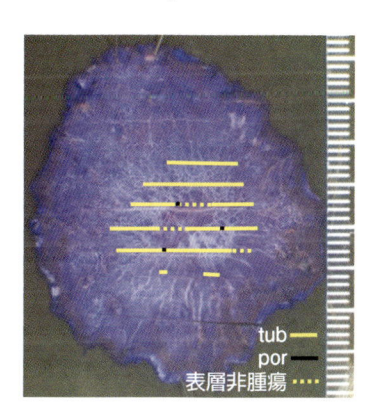

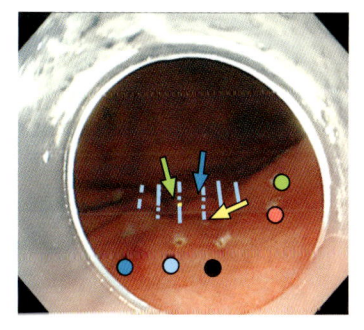

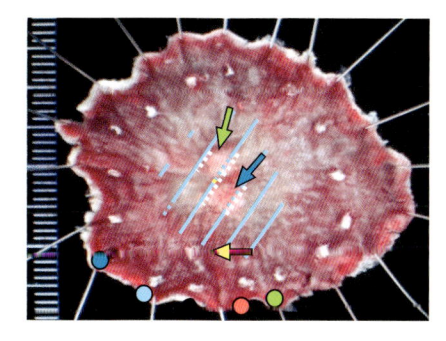

**まとめ**

胃体上部大彎後壁側の襞集中を伴う0-IIc病変であった．襞集中を伴う病変は深達度診断で苦慮する場合が多い．本症例の襞集中の原因は潰瘍瘢痕によるものではあったが，癌のSM微少浸潤も認めた．しかし，肉眼所見に反映されるほどのSM浸潤量ではなく，SM1の術前診断は困難であったと考えられる．

**Answer** 深達度は① M.

（岡本耕一）

Question 1　深達度は？

# Question 2

## 側方進展範囲はどこまでか？

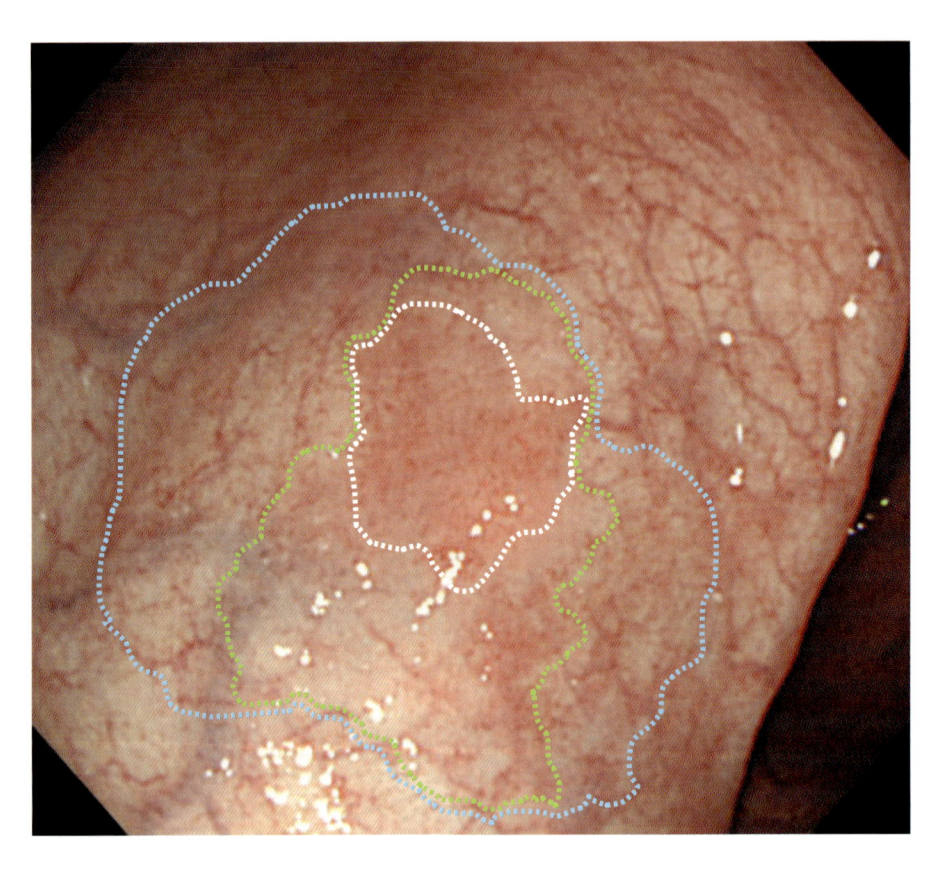

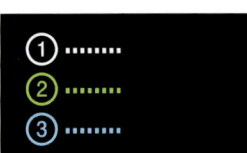

① ········
② ········
③ ········

## 6枚の写真から考えてみよう！

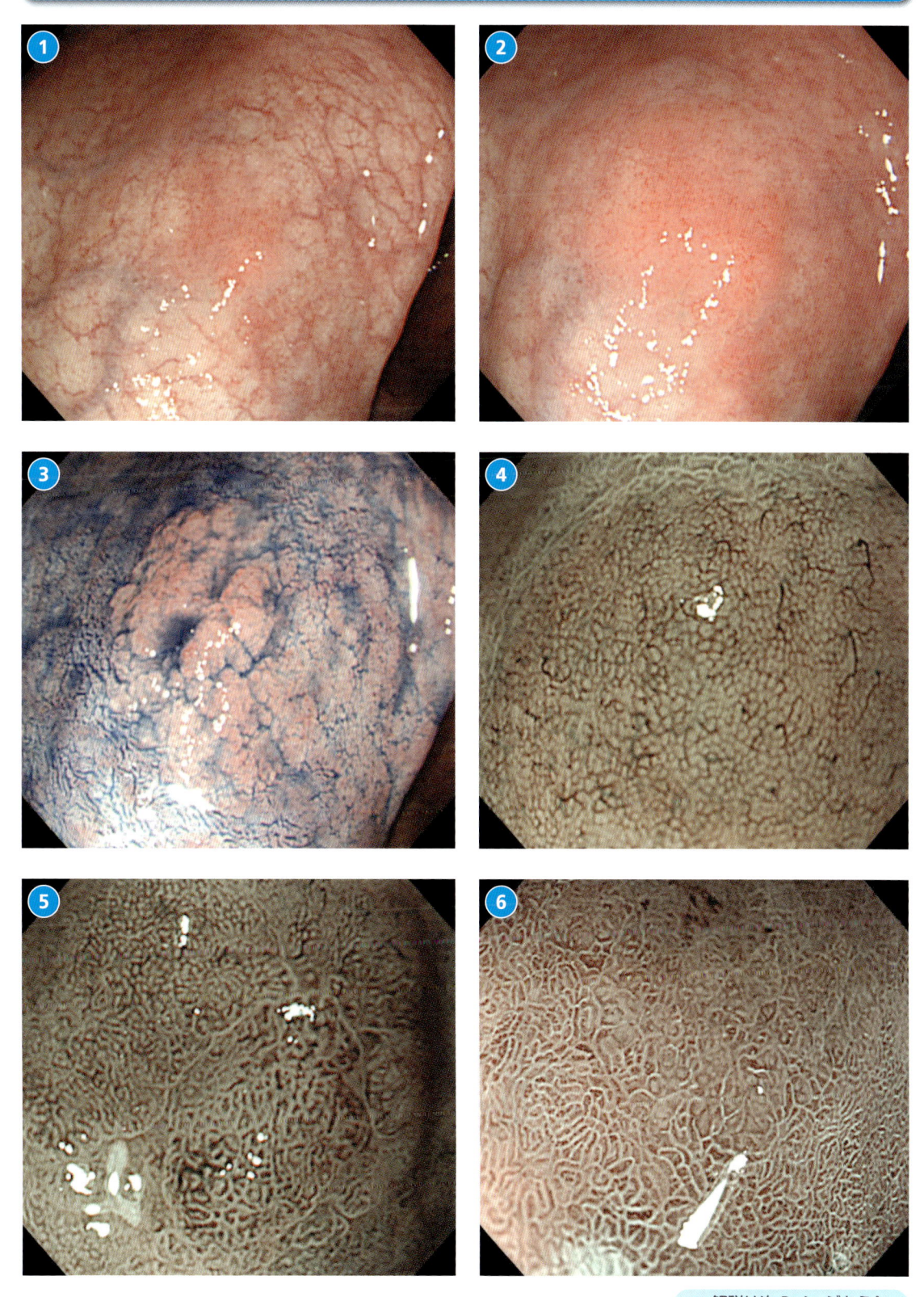

①

②

③

④

⑤

⑥

☞解説は次のページから！

Question 2　側方進展範囲はどこまでか？

## 6枚の写真の ここを確認しよう！

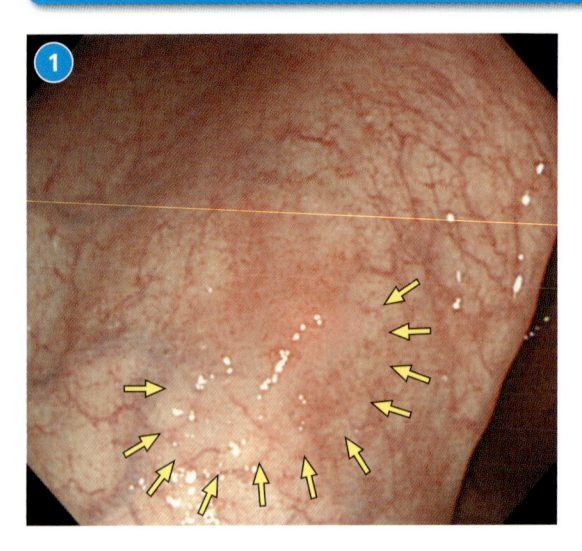

### 血管透見の消失している領域に注目しよう！

- 胃体下部小彎側に発赤調の隆起性病変があり，その境界は不明瞭である．
- よく観察すると，発赤領域の肛門側，前壁側にも ⇒ で示す褪色調と発赤調の血管透見不良領域を認識できるが，やはり境界不明瞭である．

### 背景粘膜にも注目しよう！

- 周囲の粘膜は血管透見が亢進しており，萎縮性胃炎と診断できる．

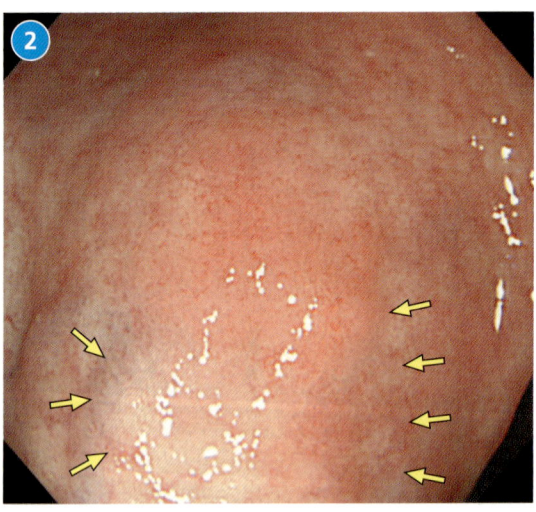

### 近接観察しよう！

- 内部の色調は比較的均一な発赤であり，点状の発赤が散在している．
- また発赤領域の肛門側，前壁側にも ⇒ で示す褪色調と発赤調の血管透見不良領域を認識できるが，やはり境界不明瞭である．

### キャッチライトに注目しよう！

- 境界不明瞭な発赤領域から前壁側にかけてキャッチライトを認め，凹凸不整な粘膜が推測可能である．

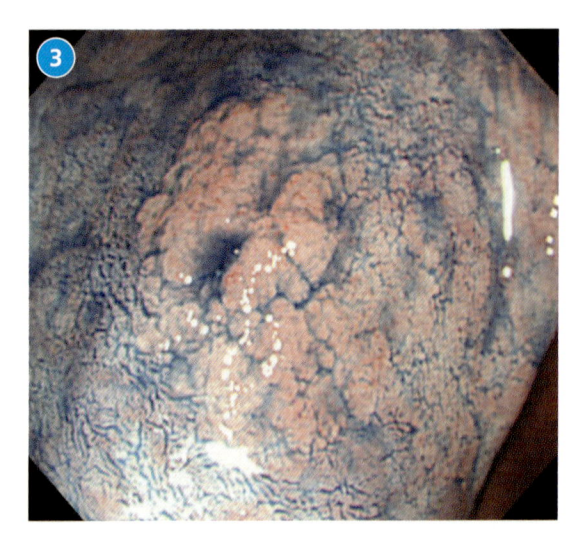

### 表面構造に注目しよう！

- インジゴカルミンを撒布すると，血管透見不良領域は色素をはじき，粗大な大小不同のアレア様の模様として認識できる．色素撒布により境界は明瞭化したが，病変肛門側はやはり境界不明瞭である．
- 通常観察，インジゴカルミン撒布により，比較的境界明瞭な発赤調主体の隆起性病変であり，0-IIa，高分化型腺癌(tub1)，深達度Mと診断するが，病変の側方進展範囲(①か②)は診断困難である．

### 次にどうするか？

- 同部をさらに詳細に検討するためにNBI拡大観察を行った．

### 表面構造に注目しよう！

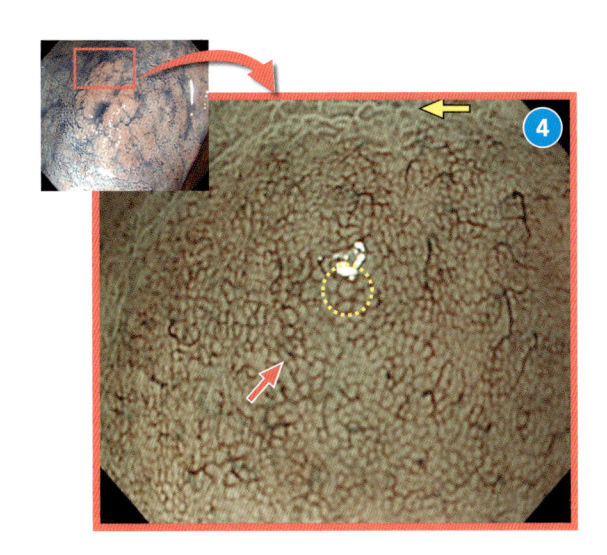

- 病変口側の NBI 拡大内視鏡像を示す．
- ⇨ で示す図の上端には規則正しい pit と villi 様構造を認めるが，⇨ で示す図の中央は密に pit 構造を認め，血管の network も有する．両者の境界は明瞭であり，tub1 と診断できる．

### pit 様構造に注目しよう！

- pit 様構造は茶色のサークルで囲まれる白色の領域で構成されているが，よく観察すると白色の領域内に黒点を認め，本来の pit 像を観察することが可能である（黄丸点線）．

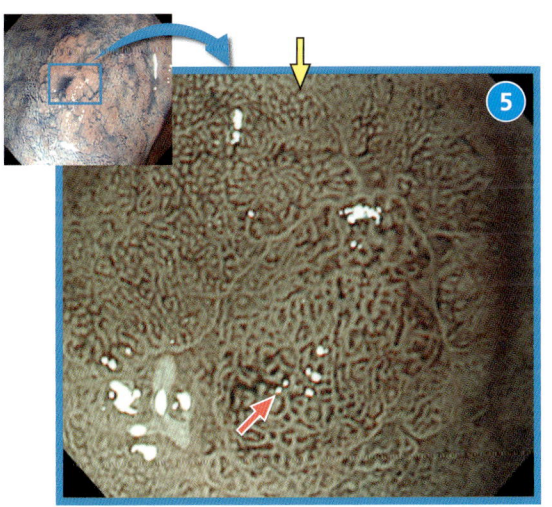

### 今度は病変中央に注目しよう！

- 病変中央の NBI 拡大内視鏡像である．
- ⇨ で示す図の上側は密に pit 様構造を認めるが，⇨ で示す図中央～下側に移行するにつれ，villi 様構造が主体となっている．
- また villi 様構造に大小不同を認め，密度も高く，tub1 と診断できる．

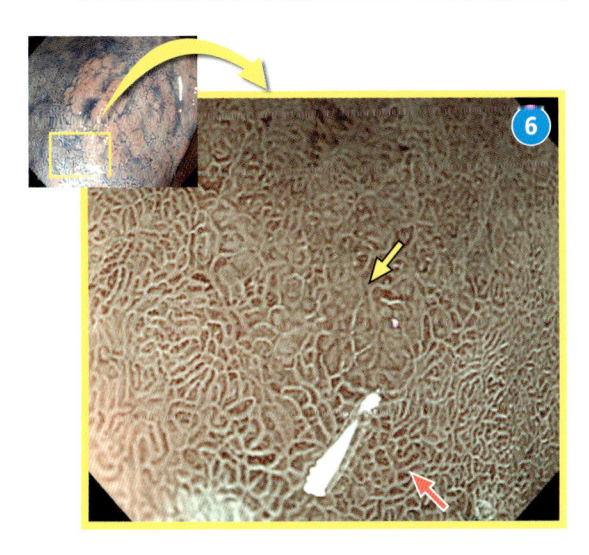

### 今度は病変肛門，前壁側に注目しよう！

- 病変肛門，前壁側の NBI 拡大内視鏡像である．
- ⇨ で示す図の下側は規則正しい villi 様構造を認める．しかし，⇨ で示す図の中央～上側は一つ一つの villi 様構造の輪郭も不明瞭となっており癌と診断した．
- 以上より NBI 拡大内視鏡では，肛門側の進展範囲診断を②と診断した．

Question 2　側方進展範囲はどこまでか？

### 最終診断に向けて　切除標本と対比しよう！

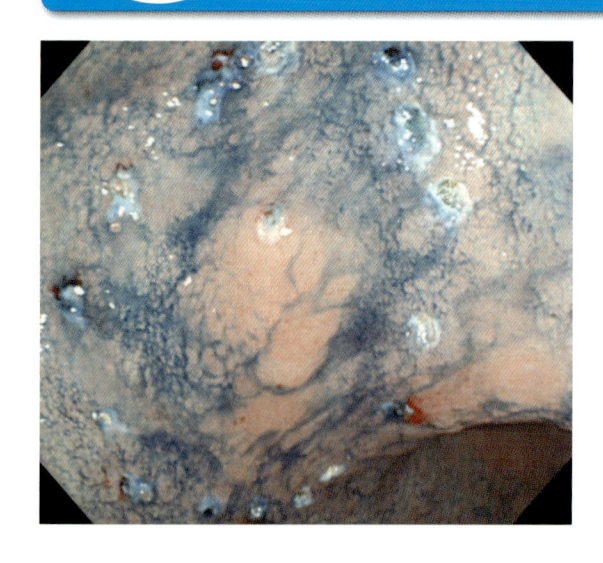

#### マーキングをしよう！

- NBI 拡大観察にて診断した側方進展範囲の外側にマーキングを施行した．左図は全周マーキング終了後の内視鏡像である．
- NBI 拡大内視鏡で診断した癌の範囲はインジゴカルミン撒布にて，色素をはじいた領域とほぼ一致していた．

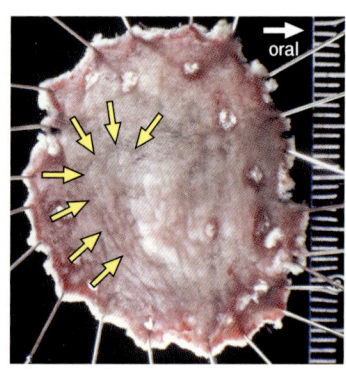

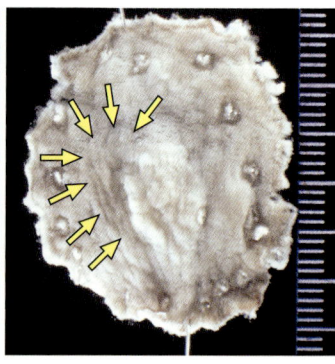

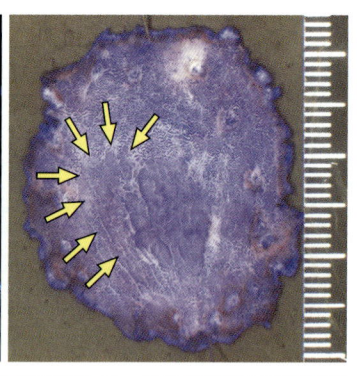

(**新鮮標本**：左図) 右側が口側である．中央に褪色と発赤が混在した隆起性病変を認める．その肛門側に境界不明瞭だが褪色と発赤が混在した領域を認識できる（⇨）．
(**固定標本**：中央図) 固定すると⇨で示す部位の境界は，より明瞭化する．
(**ピオクタニン染色標本**：右図) ピオクタニン染色を行うと，より表面構造を明瞭に認識することが可能である．

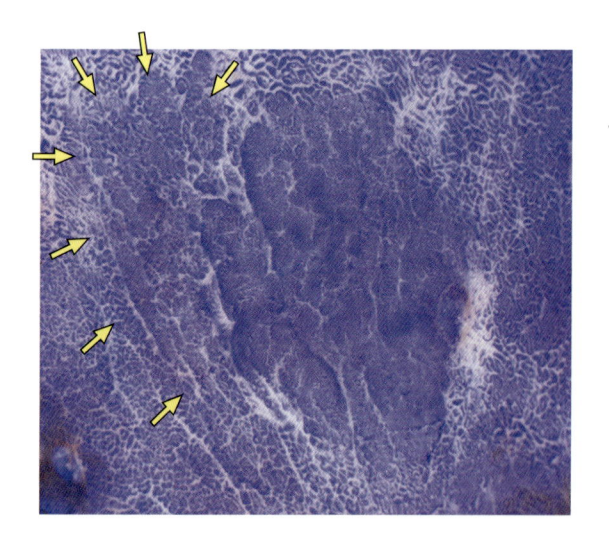

#### ピオクタニン染色標本（強拡大像）は NBI 像に類似する！

- 病変部周辺は規則正しい villi 様構造を認めるが，⇨の領域は一つ一つの villi 様構造の輪郭が不明瞭となり，互いに融合している．
- NBI 拡大観察像と同様の所見を認識することが可能である．

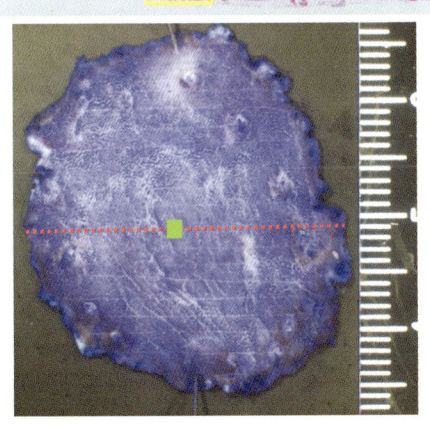

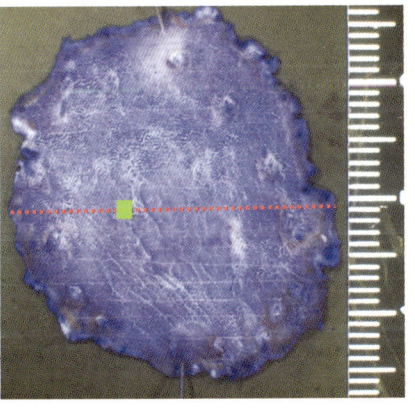

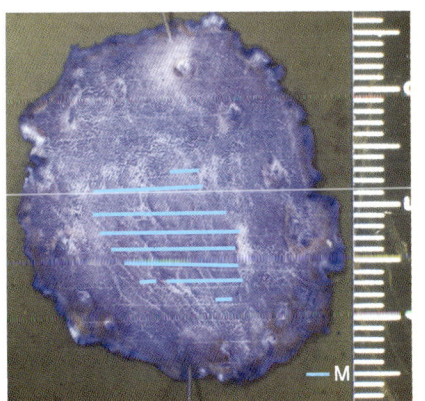

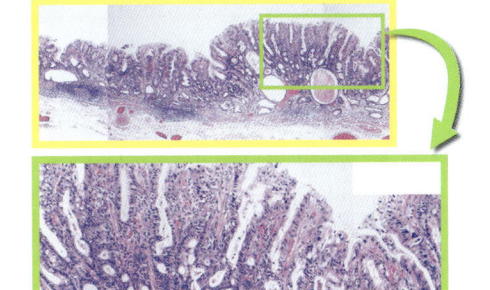

病変中央部の病理組織像(HE染色)である．核の腫大，偽重層を認めるが，腺管構造は保たれており，tub1と診断した．

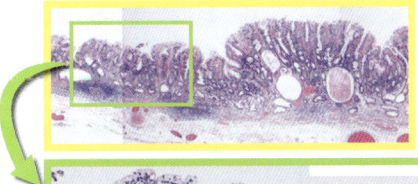

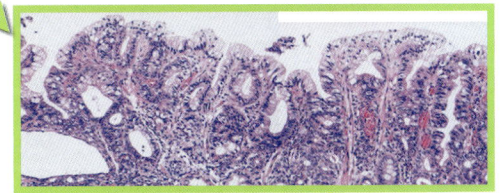

病変肛門側の病理組織像(HE染色)である．核の腫大，偽重層を認めるが，腺管構造は保たれており，tub1と診断した．

### Conclusive Diagnosis

Gastric adenocarcinoma, tub1>tub2, T1(M), ly0, v0, LM(−), vM(−), pType 0-IIa, 15×9 mm, M, Ant.

**まとめ** 胃体下部小彎側の発赤と褪色の混在した境界不明瞭な0-IIa病変であった．通常観察，インジゴカルミン撒布像でも病変肛門，前壁側は境界不明瞭であった．NBI拡大観察像では境界は明瞭化し，病変肛門，前壁側はvilli様構造の融合所見として認識され，高分化型腺癌(tub1)と診断することが可能であった．

**Answer** 側方進展範囲は②まで．

（岡本耕一）

Question 2　側方進展範囲はどこまでか？

# Question 3

## 組織型は？

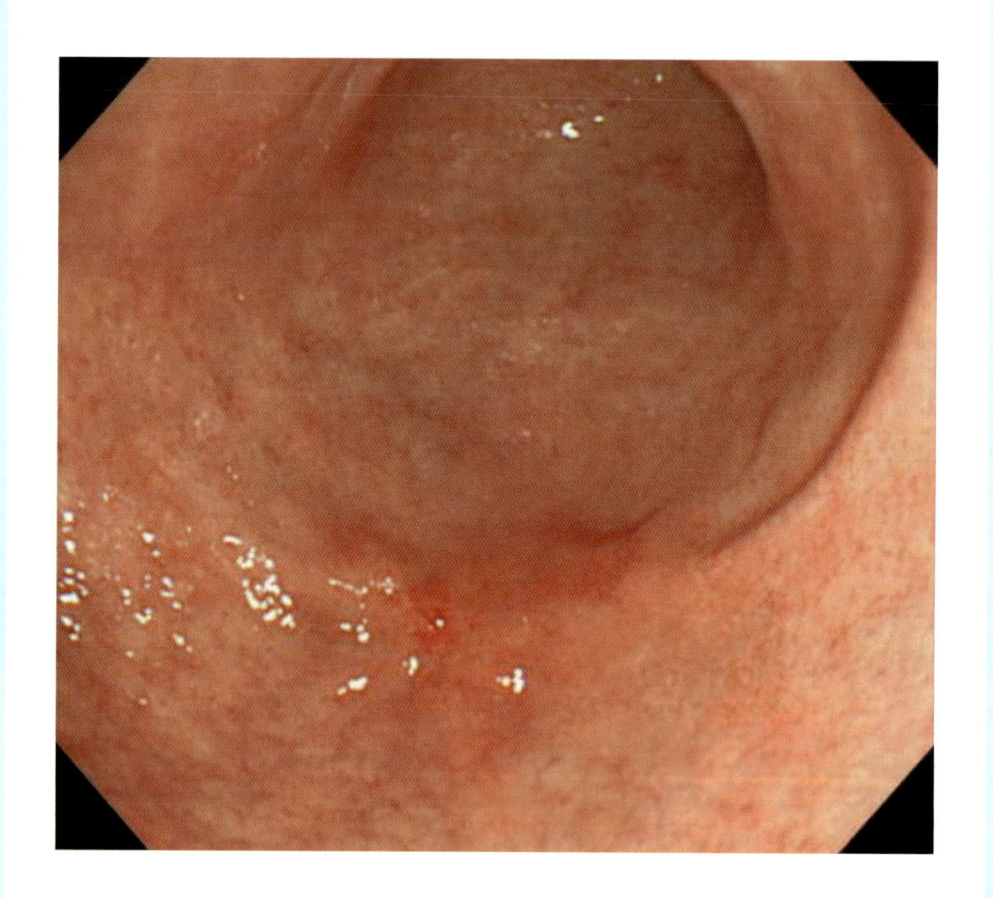

次のうちどれか？
①高分化型腺癌(tub1)
②中分化型腺癌(tub2)
③低分化腺癌(por)

## 6枚の写真から考えてみよう！

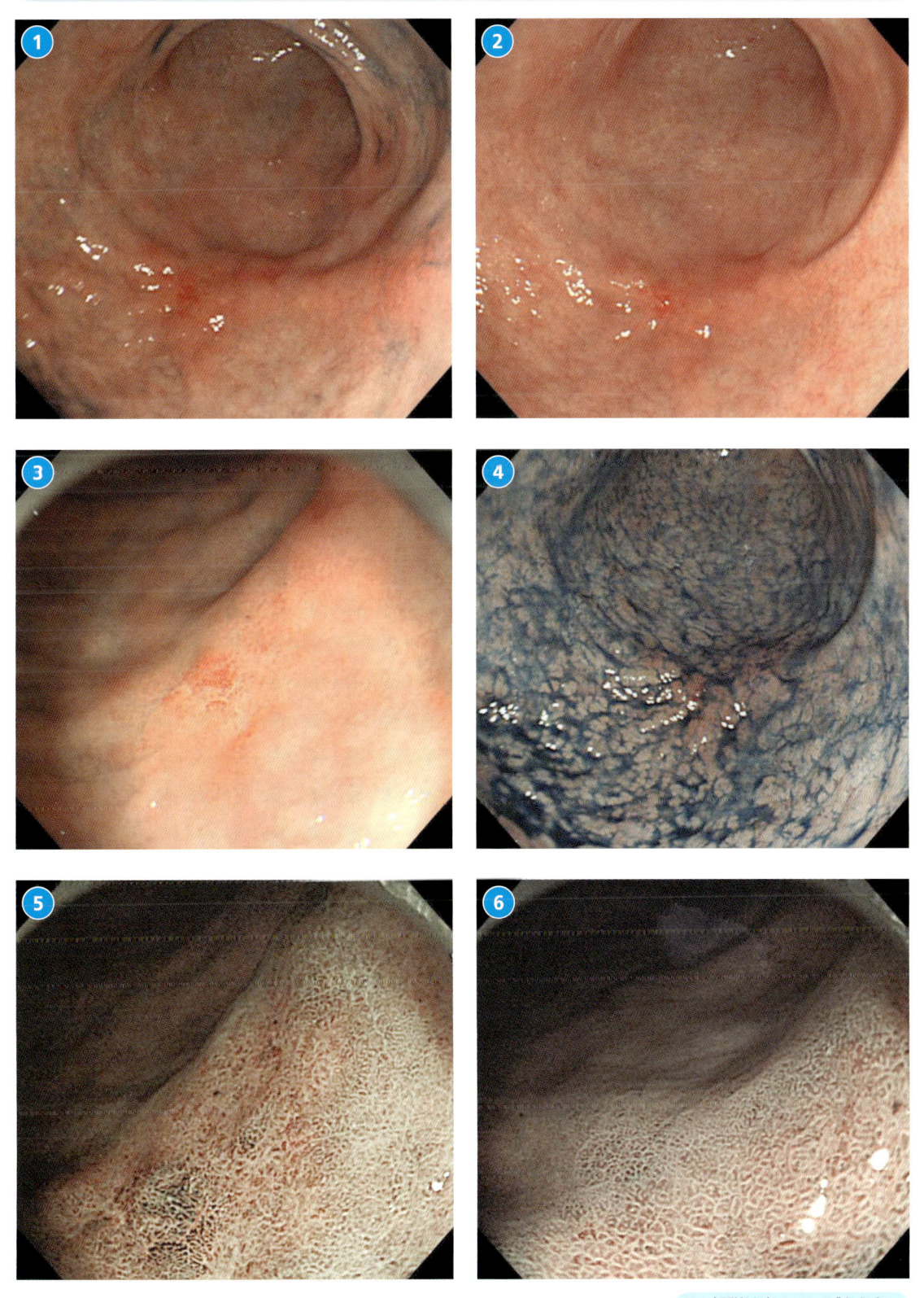

Question 3　組織型は？

## 6枚の写真の ここを確認しよう！

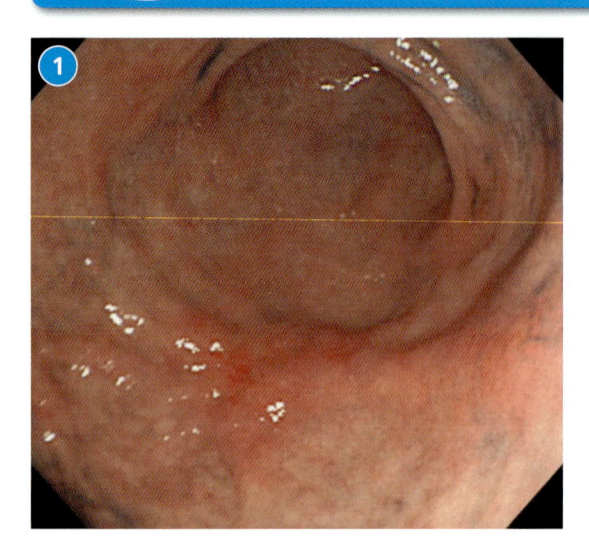

### ① 発赤に注目しよう！

- 胃前庭部大彎に淡い発赤陥凹性病変を認めるが，その境界は不明瞭であった．
- 空気少量では発赤部分にやや厚みがあるように観察できた．

### 粘膜集中の有無は？

- 淡い発赤隆起に向かって襞集中を認めるが，襞の先端の太まりや融合は認めなかった．
- そのため潰瘍瘢痕合併例と判断した．

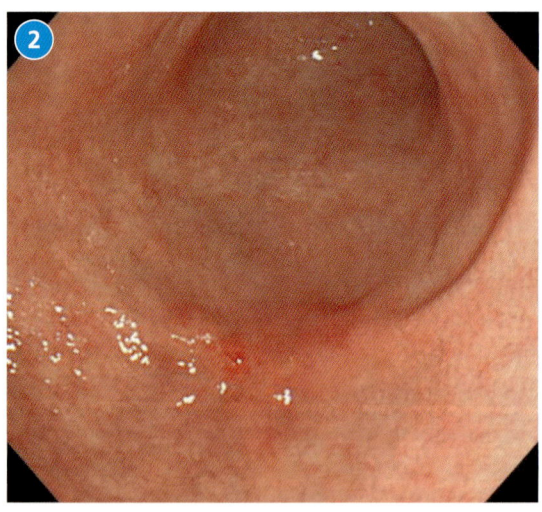

### ② 空気量を多量にしてみよう！

- 空気量を多量にすると，背景粘膜は発赤と褪色が混在したまだら様発赤を呈し，萎縮性胃炎であると診断できた．
- 空気多量では病変には厚みがなく，浅い発赤陥凹性病変と考えた．
- 淡い発赤中央には赤みの強い小隆起を認め，この発赤に向かって周囲から粘膜集中を認めた．

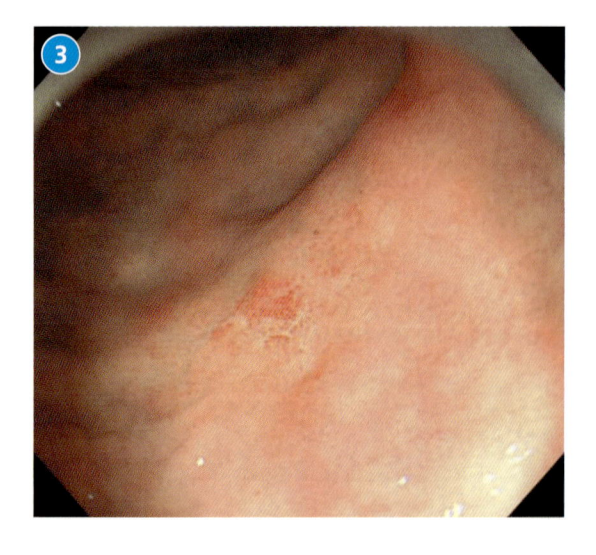

### ③ 近接してみよう！

- 病変に近接すると，淡い発赤として認識していた病変の色調が均一でなく，発赤と褪色が混在していた．
- 病変の境界も不明瞭であることから低分化腺癌を鑑別しないといけない．それにはNBI拡大内視鏡観察が有用である．

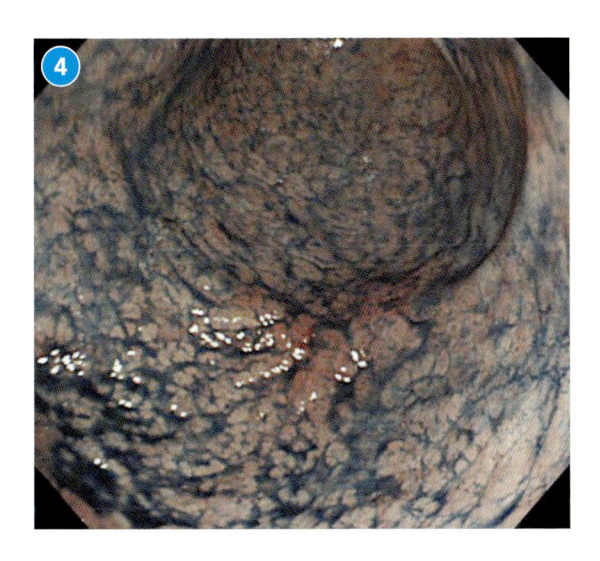

### インジゴカルミンを撒布してみよう！

- インジゴカルミンを撒布したが，周囲のアレア模様と異なり，粗大で不整なアレアを呈する領域を認めた．
- しかし境界は不明瞭であり，また襞は一点に集中していた．

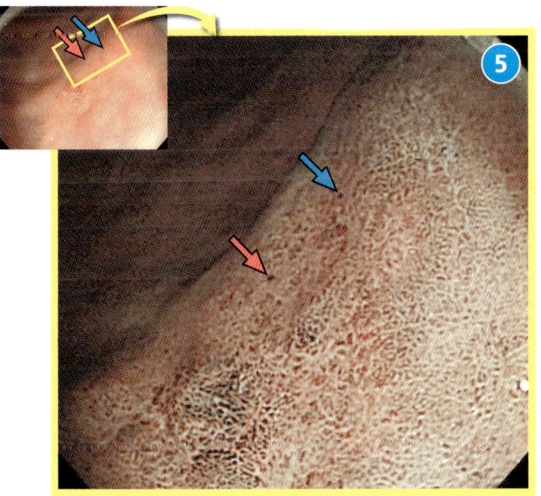

### NBI 拡大観察を行おう！①

- 背景の粘膜は villi と pit が混在するが整っていた．病変内の ➡，➡ がそれぞれ対応した．
- 通常内視鏡観察では低分化腺癌との鑑別を要したが，病変内の NBI 拡大観察を行うと，褪色部分にも大小不同の villi 様構造を認め，分化型腺癌と判断することができた．

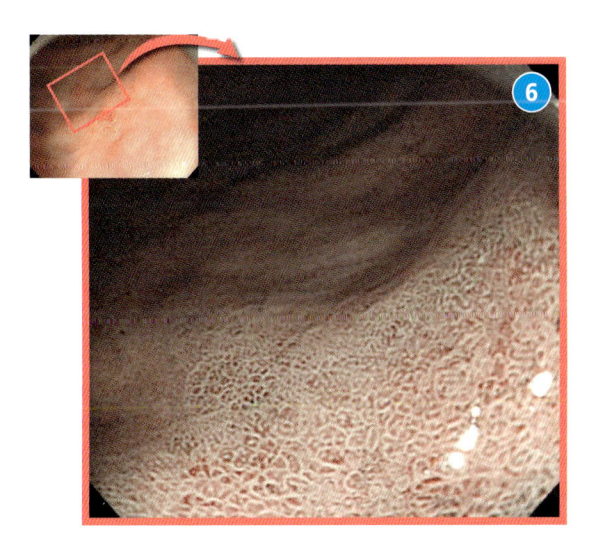

### NBI 拡大観察を行おう！②

- 病変肛門側の観察である．
- 背景粘膜は細かい villi であったが，病変内は大小不同の villi と不整な pit が混在しており，境界を認識することが可能であった．

Question 3　組織型は？

## 最終診断に向けて 切除標本と対比しよう！

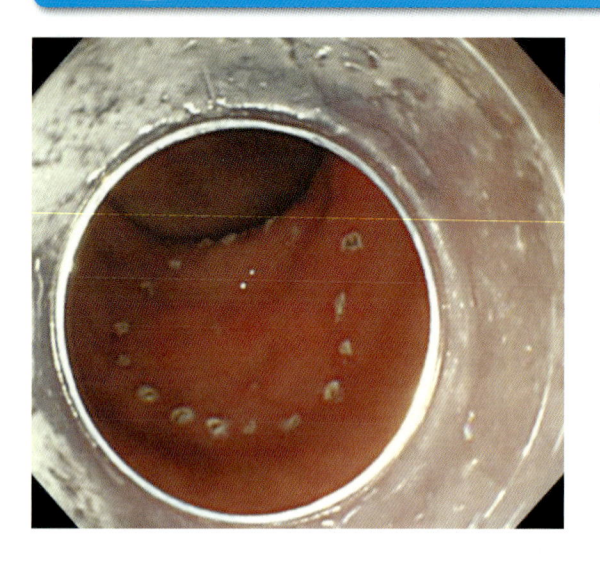

### マーキングをしよう！
- NBI拡大観察下に，病変の周囲3mm外側に，フックナイフ背側を用いて全周にマーキングをつけた．

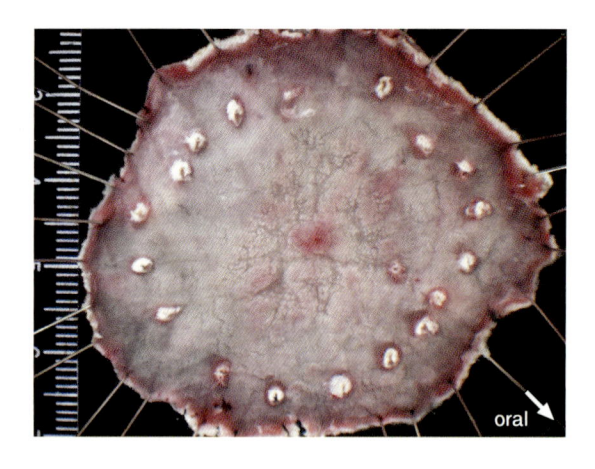

### 色調と表面構造に注目しよう！
- 新鮮切除標本である．
- 切除標本中心には浅い陥凹性病変があり，その内部に平坦な発赤隆起が多発していた．また陥凹の中心には発赤した小顆粒を認めた．
- 発赤小顆粒が内視鏡像で粘膜集中に見えた部分であるが，新鮮切除標本では粘膜集中ははっきりしなかった．

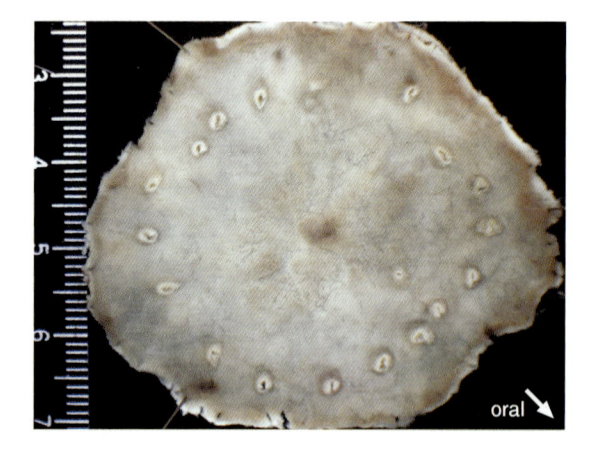

### 固定標本で表面構造をさらに確認しよう！
- ホルマリン固定後の切除標本である．
- ホルマリン固定後でも境界は不明瞭な病変であるといえる．

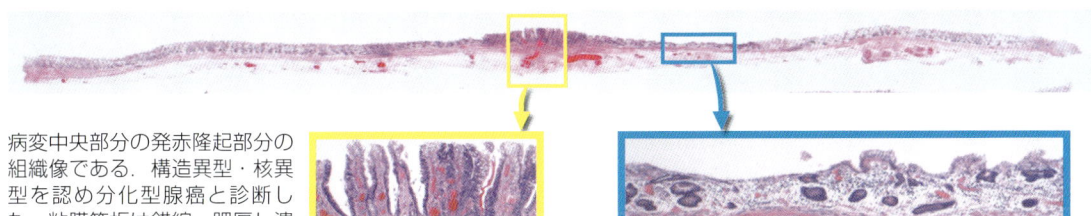

病変中央部分の発赤隆起部分の組織像である．構造異型・核異型を認め分化型腺癌と診断した．粘膜筋板は錯綜・肥厚し潰瘍瘢痕合併（UL-IIs）と診断したが，SM 浸潤は認めなかった．

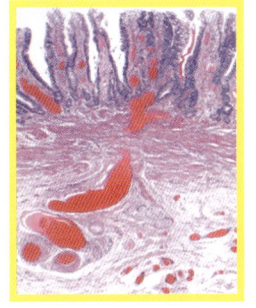

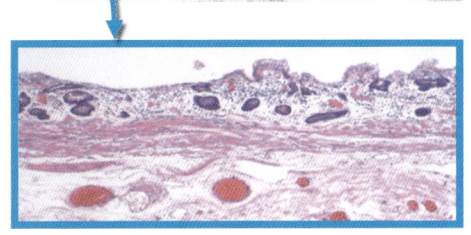

通常内視鏡で褪色陥凹に観察された部分の組織像である．腺管密度は低いものの，構造異型・核異型を認め分化型腺癌であった．

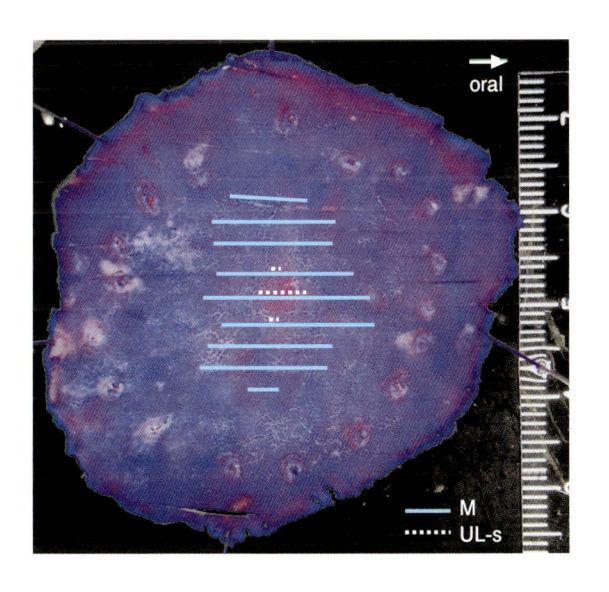

### Conclusive Diagnosis

Gastric adenocarcinoma,
tub1, T1 (M), ly0, v0, UL-IIs,
LM (−), VM (−), pType 0-IIc + IIa,
22 × 18 mm, L, Gre.

### まとめ

通常観察では色調が均一でなく境界不明瞭であったため，低分化腺癌との鑑別を要する．しかし，NBI 拡大観察で病変部分に不整な villi 構造を認め境界も認識可能であり，高分化型腺癌（tub1）と診断可能である．通常内視鏡で病変の境界が不明瞭であった理由としては，平坦な病変であったことが考えられた．また拡大内視鏡でも境界を認識しづらかったのは，背景粘膜も病変部分も villi 様構造であったためと考えた．また，組織学的にも腫瘍・非腫瘍の段差がほとんどなく境界が不明瞭であった．

分化型腺癌＋潰瘍瘢痕合併，深達度 M，22 mm であることから ESD 適応拡大病変である．よって治療としては，まず ESD を行った症例であった．

**Answer**　組織型は①高分化型腺癌（tub1）．

（北村陽子）

# Question 4

## 潰瘍合併胃癌．潰瘍の深さは？

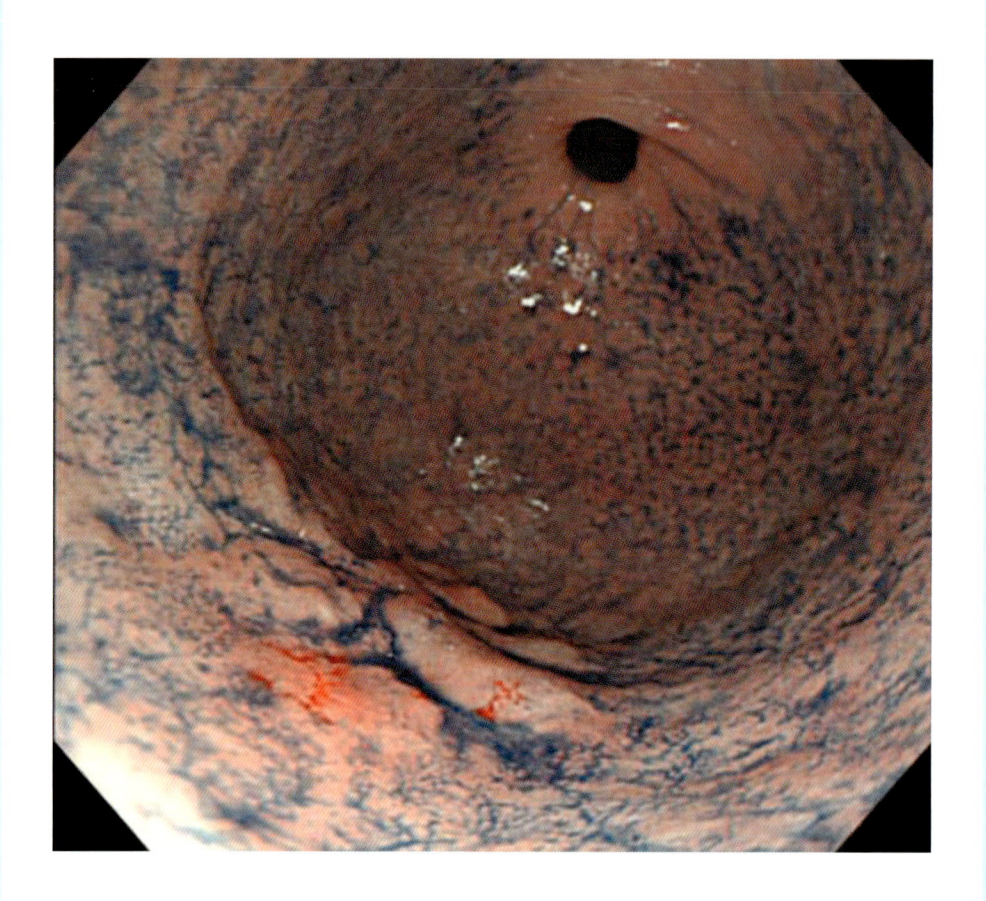

次のうちどれか？
① UL-Ⅰs
② UL-Ⅱs
③ UL-Ⅲs
④ UL-Ⅳs

## 6枚の写真から考えてみよう！

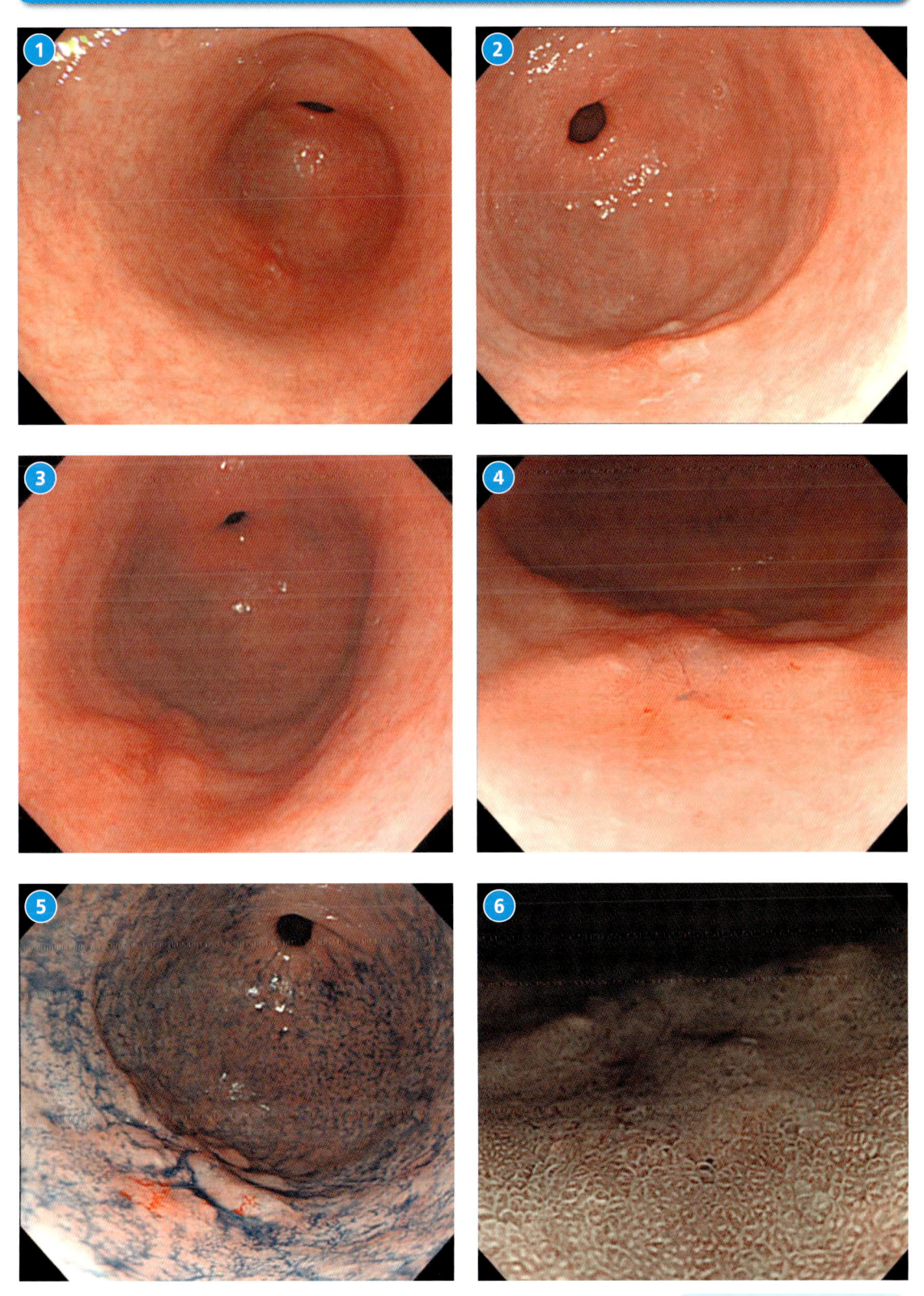

Question 4 潰瘍合併胃癌．潰瘍の深さは？

## 6枚の写真の ここを確認しよう！

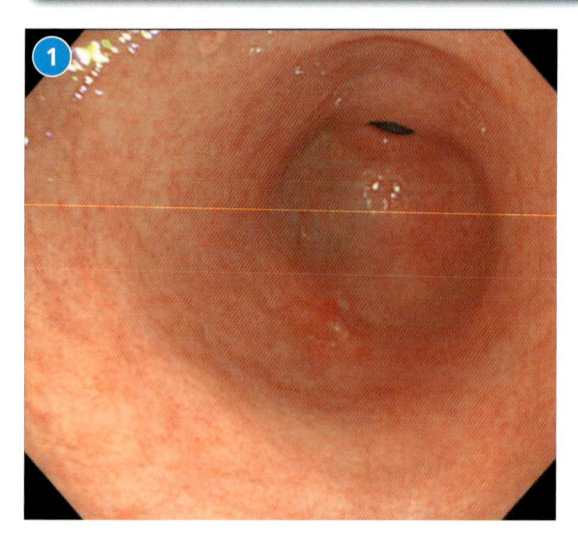

### ① わずかな発赤に注目しよう！

- 空気を多量にして観察した内視鏡像である．
- 背景胃粘膜は発赤と褪色が混在したまだら発赤であり，萎縮性胃炎と診断した．
- 胃前庭部大彎にわずかな発赤隆起を認めたが，境界は不明瞭であった．高低差のわずかな病変の場合は空気多量で病変を伸展させてしまうと境界不明瞭となる．そのため，次のステップとしては，近接しての観察や空気を減じての観察が必要になる．

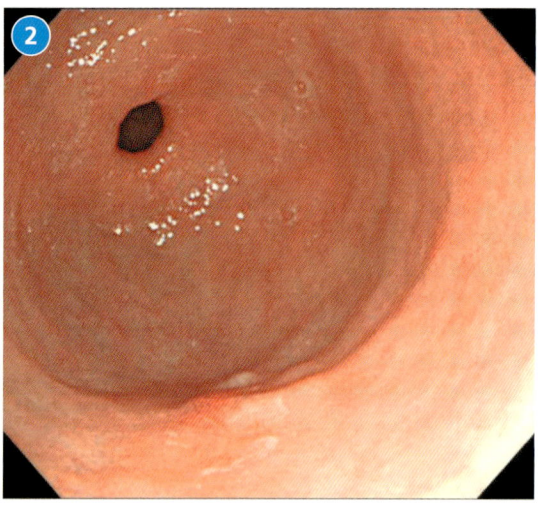

### ② 近接観察しよう！

- 境界不明瞭な発赤を認め，発赤に向かって smooth な粘膜集中を認めた．
- 癌の粘膜下層浸潤を示唆する襞の太まりや融合がないことから，潰瘍瘢痕合併による変化と判断した．

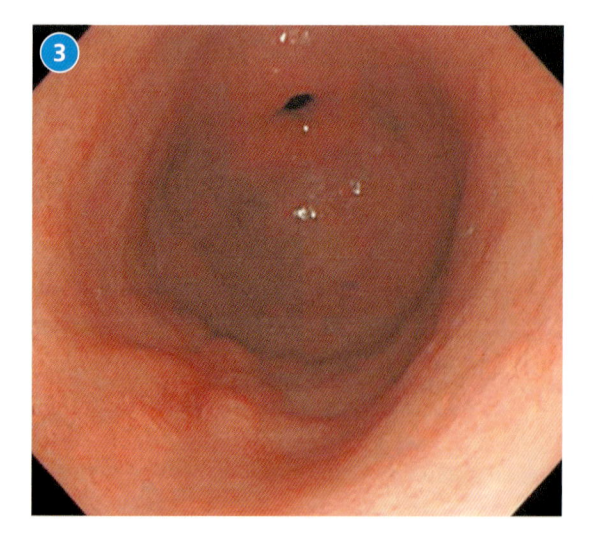

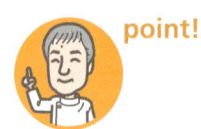

**point!**

### ③ 空気量を減じてみよう！

- 空気量を減じると，一点に向かう粘膜集中を認める．
- 粘膜集中部分を中心にして淡い発赤を認めたが，通常観察では境界不明瞭であった．
- 粘膜集中は一点に向かっていることより，潰瘍の深さは UL-Ⅱs と判断した．

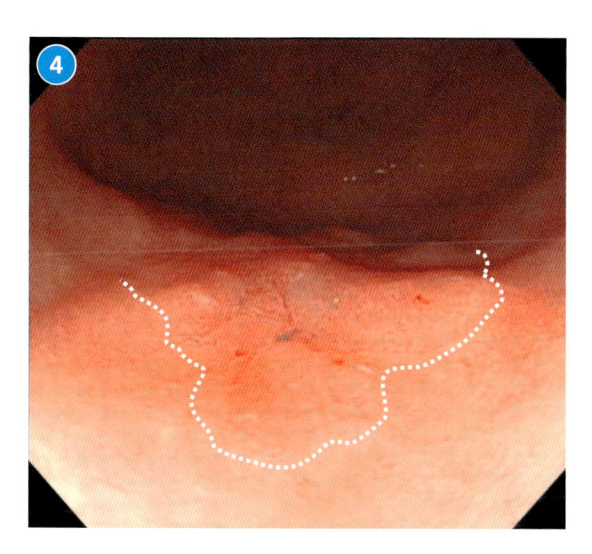

### 表面構造の差に注目しよう！

- 表面構造に注目すると，白色点線の外側は平坦であるが，病変内と判断した白色点線内側はわずかではあるが凹凸不整な粘膜を呈した．

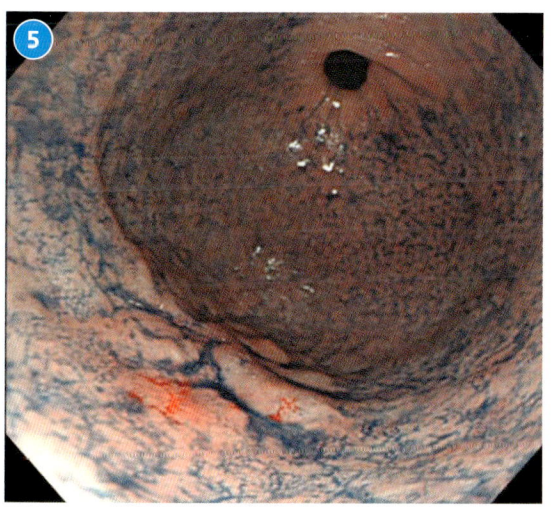

### 表面構造をよく見るためにインジゴカルミンを撒布してみよう！

- インジゴカルミンを撒布すると，背景粘膜にはインジゴカルミンが溜まる細かい溝が観察された．
- 粘膜集中の溝に溜まったインジゴカルミンは，smoothに一点に集中していた．
- 病変はインジゴカルミンをはじく隆起性病変として認識され，おおむね境界を認識できた．

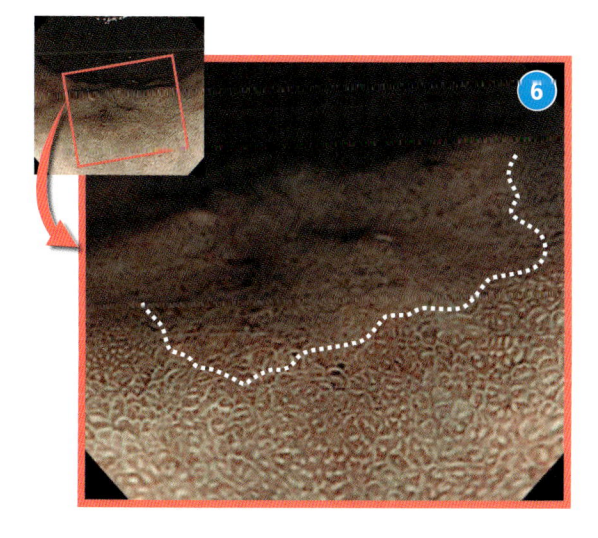

### NBI拡大観察をしよう！

- 病変口側の境界を中拡大観察した．
- 背景粘膜は円形で形の整ったpit様構造と不整のないvilli様構造が混在していた．しかし点線を境界にして，肛門側には不整なpitとvilli様構造がみられた．

Question 4　潰瘍合併胃癌．潰瘍の深さは？

> **最終診断に向けて** 切除標本と対比しよう！

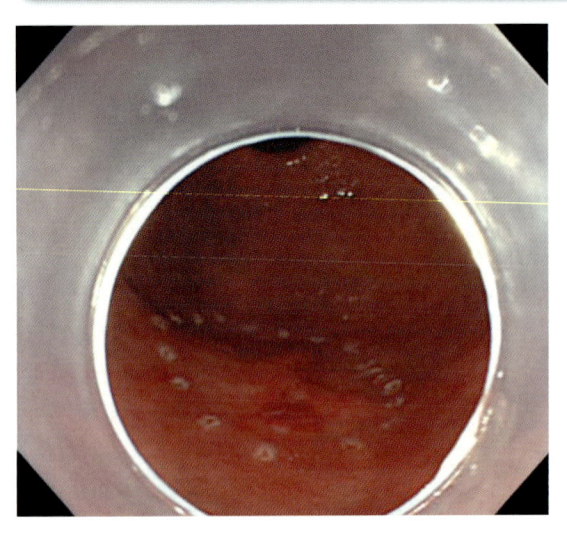

### マーキングをしよう！

- NBI拡大観察下に診断した側方進展範囲の外側3 mmにマーキングを行った．全周マーキング施行後の内視鏡像である．
- 通常内視鏡では境界の認識が困難な病変でも，NBI観察下では，全周のマーキングが可能であった．

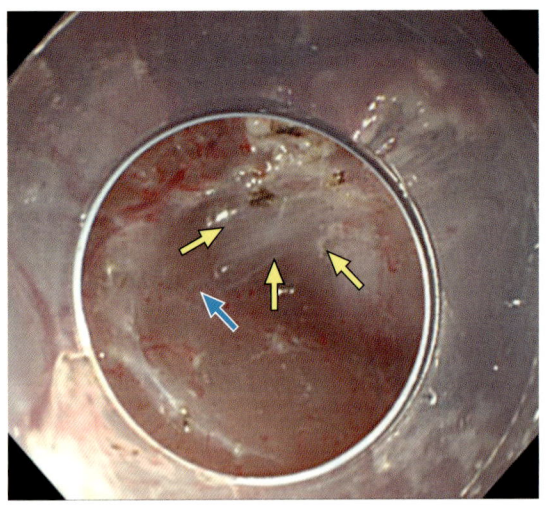

### 粘膜下層の線維化の程度を確かめよう！

- 粘膜下層には白濁した線維を認めた（⇨）が，固有筋層との間にわずかながら透明な粘膜下層（⇨）が確認できた．以上より潰瘍瘢痕は，UL-IIsと判断できた．
- 粘膜下層剥離の際は，病変側に切り込むことを避けるために，このわずかに残った線維化のない透明な層を剥離していく必要がある．

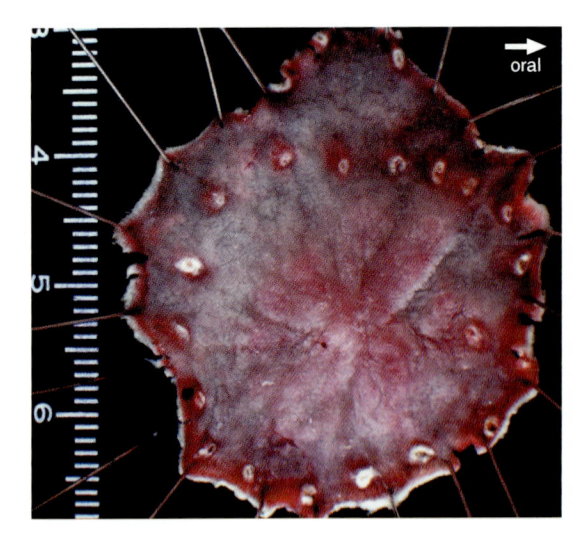

### 色調に注目しよう！

- 図の右側が口側である．病変のほぼ中央に丈の低い発赤隆起性病変を認め，発赤の中心に粘膜集中を認めた．
- 淡い発赤した領域として病変をおおむね認識できた．

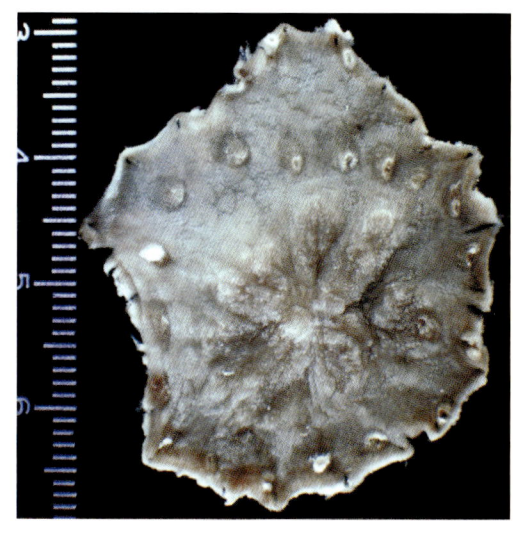

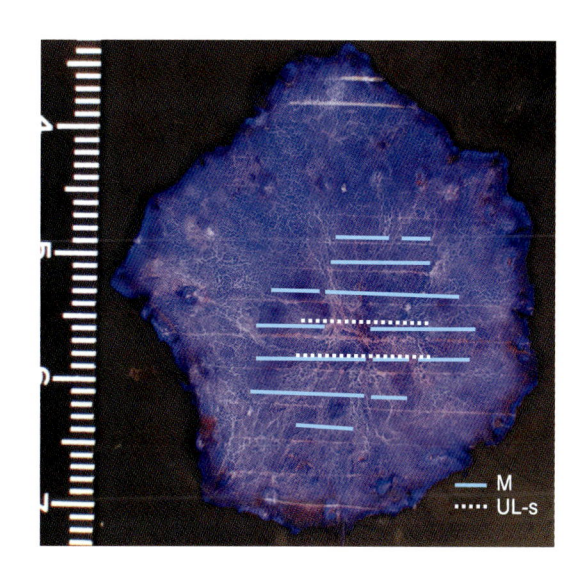

### ホルマリン固定すると表面構造がより明瞭となる

- 周囲は整った円形 pit と整った villi であるが，病変内は pit と villi が混在し大小不同や不整が認められる．新鮮切除標本と比較して表面構造が明瞭となるため，境界も認識しやすくなった．

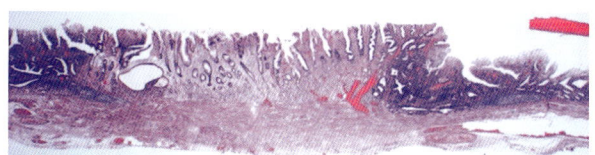

### 病変中心の潰瘍瘢痕部分の組織像を示す

- 病変中心の粘膜下層は肥厚・錯綜しており潰瘍瘢痕（UL-Ⅱs）と診断した．しかしいずれの切片でも粘膜下層への浸潤は認めなかった．
- 構造異型が強いが，腺管構造は保たれており分化型腺癌と診断した．

### Conclusive Diagnosis

Gastric adenocarcinoma, tub1, T1（M）, ly0, v0, UL-Ⅱs, LM（−）, VM（−）, pType 0-Ⅱa, 19×19 mm, L, Grc.

### まとめ

通常観察・色素内視鏡で粘膜集中を伴っていた．粘膜集中の原因は粘膜下層の線維化である．線維化の原因には2つあり，第1に癌の粘膜下層浸潤，第2に潰瘍瘢痕合併によるものである．この鑑別は治療方針決定の重要な要素である．本症例は，一点に向かう粘膜集中で，その先端も smooth で融合や太まりがなく，潰瘍瘢痕合併の分化型腺癌であり適応拡大病変と診断した．また UL-Ⅱs の場合，粘膜は一点に集中するが，UL-Ⅲs の場合は面に向かっての集中となり，術前の潰瘍瘢痕の深さを診断できる．

**Answer** 潰瘍の深さは② UL-Ⅱs.

（北村陽子）

# Question 5

## 側方進展範囲はどこまでか？

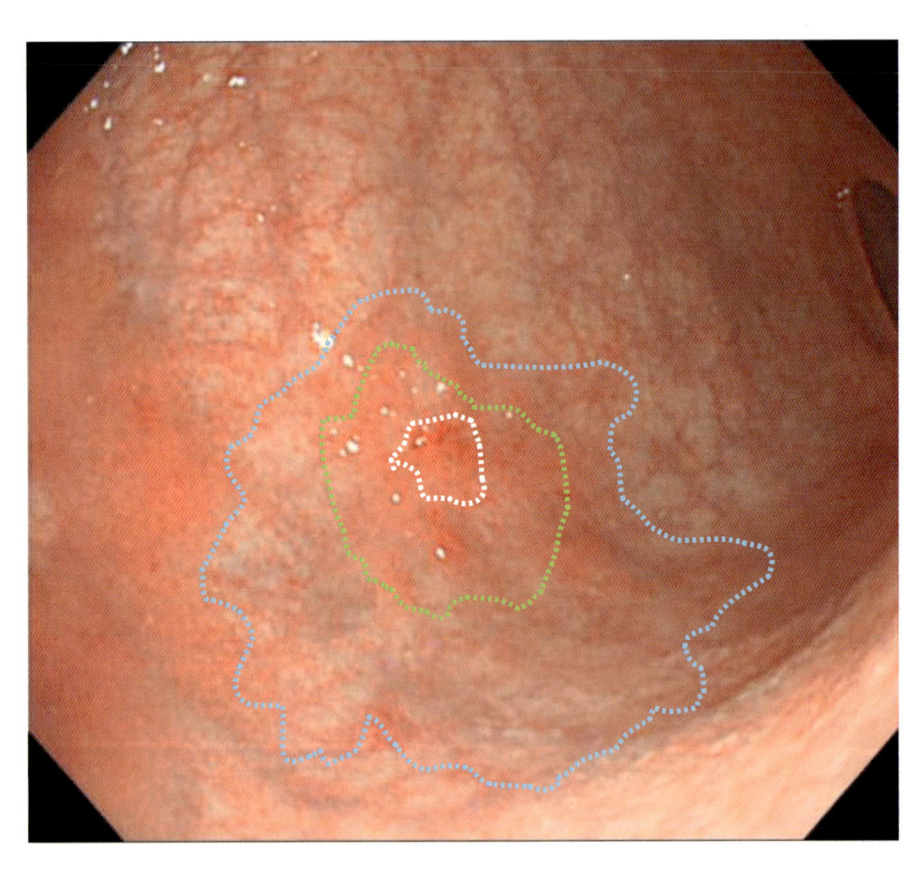

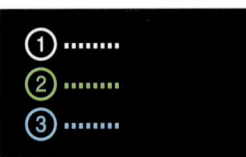

① ........
② ........
③ ........

## 6枚の写真から考えてみよう！

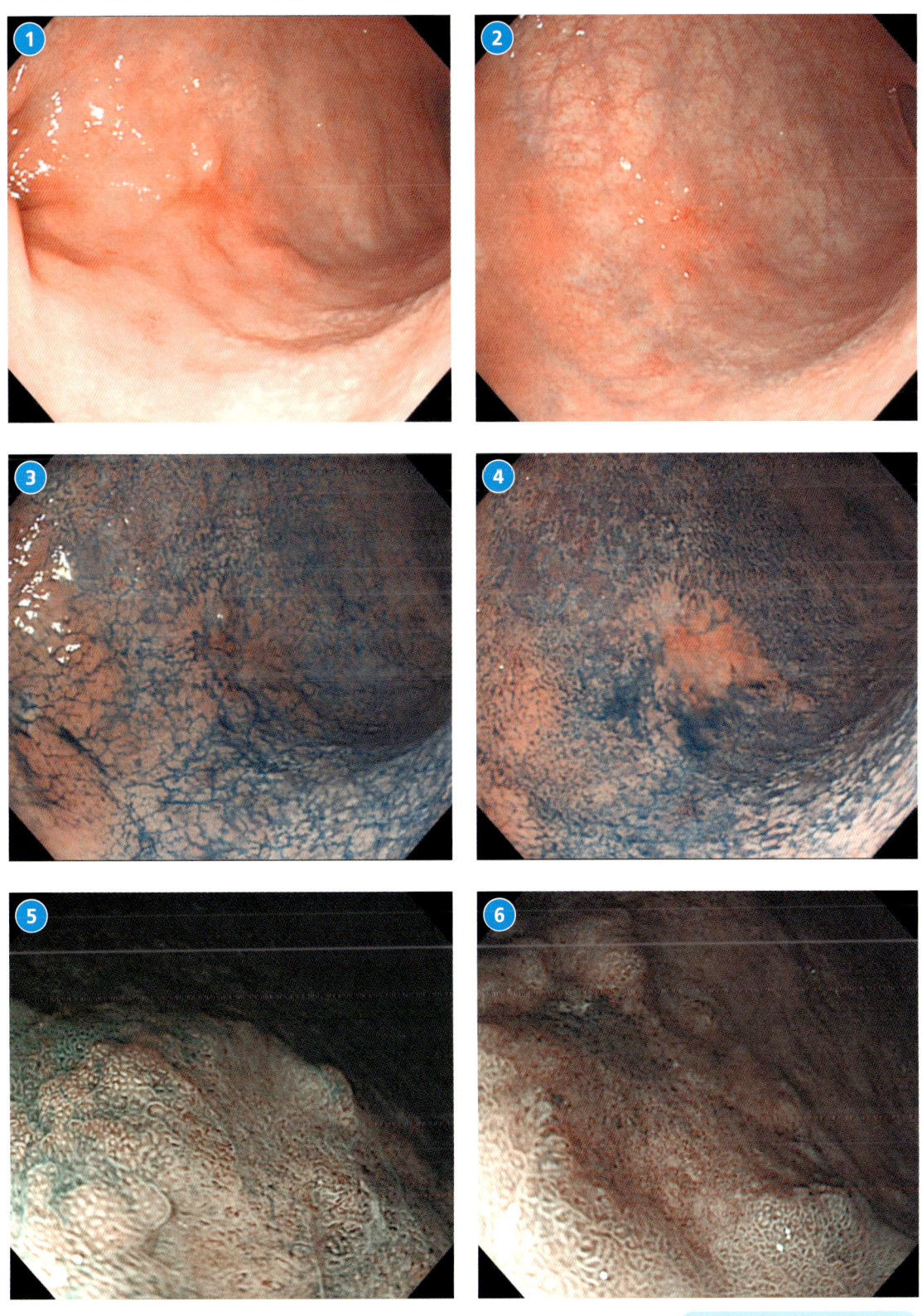

Question 5　側方進展範囲はどこまでか？

## 6枚の写真の ここを確認しよう！

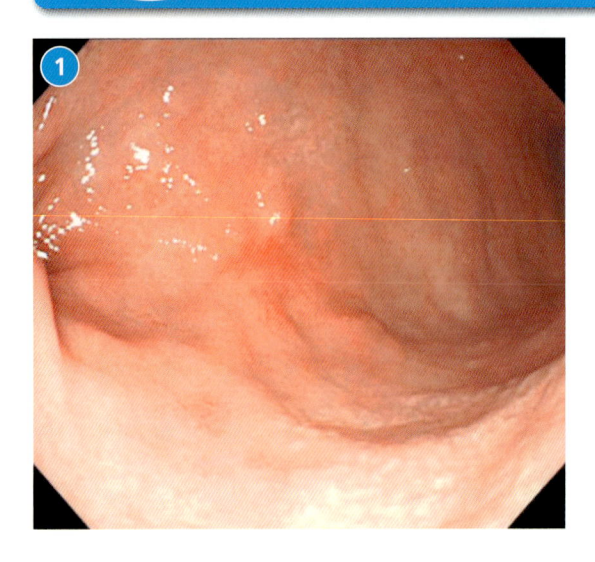

### ① 発赤に注目しよう！
- 胃前庭部大彎に淡い発赤陥凹性病変を認めるが，その境界は不明瞭であった．

### 粘膜集中の有無は？
- 淡い発赤隆起に向かって襞集中を認め，潰瘍瘢痕合併例と判断した．
- 襞の先端の太まりや融合は認めなかった．

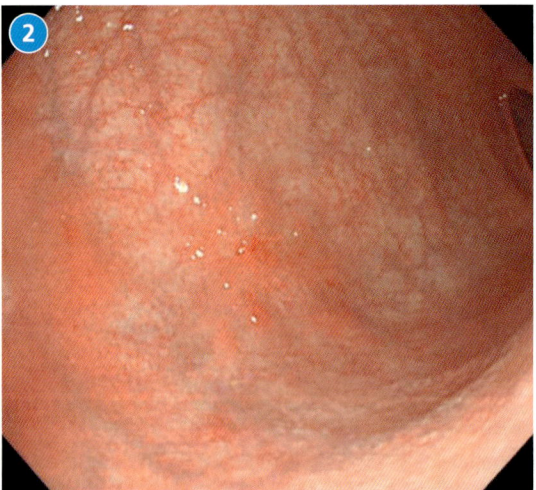

### ② 空気量を多量にしてみよう！
- 空気量を多量にしてみた．
- **背景粘膜**：背景粘膜は血管透過性亢進し，襞の消失を認め萎縮性胃炎と診断した．
- **病　変**：血管透過性の低下した領域と判断できた．しかしその境界は不明瞭で，病変自体には厚みがなかった．空気多量では粘膜集中は目立たなくなったことより，UL-IIsまでの潰瘍瘢痕合併例と判断した．

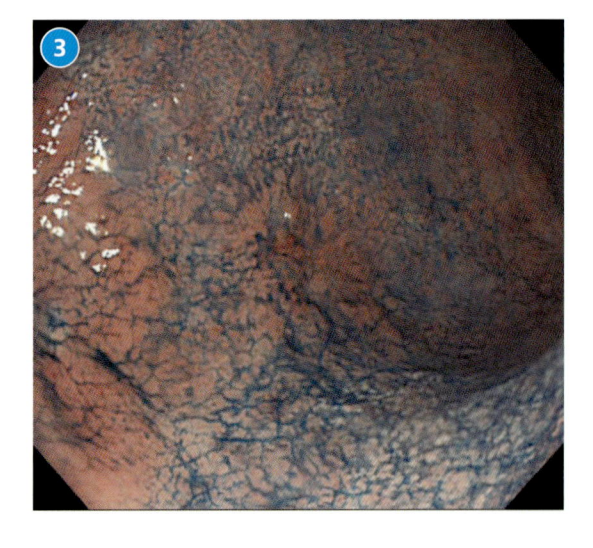

### ③ インジゴカルミンを撒布してみよう！
- インジゴカルミンを撒布すると不整形の陥凹性病変を認めた．
- 肛門側の陥凹境界は不明瞭であった．
- 陥凹周囲隆起の外側は境界不明瞭であり，さらに背景のアレア模様との境界がないことから反応性隆起と判断した．

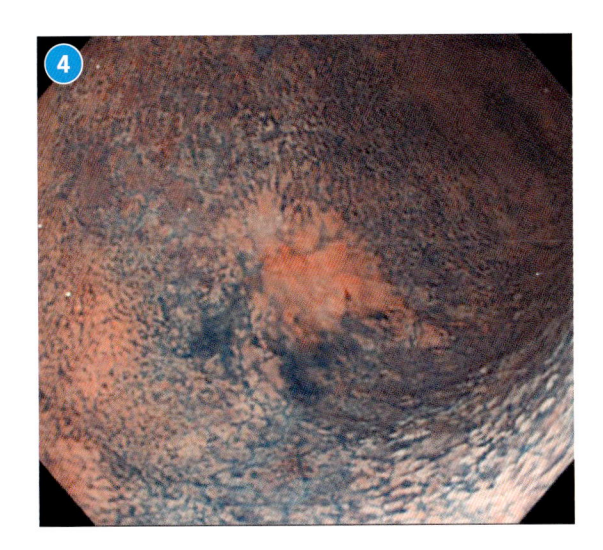

### AIM を撒布してみよう！

- 1.5％酢酸とインジゴカルミンの混合液（acetic acid-indigocarmine mixture：AIM）を撒布し，数分後の内視鏡像である．
- 腫瘍部分と判断した陥凹部分は AIM をはじき，インジゴカルミンよりも明瞭な領域を示した．

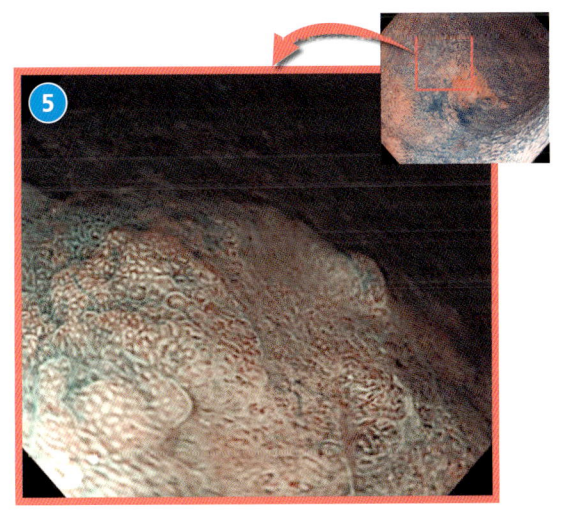

### NBI 拡大観察を行おう！①

- 背景粘膜は円形で形の整った pit であった．
- 陥凹内部は大小不同で不整形の villi 様構造を呈し，一部構造の不明瞭な部分を認めた．
- NBI 拡大観察を行うことによって，表面構造の差として病変の境界は明瞭となった．拡大率が低いため，血管の異型は観察できない．しかし，病変内に villi 様構造があるために，分化型腺癌と診断可能である．

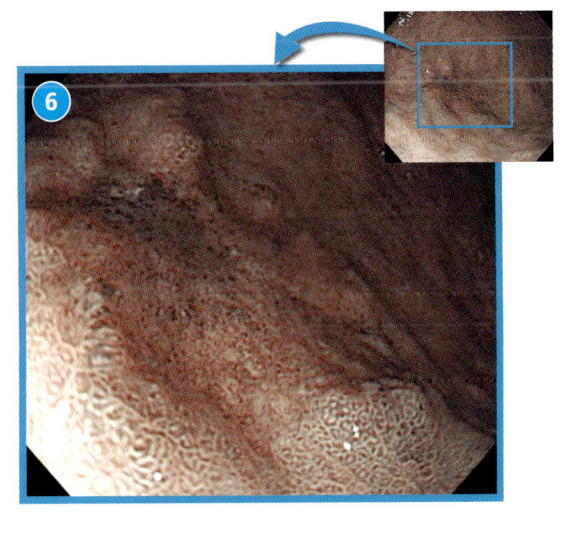

### NBI 拡大観察を行おう！②

- 病変口側の観察である．
- 背景粘膜は整った villi 様構造を呈するが，陥凹内は表面構造の不明瞭化として認識できた．

Question 5　側方進展範囲はどこまでか？

## 最終診断に向けて 切除標本と対比しよう！

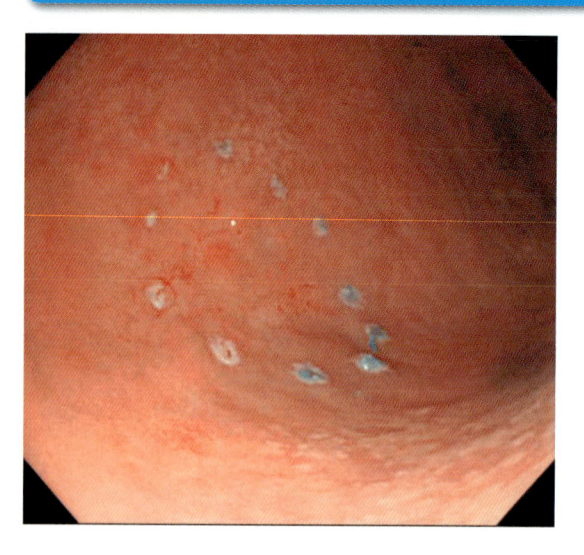

### マーキングをしよう！
- NBI拡大観察下に，病変の周囲3mm外側に，フックナイフ背側を用いて全周にマーキングをつけた．

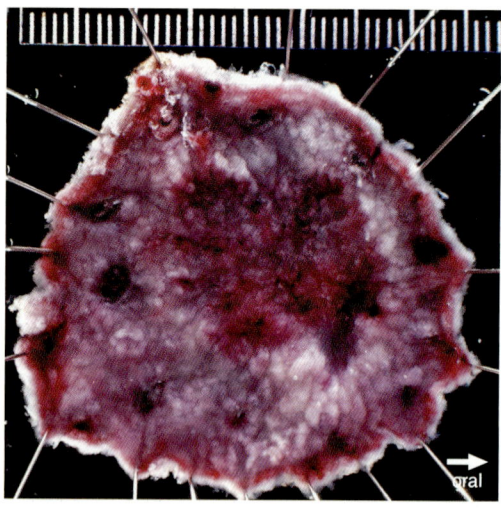

### 色調と表面構造に注目しよう！
- 新鮮切除標本で，図の右側が口側である．
- 切除標本中央には境界明瞭な発赤陥凹性病変を認めた．
- 発赤陥凹の中心には，わずかな粘膜集中が観察された．

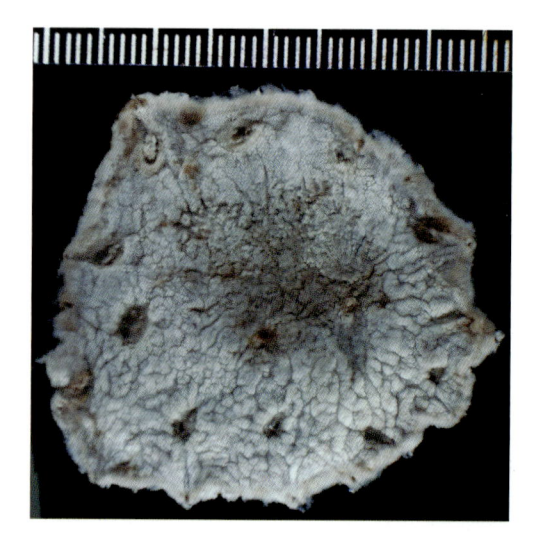

### 固定標本で表面構造をさらに確認しよう！
- ホルマリン固定後の切除標本である．
- 周囲のアレア模様よりも密で不整な表面構造の領域として病変を認識した．

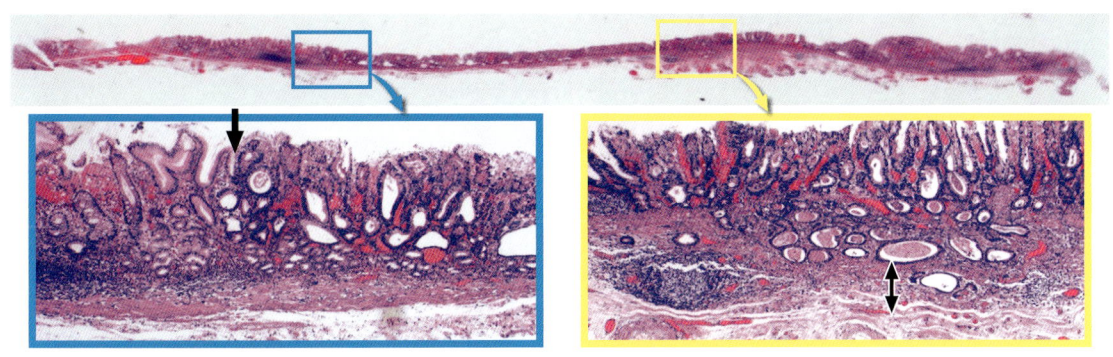

構造異型を認め分化型腺癌と診断した．通常観察では境界が不明瞭な病変であった．➡が病変境界部分であり，段差がほとんどなく境界がわかりにくくなった要因であった．

通常内視鏡で発赤小隆起を認めた部分の病理組織像である．癌腺管は粘膜筋板内に浸潤し，一部粘膜下層にも浸潤していた．しかし，浸潤幅は非常に狭く，通常内視鏡から粘膜下層浸潤を読影するのは困難であった．

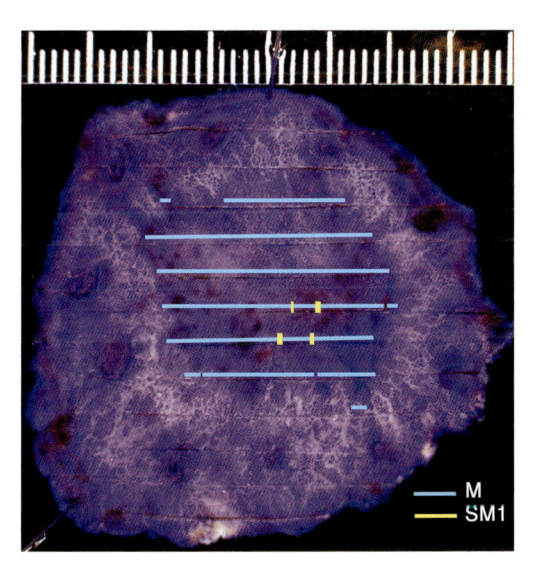

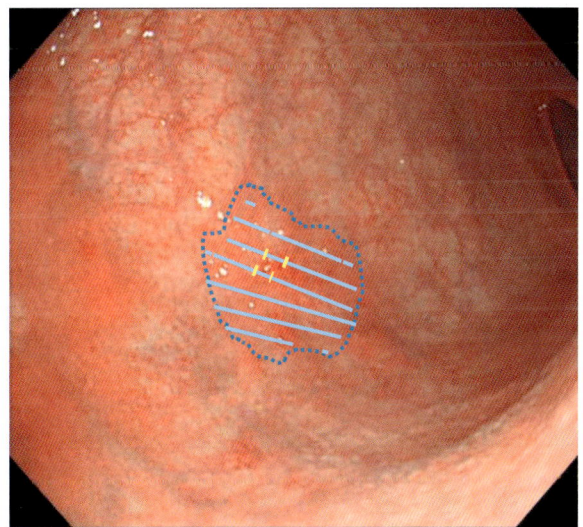

マッピングを通常内視鏡写真に重ねた．血管透見の低下した陥凹部分に癌は一致した．

## Conclusive Diagnosis

Gastric adenocarcinoma, tub1, T1（SM1）, ly0, v0, LM（−）, VM（−）, pType 0-IIc, 24×20 mm, L, Gre.

**まとめ** 病変の境界が不明瞭であった理由としては，癌・非癌の境界での段差がわずかであったことがあげられる．しかし密度は癌部分で高く構造異型を認めたため，NBI拡大観察で境界を認識することが可能になった．粘膜下層浸潤の幅は非常に狭く，術前に粘膜下層浸潤を診断することは困難であった．高分化型腺癌（tub1），深達度SM，24 mmであることからESD適応拡大病変である．よって治療としては，まずESDを行った症例であった．

**Answer** 側方進展範囲は②まで．

（北村陽子）

# Question 6

## 癌か？　腺腫か？

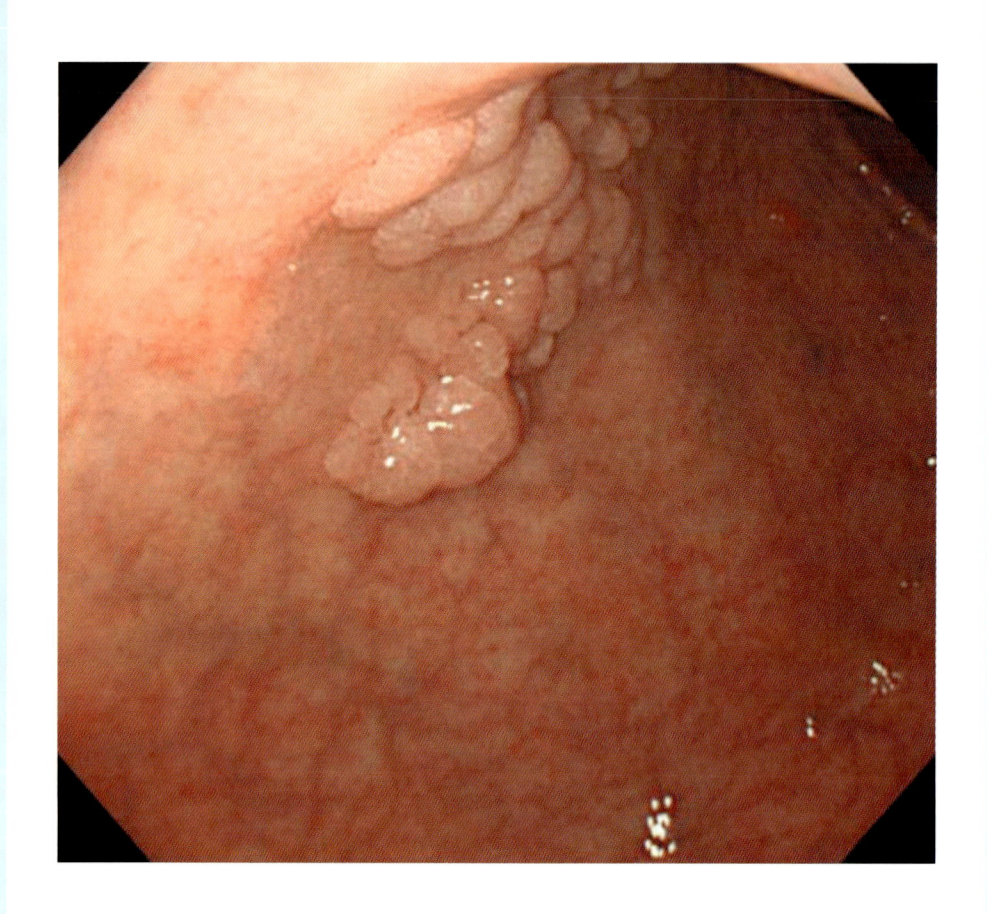

次のうちどれか？
① 高分化型腺癌
② 中分化型腺癌
③ 腺腫

## 6枚の写真から考えてみよう！

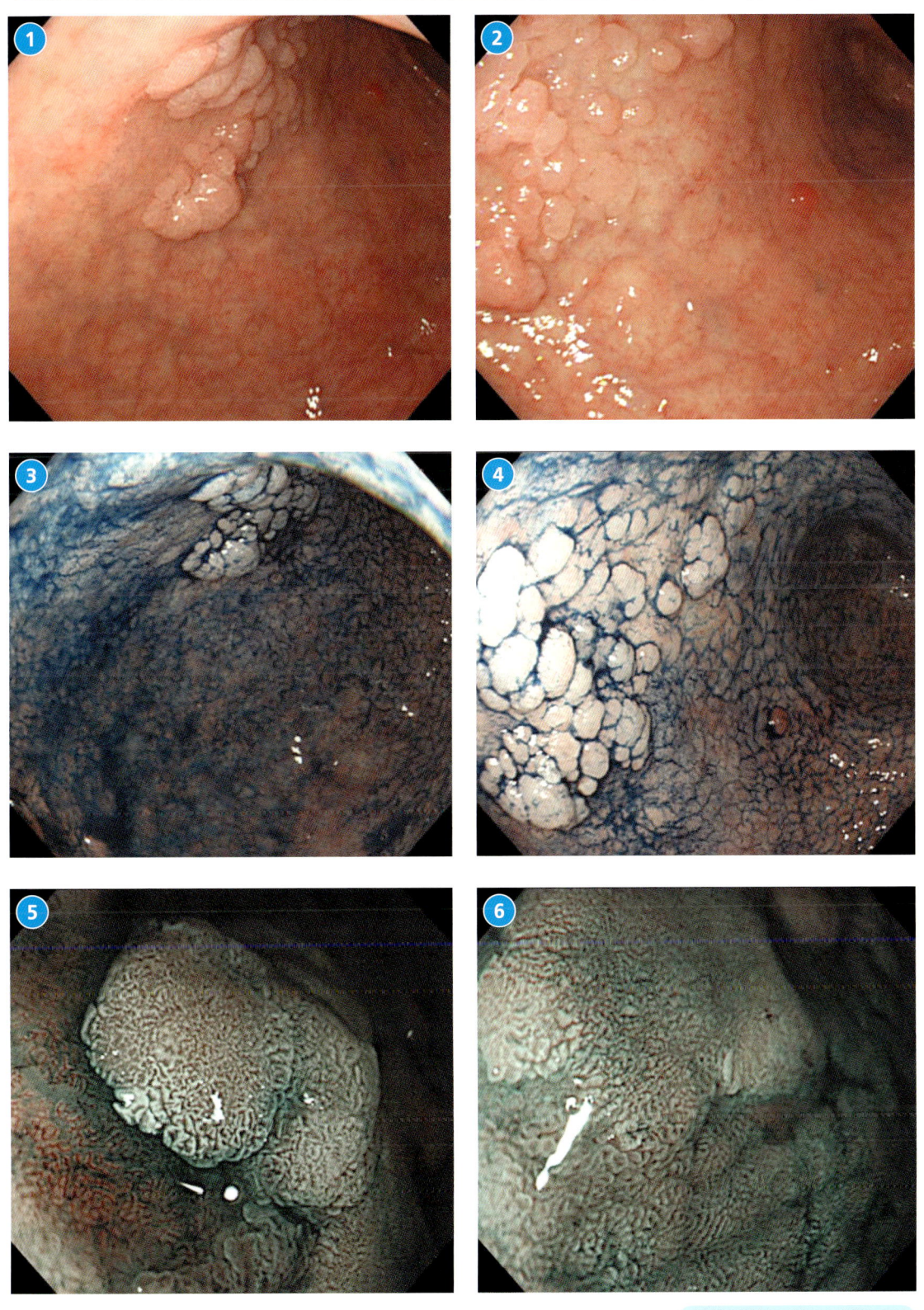

Question 6　癌か？　腺腫か？

## 6枚の写真のここを確認しよう！

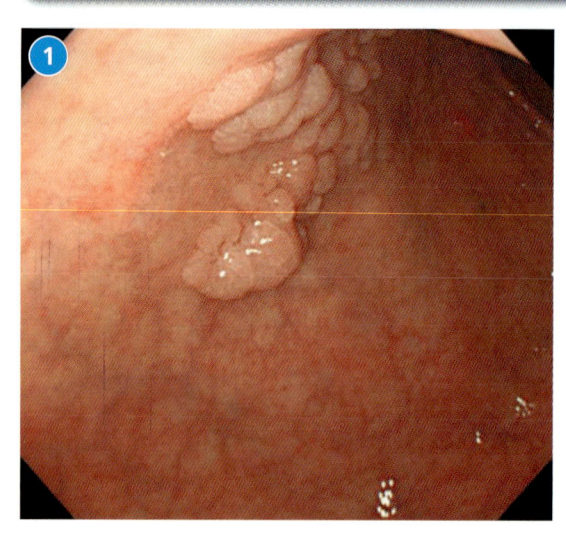

### 血管の透見に注目しよう！

- 背景胃粘膜は血管透過性亢進し襞の消失を認め，高度な萎縮を認める．
- 胃体下部前壁には褪色隆起性病変を認めた．褪色隆起は大小不同の隆起が集簇する形態をとっていた．褪色隆起ということで腺腫と高分化型腺癌の鑑別を要した．褪色隆起ではあるが，結節の大小不同と，結節それぞれの形態の不整から，腺腫ではなく高分化型腺癌（tub1）と判断した．

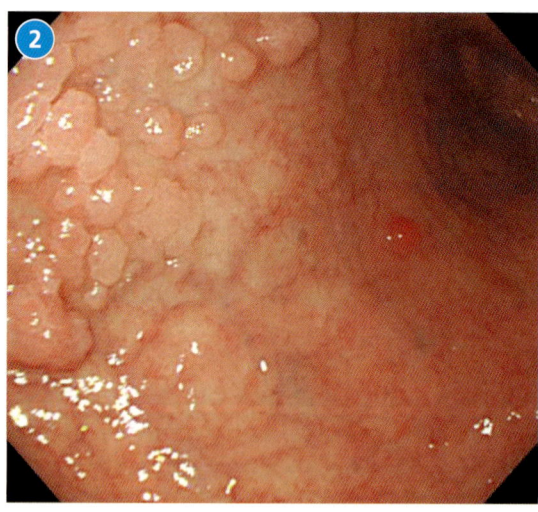

### スコープを押し込み肛門側の進展範囲を見てみよう！

- 病変は胃体下部から胃前庭部前壁まで連続しており，不整な隆起の集簇を呈していた．
- 大彎側-肛門側の隆起の丈は低くなり，境界不明瞭であった．
- また結節隆起と隆起の間の平坦部分も血管透見は低下しており，0-Ⅱbの存在を考えた．

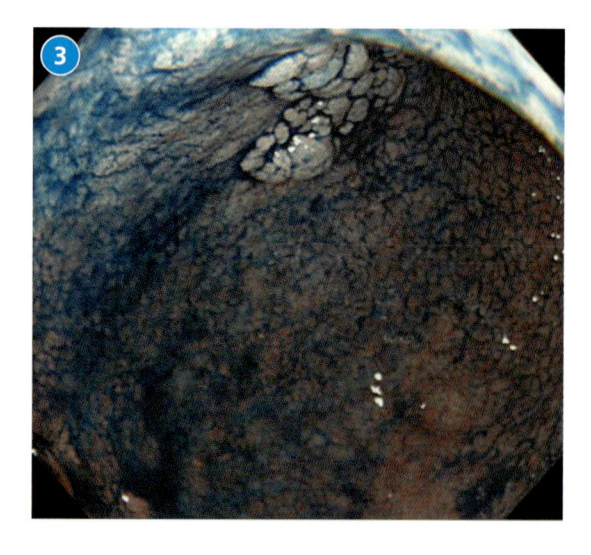

### インジゴカルミンを撒布してみよう！

- インジゴカルミンを撒布すると，表面構造の差や高低差が明瞭となる．
- 本例でも隆起の境界は明瞭となり，大小不同の結節隆起がはっきりとした．

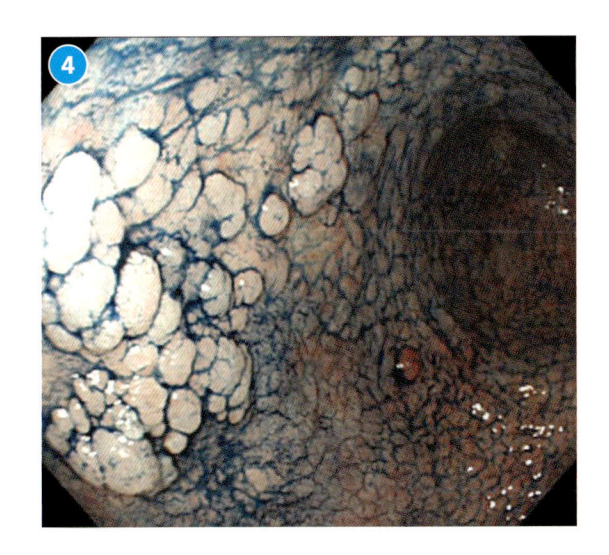

### 肛門側を観察しよう！

- インジゴカルミン撒布で隆起が明瞭となり，その隆起は大小不同で，それぞれの隆起も不整形であった．
- しかし病変大彎側-肛門側の境界は不明瞭であった．

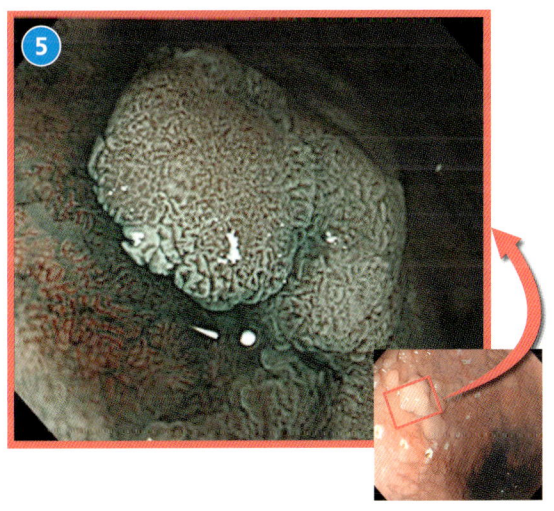

### NBI 拡大観察を行おう！①

- 背景粘膜は円形で形の整った pit であった．
- 隆起部分は密度の高い大小不同のある不整形な villi 様構造を呈しており，境界は明瞭であった．分化型腺癌を考えた．

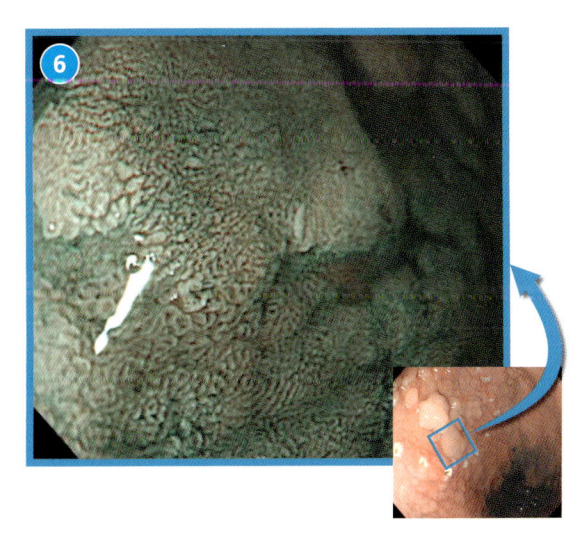

### NBI 拡大観察を行おう！②

- 病変大彎肛門側の観察である．
- 隆起の丈は病変辺縁で低くなり，高低差での境界はわかりにくくなった．
- しかし背景粘膜は整った villi であり，病変内は腺管密度が高く大小不同の villi 様構造を示しており，NBI 拡大観察下では境界を認識することが可能であった．

## 最終診断に向けて　切除標本と対比しよう！

### マーキングをしよう！

- NBI 拡大観察下に，病変の周囲 3 mm 外側に，フックナイフ背側を用いて全周にマーキングをつけた．

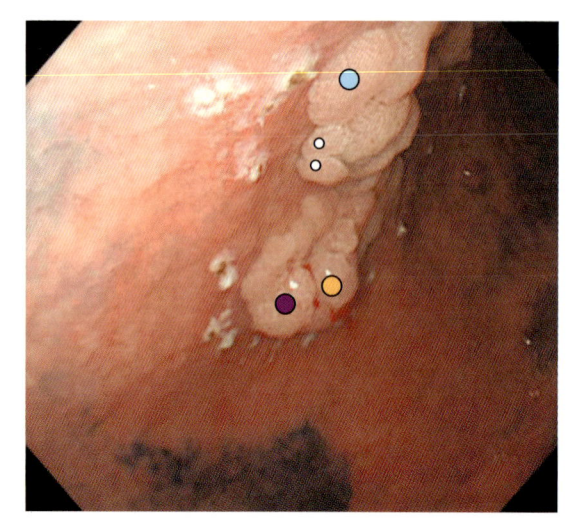

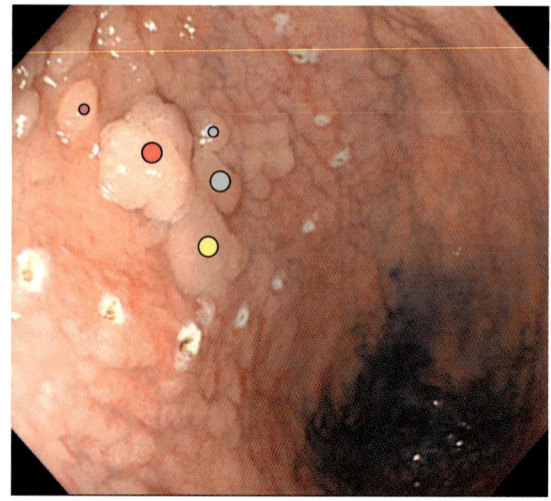

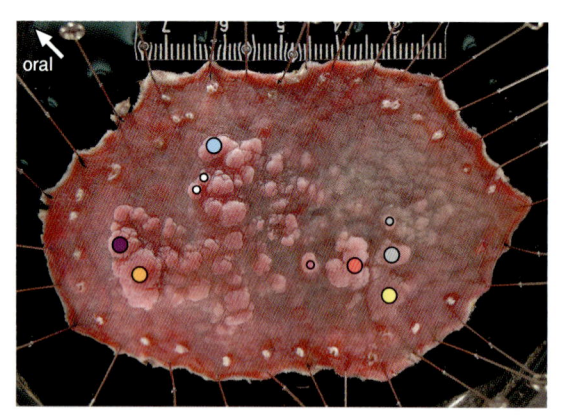

### 新鮮切除標本を見てみよう！

- 病変が大きいために病変を 1 枚の写真でとらえることが不能であったが，内視鏡上につけた各色の丸印が，切除標本上につけた印にそれぞれ対応している．
- 大小不同の結節が広がっていた．隆起と隆起の間の平坦な部分は周囲との高低差がなく，病変全体としての境界は不明瞭であった．

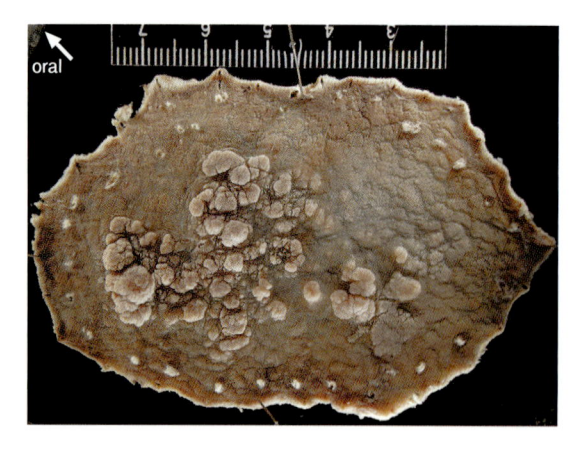

### 固定標本で表面構造をさらに確認しよう！

- ホルマリン固定後の切除標本である．
- 隆起の大小不同が著明であり，分化型腺癌を考えた．
- ホルマリン固定後でも境界は不明瞭な病変であった．

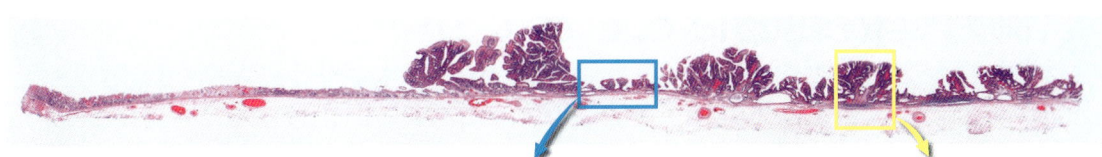

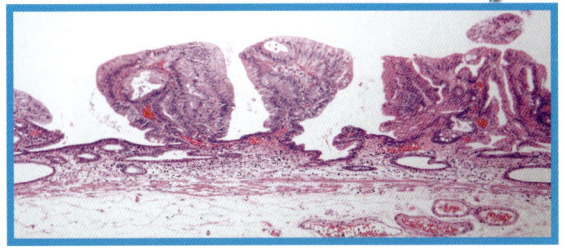

隆起と隆起の間の平坦部分の病理組織像である．平坦部分もtub1と診断した．

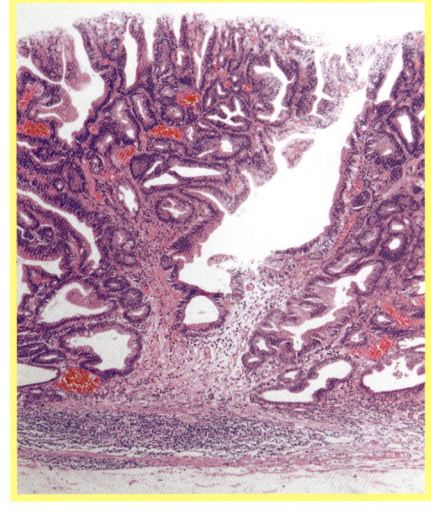

隆起部分の病理組織像である．腫瘍は腺管を形成し，tub1と診断した．粘膜筋板は保たれており，深達度はMであった．

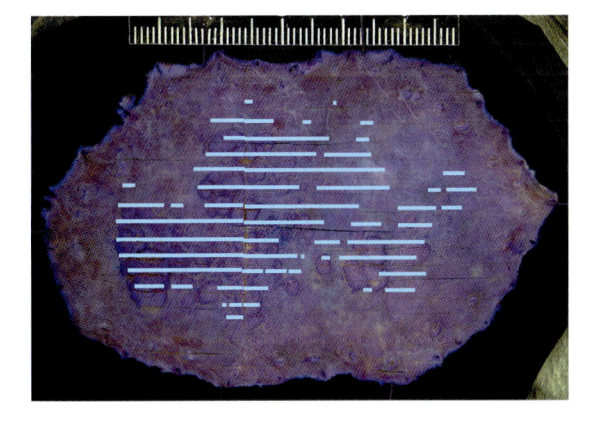

## Conclusive Diagnosis

Gastric adenocarcinoma, tub1, T1（M）, ly0, v0, LM（－）, VM（－）, pType 0-Ⅱa＋Ⅱb, 59×35 mm, L, Ant.

**まとめ**　色調は褪色調であるが，結節の大小不同や不整が目立ち，通常観察でも高分化型腺癌（tub1）と診断が可能であった．またNBI拡大観察で，不整なvilli様構造を認めることも癌とする根拠である．
本症例の場合，隆起性病変としてまず認識し，さらに大きな病変で一視野でとらえることが困難で，0-Ⅱb進展を見逃す危険がある．0-Ⅱb進展の場合は，境界が通常でもインジゴカルミン撒布でも不明瞭となる．NBI拡大観察をすることで，villiの差として0-Ⅱb進展の範囲も認識できた．

**Answer**　①高分化型腺癌．

（北村陽子）

# Question 7

## 側方進展範囲はどこまでか？

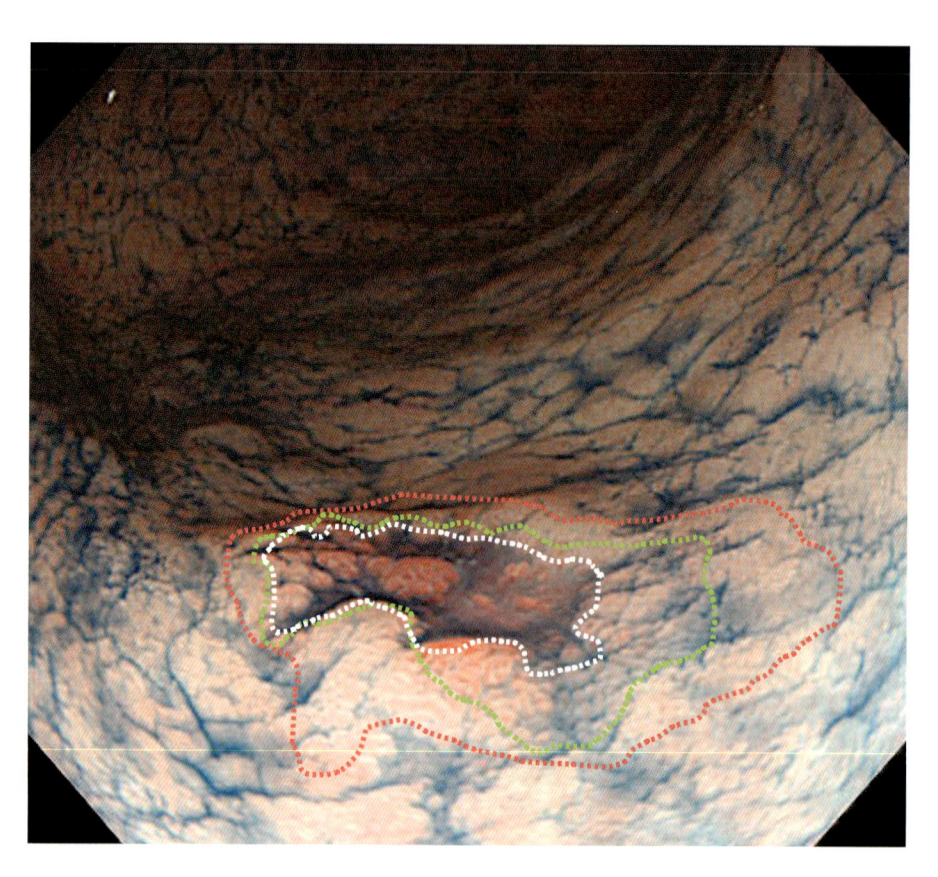

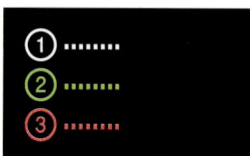

① ········
② ········
③ ········

## 6枚の写真から考えてみよう！

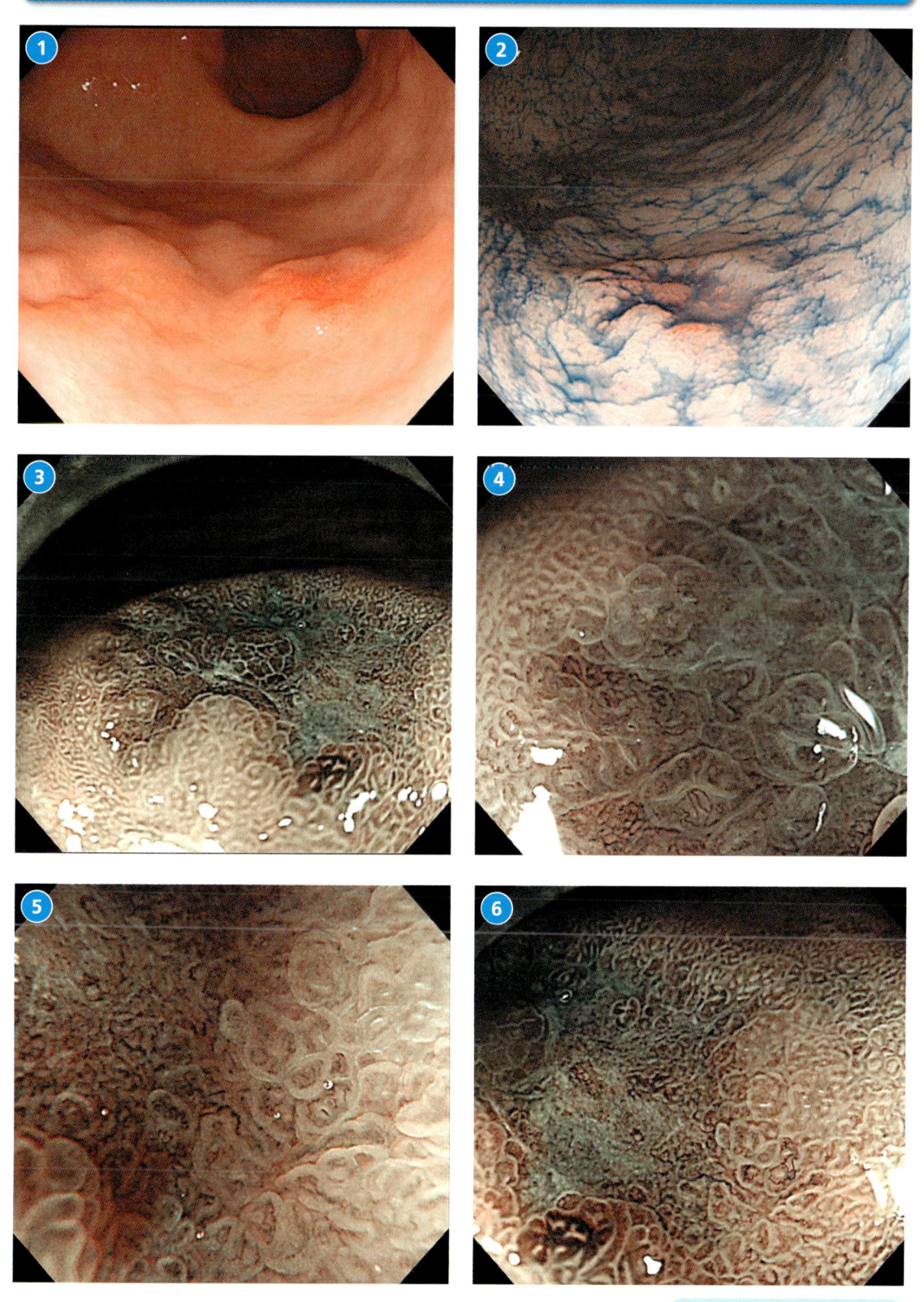

①

②

③

④

⑤

⑥

☞解説は次のページから！

Question 7　側方進展範囲はどこまでか？

## 6枚の写真の ここを確認しよう！

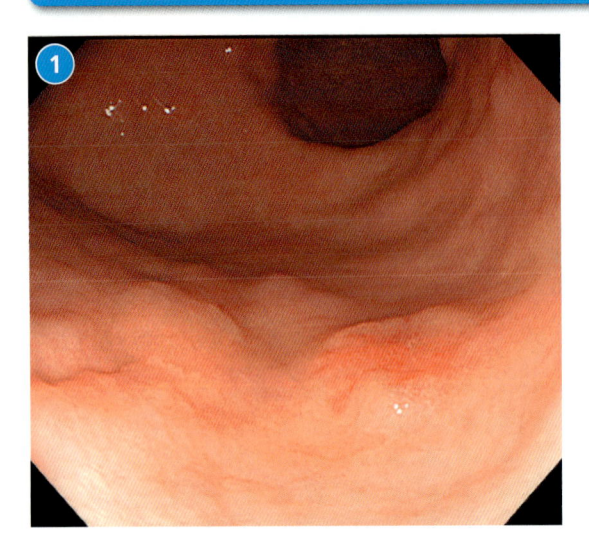

### ① 陥凹と色調に注目しよう！

- 胃前庭部大彎に辺縁隆起を伴った発赤調の陥凹性病変があり，色調の差と陥凹の辺縁として境界は一見明瞭に見えた．
- 陥凹の辺縁はギザギザと不整であり，蚕食像を認める．

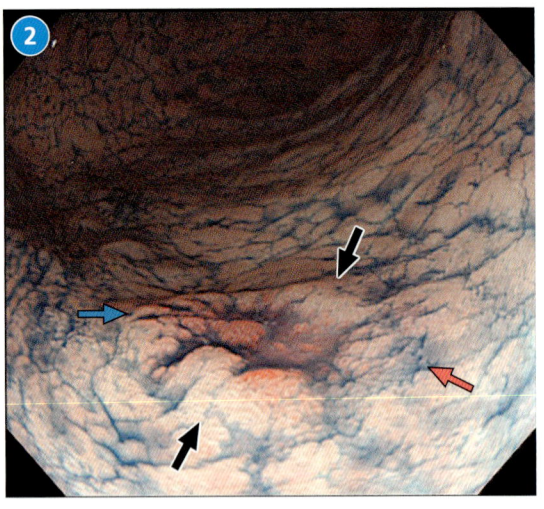

### ② インジゴカルミンを撒布しよう！

- インジゴカルミンを撒布すると，通常観察より陥凹の境界はより明瞭となった．また，陥凹周囲には整ったアレア模様を認めたが，陥凹部分には整ったアレア構造はなく，粗大顆粒や微細な顆粒状の隆起を認めた．しかしながら，大きな高い隆起や深い陥凹などの所見を認めなかった．
- 陥凹の辺縁は陥凹の伸び出しを認め，ギザギザと不整であり，蚕食像を認めた．
- 辺縁隆起については ➡ の部分では平滑であったが，➡ の粘膜は顆粒状であった．また，➡ の部分では粘膜は微細顆粒状で，辺縁隆起がはっきりしなかった．

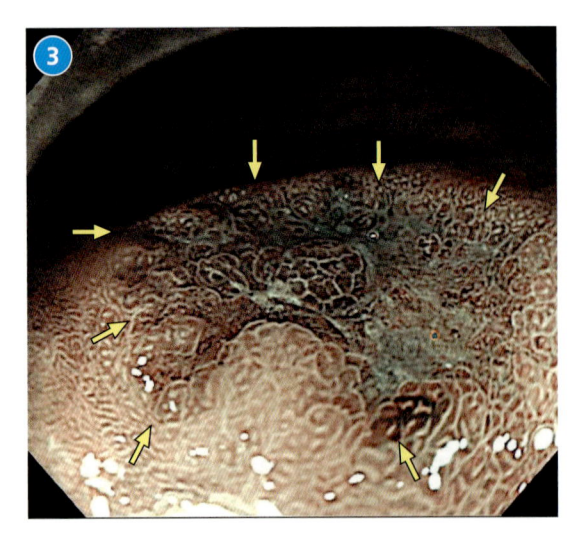

### ③ NBI拡大観察を行おう！

- NBIの中拡大像である．
- 背景粘膜は整ったpit様構造とvilli様構造であったが，陥凹部分は不整で大小不同なvilli様構造，pit様構造となっており，よりbrownishとなっていた．
- 構造の差と色調の差で，写真右下部分以外は ➡ のごとくほぼ境界を追うことができた．

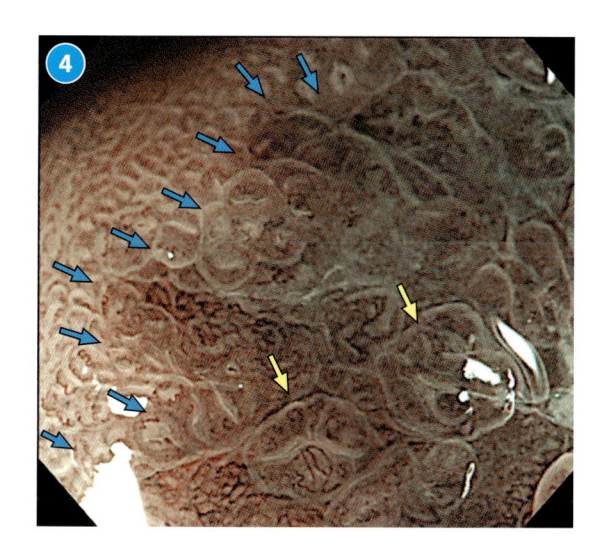

### 肛門側陥凹辺縁の NBI 拡大像を見てみよう！

- 病変の肛門側の陥凹辺縁の NBI 拡大像である．
- 背景粘膜は整った pit 様構造と villi 様構造である．
- 陥凹部分は不整で大小不同な villi 様構造であり，villi の融合を認める（⇨）．
- 構造の差で境界明瞭で，⇨が病変境界となる．

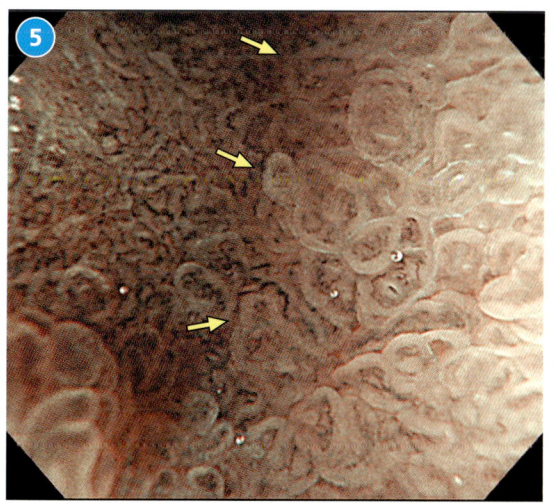

### 口側陥凹部分の NBI 拡大像を見てみよう！

- 口側陥凹部分の NBI 拡大像である．
- 陥凹底には大小不同で，不整な villi 様構造を認めた．血管の口径不同は軽度だが，走行不整を認める．一部に network の形成を認めるが，全体的には network がみられる部分は少ない．
- ⇨より写真右側は陥凹の外側であり，villi 様構造の軽度不整，大小不同，融合を認め，この部分も上皮性腫瘍が疑われる．さらに外側の背景粘膜との境界を確認する必要がある．

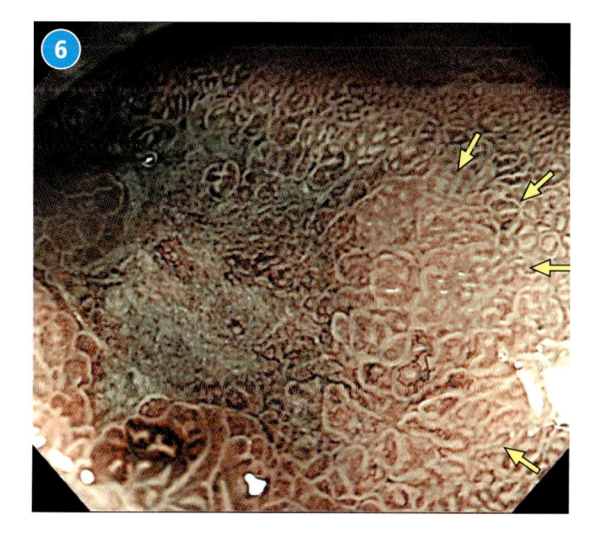

### 口側の NBI 拡大像を見てみよう！

- 病変口側の NBI 拡大像である．
- 陥凹より外側に不整で大小不同な villi 様構造，pit 様構造を認め，villi の融合所見もみられる．⇨部分で整った背景粘膜と差を認め，病変境界と判断した．
- 以上より Gastric adenocarcinoma，0-Ⅱc＋Ⅱb，高分化型腺癌（tub1），深達度 M と診断した．

## 最終診断に向けて 切除標本と対比しよう！

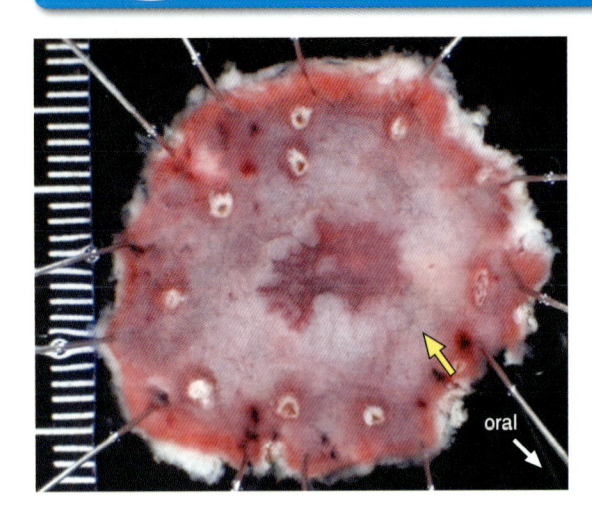

### 新鮮切除標本を観察しよう！

- 陥凹底は発赤が強く，大小の不整な顆粒がみられる．陥凹の辺縁として，また色調の差から境界を認識できる．
- ➡の口側の陥凹の伸び出し部分は背景粘膜と比べるとやや黄色調であったが，範囲診断は困難である．

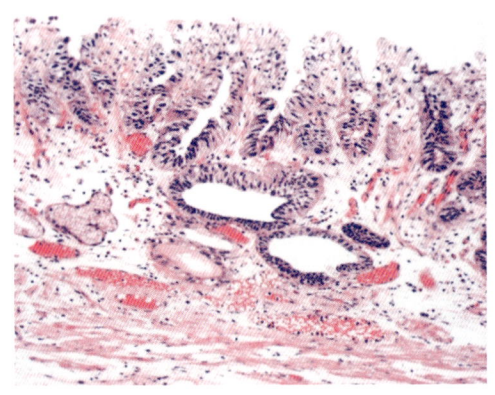

陥凹性病変の陥凹部分の病理組織像．
構造異型，核異型を認め，分化型腺癌と診断した．

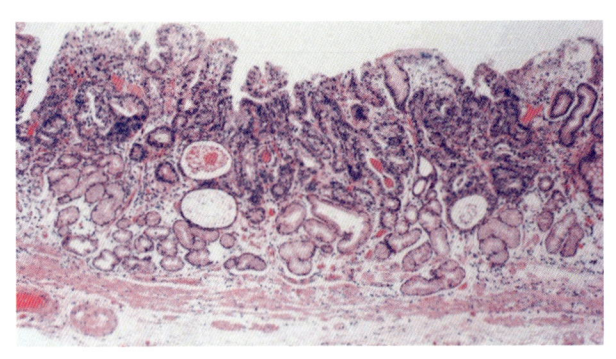

Ⅱb部分の病理組織像．
構造異型，核異型を認め，分化型腺癌と診断した．

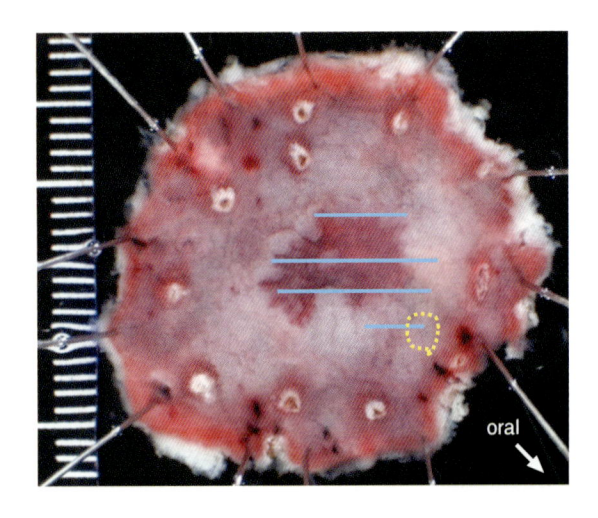

### Conclusive Diagnosis

Gastric adenocarcinoma, tub1>tub2, T1（M）, ly0, v0, LM（－）, VM（－）, pType 0'Ⅱc, 12×8 mm, L, Gre.

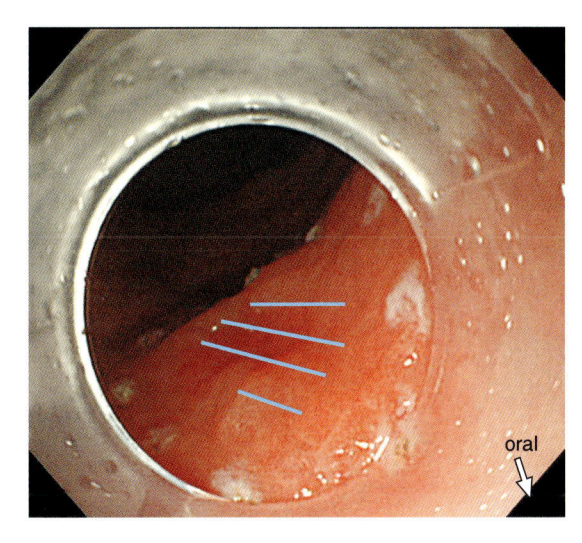

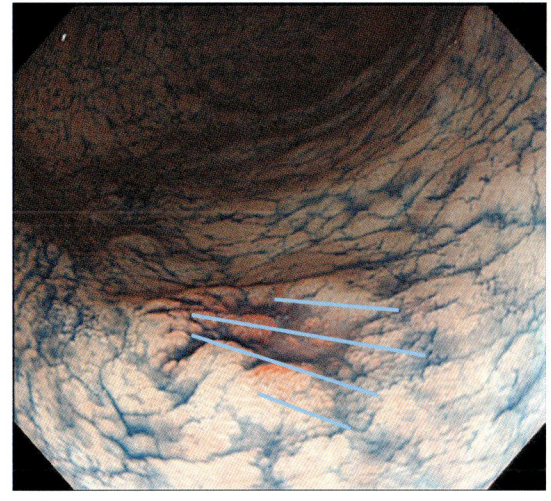

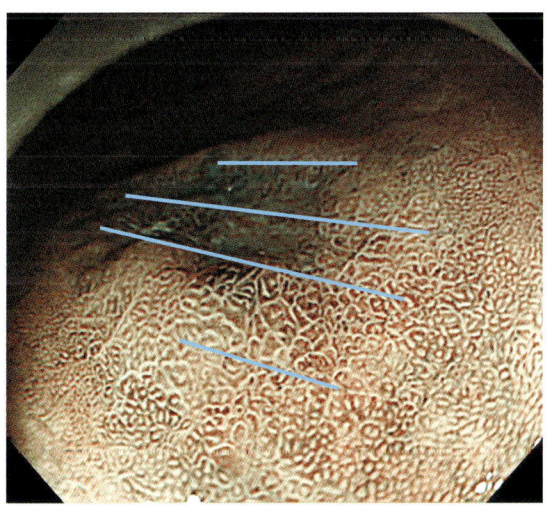

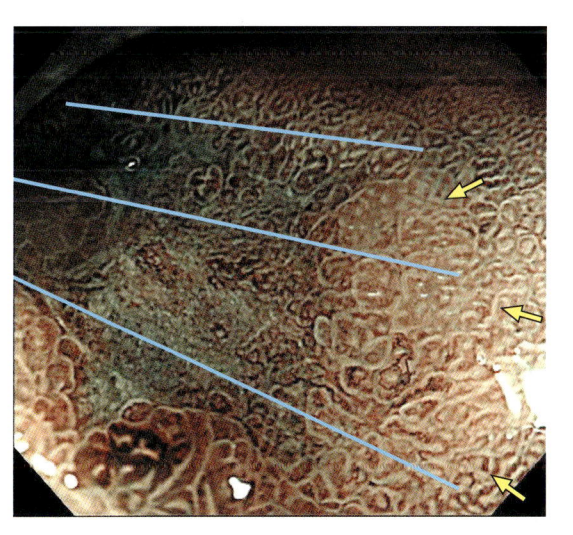

### 内視鏡像と対比しよう！

- 通常内視鏡像，インジゴカルミン撒布像，NBI像と対比しマッピングした．病変の範囲は口側以外はほぼ陥凹の範囲に一致しているが，口側は陥凹を越えて癌が伸び出しており，Ⅱb進展を認めた．通常観察ではⅡb進展は指摘できず，インジゴカルミン撒布像ではⅡb進展部は微細顆粒状の粘膜として認識できるが，その境界は不明瞭である．NBI拡大にてⅡb進展部は不整で大小不同なvilli様構造，pit様構造であり，周囲とは構造の差から境界明瞭である．

**まとめ** 陥凹部分は色調と構造の差から境界を認識することができるが，口側の陥凹の伸び出し部分については NBI 拡大を用いなければ範囲診断は困難であった．NBI 拡大観察がⅡb進展範囲診断に有用であった．

**Answer** 側方進展範囲は②まで．

（船川慶太）

# Question 8

## 側方進展範囲はどこまでか？

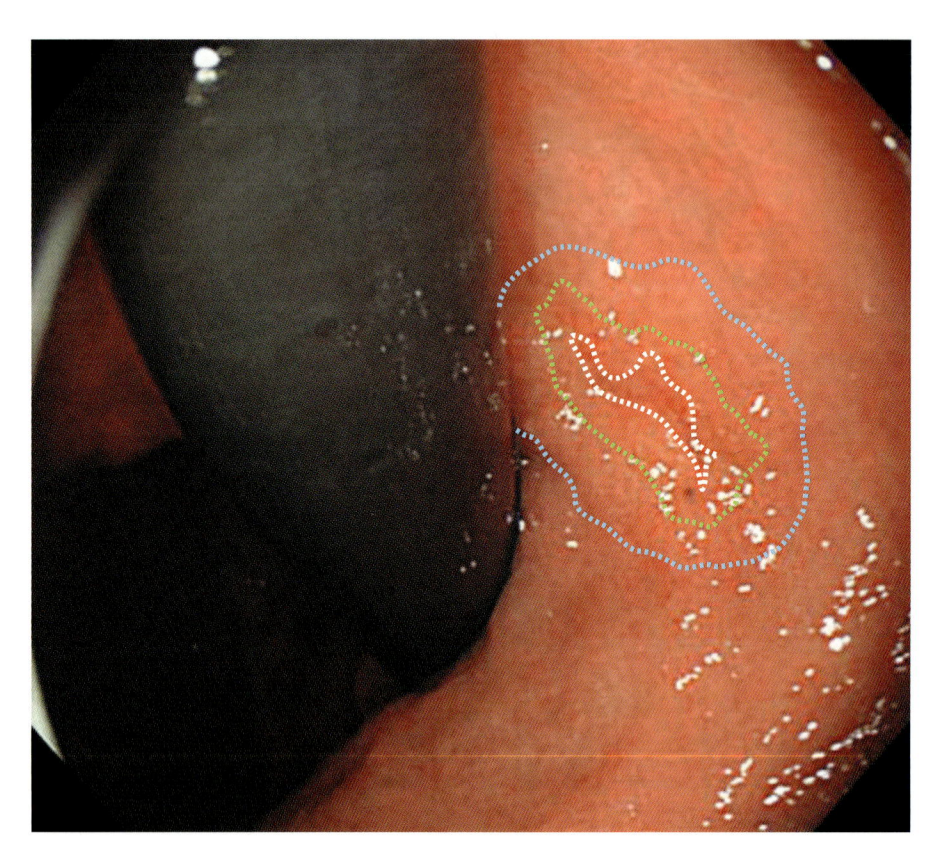

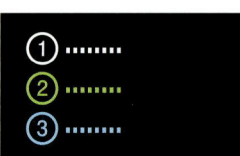

① ········
② ········
③ ········

## 6枚の写真から考えてみよう！

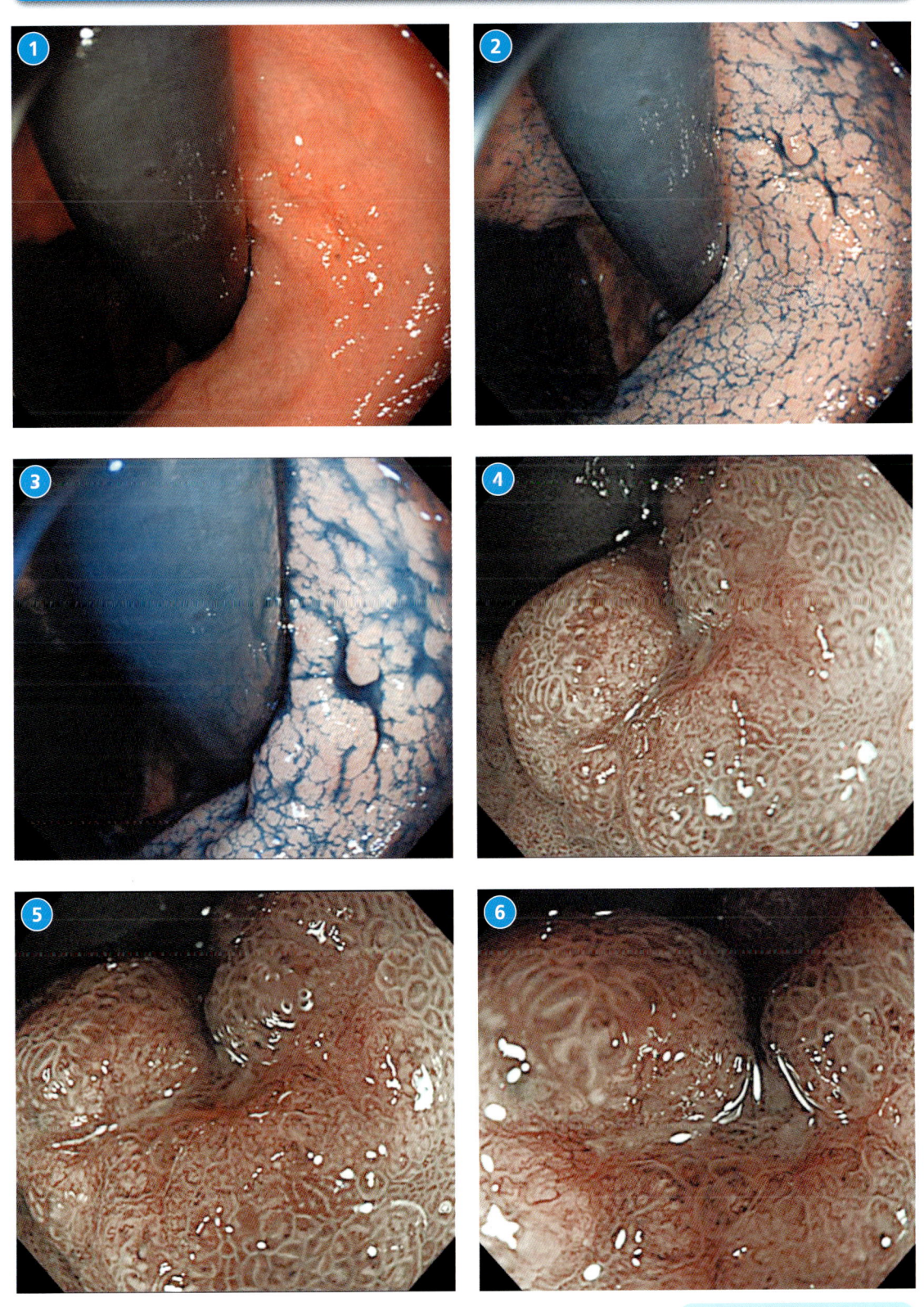

Question 8　側方進展範囲はどこまでか？

## 6枚の写真の ここを確認しよう！

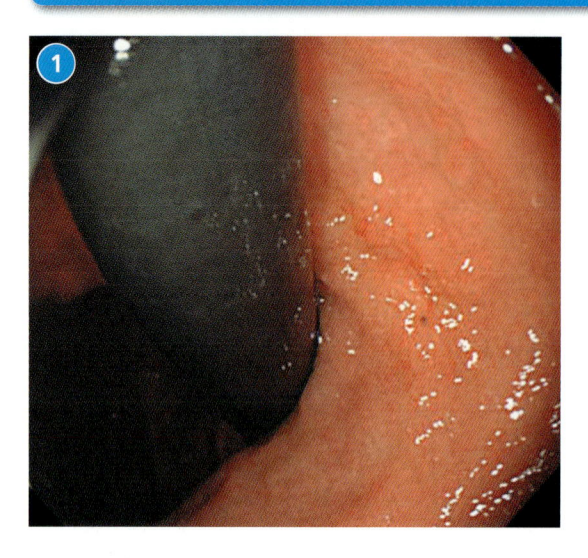

**① 色調と形状に注目しよう！**

- 胃体中部小彎に，発赤調で不整形の陥凹性病変を認めた．
- 陥凹の境界はやや不明瞭で，陥凹の辺縁には褪色調の辺縁隆起を認めていた．境界明瞭な不整形の陥凹性病変のため，上皮性悪性腫瘍を疑ったが，境界が不明瞭なためにびらんとの鑑別が必要と考えられた．
- 陥凹境界の有無を確認するためにインジゴカルミン撒布を行った．

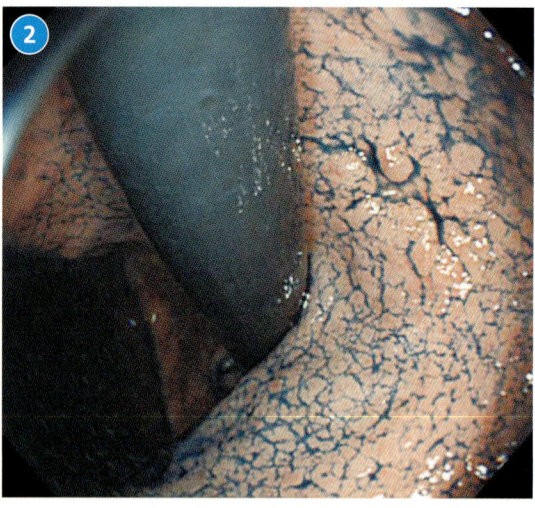

**② インジゴカルミンを撒布してみよう！**

- インジゴカルミン撒布により，棘状の伸び出しを伴う陥凹境界が明瞭となった．
- 背景粘膜のアレアは規則正しい模様を示しているが，辺縁隆起のアレアは粗大で，腫瘍の進展が疑われた．
- また，発赤調の陥凹性病変であったことから，腫瘍の組織型は分化型腺癌と考えられた．

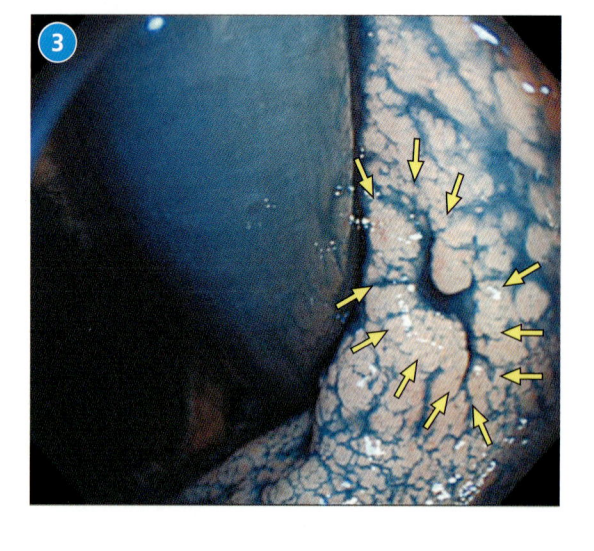

**③ 表面性状に注目しよう！**

- 近接すると，隆起の一部には背景粘膜と異なる細かい不整な粘膜模様を認め，陥凹内だけでなく，辺縁隆起までが（⇨の範囲まで）腫瘍の範囲であると疑われた．

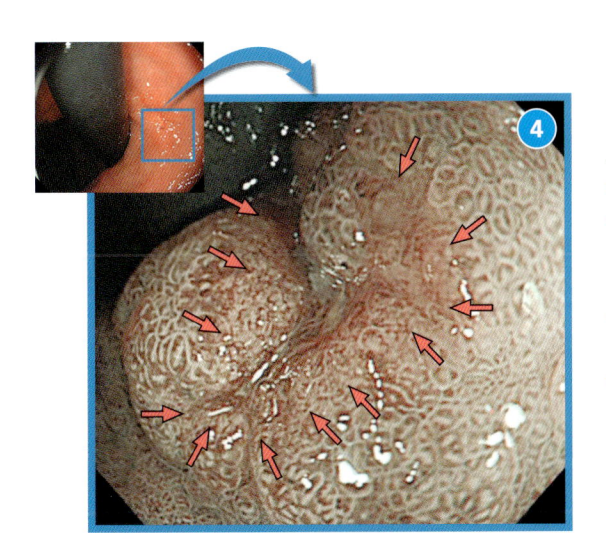

### NBI 拡大観察を行ってみよう！

**point!**

- 病変後壁側の NBI 弱拡大像である．
- 背景粘膜の表面性状は大部分が pit で，一部に villi 様構造を認めた．いずれも軽度の大小不同はあるが，形状は丸みを帯び不整はなかった．
- 一方，陥凹部と辺縁隆起は構造が不明瞭化し（➡ 内），周囲粘膜との境界は明瞭であった．
- 表面構造と血管構造の詳細な観察のため，さらに拡大倍率を上げて観察してみた．

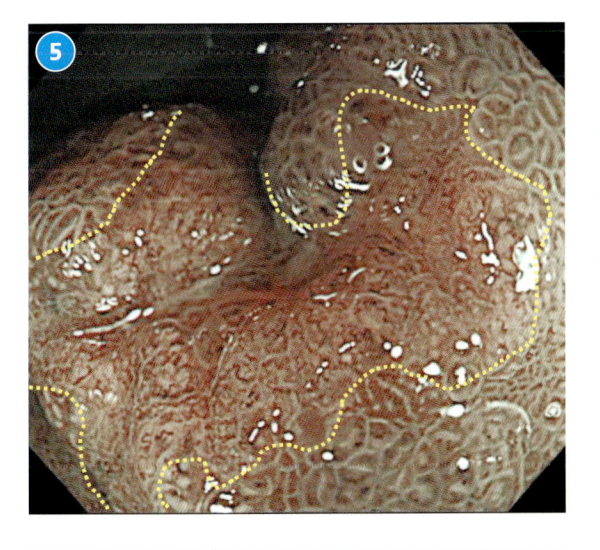

### 血管構造にも注目しよう！

- 病変の NBI 中拡大像である．
- 表面構造の不明瞭化を認めた領域に，走行不整・口径不同のある異常血管を認めた．
- network pattern が一部に認められるため，組織型は中～高分化型腺癌と診断した．
- 背景粘膜との差は明瞭であり，左図の黄色点線までが側方進展範囲と診断した．
- 以上より Question の②が側方進展範囲と考えられた．

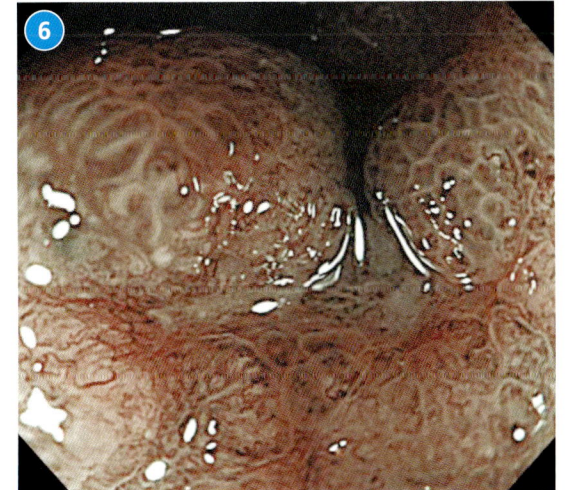

### さらに拡大してみよう！

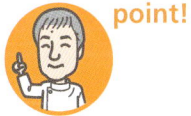

**point!**

- 病変の NBI 強拡大像である．
- 陥凹内の表面構造と血管構造は暗くてよく確認できなかった．
- 辺縁隆起部，そして陥凹内の表面構造は不明瞭化し，走行不整・口径不同の強い異常血管が認められた．

Question 8　側方進展範囲はどこまでか？

## 最終診断に向けて　切除標本と対比しよう！

分化型腺癌，0-IIc，深達度 M と診断し，ESD で一括切除した．

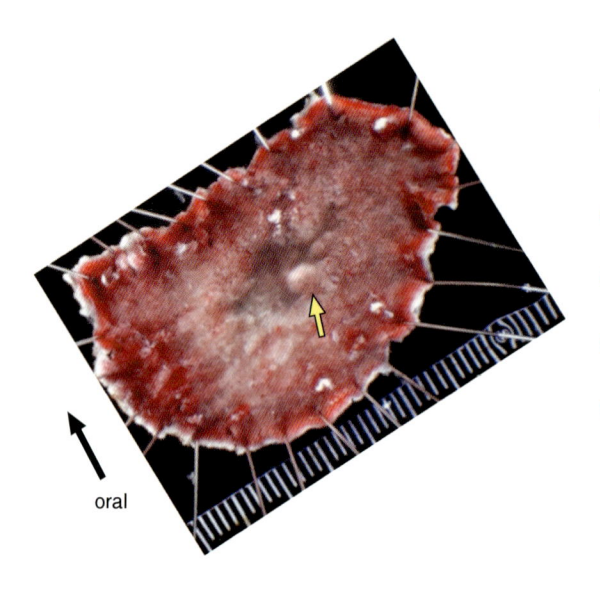

### 色調と表面性状に注目しよう！

- 新鮮切除標本を示す．内視鏡像と対比するために，標本の左斜め上が口側になるように回転させている．
- 表面性状の不整な褪色領域内に，陥凹部と辺縁隆起が認められた．
- 表面の構造により，背景粘膜との境界は明瞭であった．
- 標本は引き延ばしてピン打ちされたため，中央の陥凹の面積が内視鏡像よりも広くみえた．
- ⇨の先には結節状の隆起が認められた．

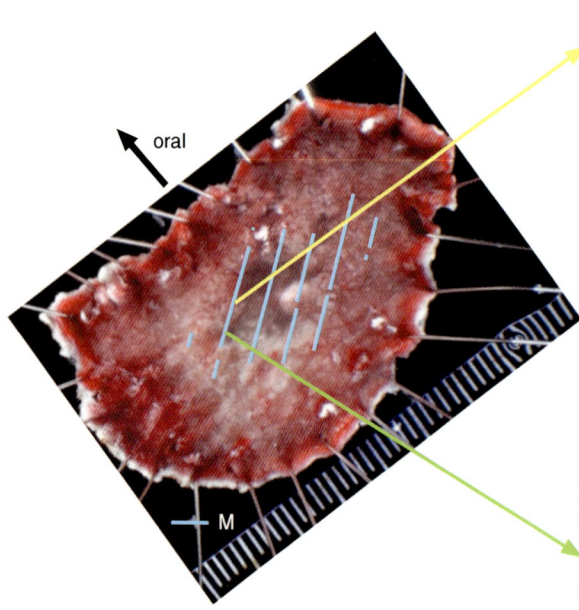

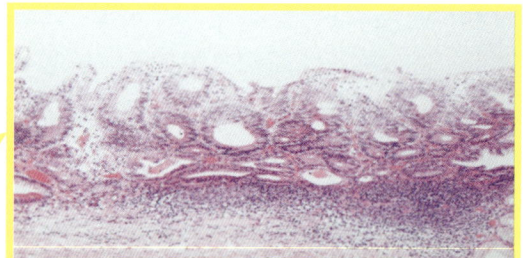

陥凹部の組織像である．構造異型と核異型のある腺管を認め，高分化型腺癌（tub1）と診断した．

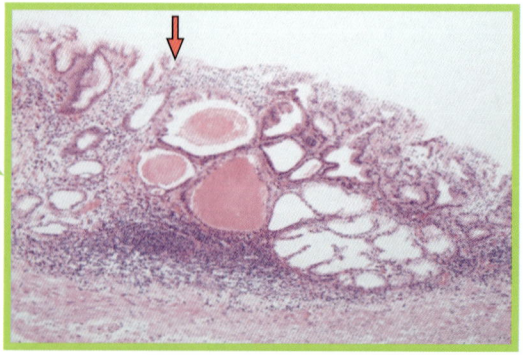

辺縁隆起部の組織像である．構造異型と核異型のある腺管を認め，tub1 と診断した．⇨から右が癌である．癌が隆起の途中まで乗り上げていた．

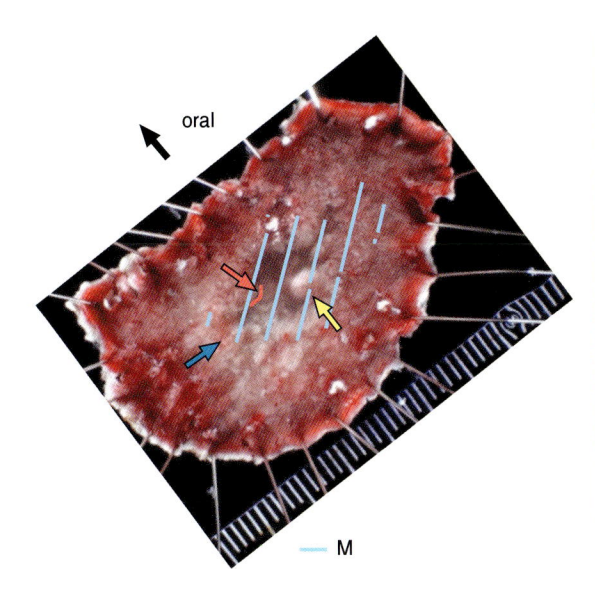

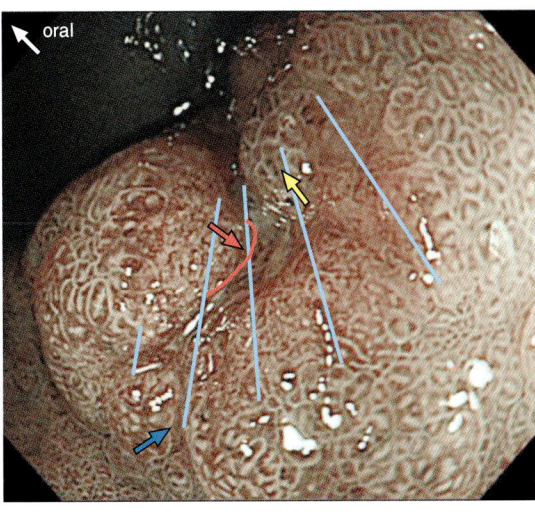

### 新鮮切除標本とNBI拡大観察像へマッピングしよう！

- 左図は新鮮切除標本にマッピングしたものである．NBI拡大観察像にマッピングをのせると，右図のようになった（両図とも左斜め上が口側である）．
- NBI拡大観察像では病変の奥が見えていないので，病変の手前側にのみマッピングした．
- 両図において，⇨で示した結節状隆起，⇨で示した口側の陥凹の曲線，⇨で示した病変左側の溝がそれぞれ対応している．
- 側方進展範囲は辺縁隆起まで及び，NBI拡大観察像で表面構造と血管構造に異常を認める部分と一致していた．

### Conclusive Diagnosis

Gastric adenocarcinoma, tub1, T1(M), ly0, v0, LM(－), VM(－), pType 0-IIc, 16×10 mm, U, Less.

**まとめ**
本症例は辺縁隆起を伴う陥凹性病変であり，癌は陥凹内だけでなく辺縁隆起に及んでいた．
NBI拡大観察を用いることにより，側方進展範囲診断を正確に行うことが可能であった．

**Answer** 側方進展範囲は②辺縁隆起まで．

（関　亜矢子）

# Question 9

## 側方進展範囲はどこまでか？

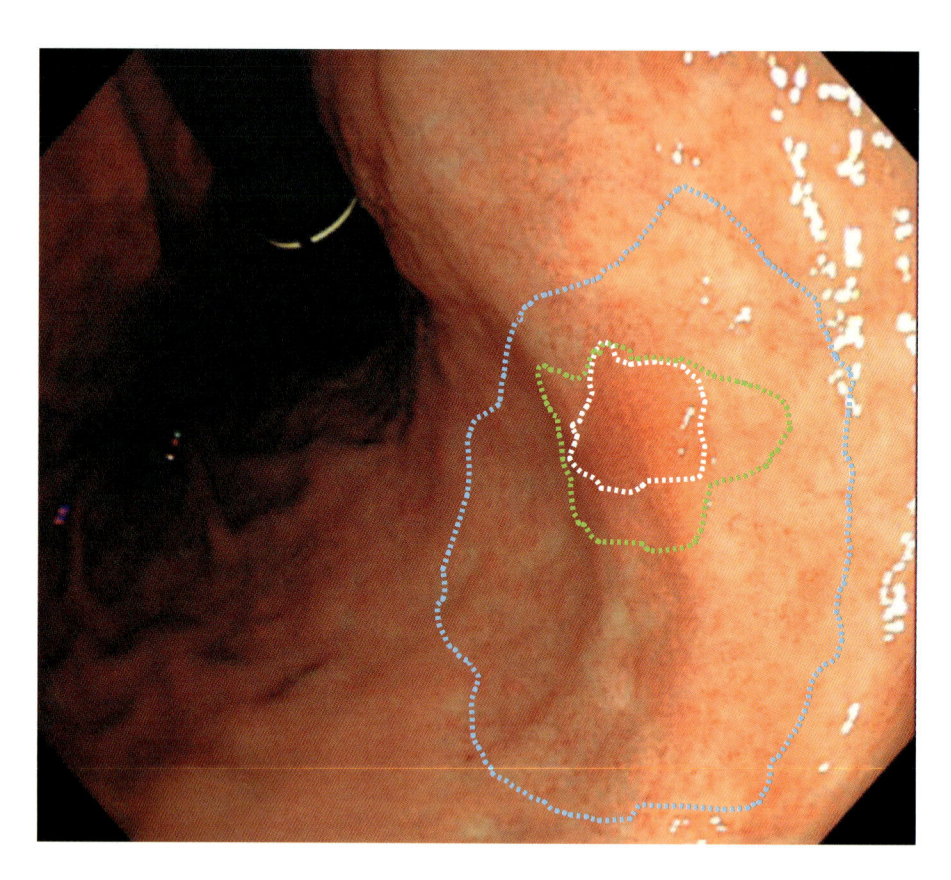

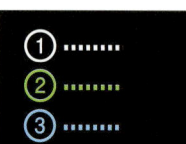

① ┈┈┈
② ┈┈┈
③ ┈┈┈

## 6枚の写真から考えてみよう！

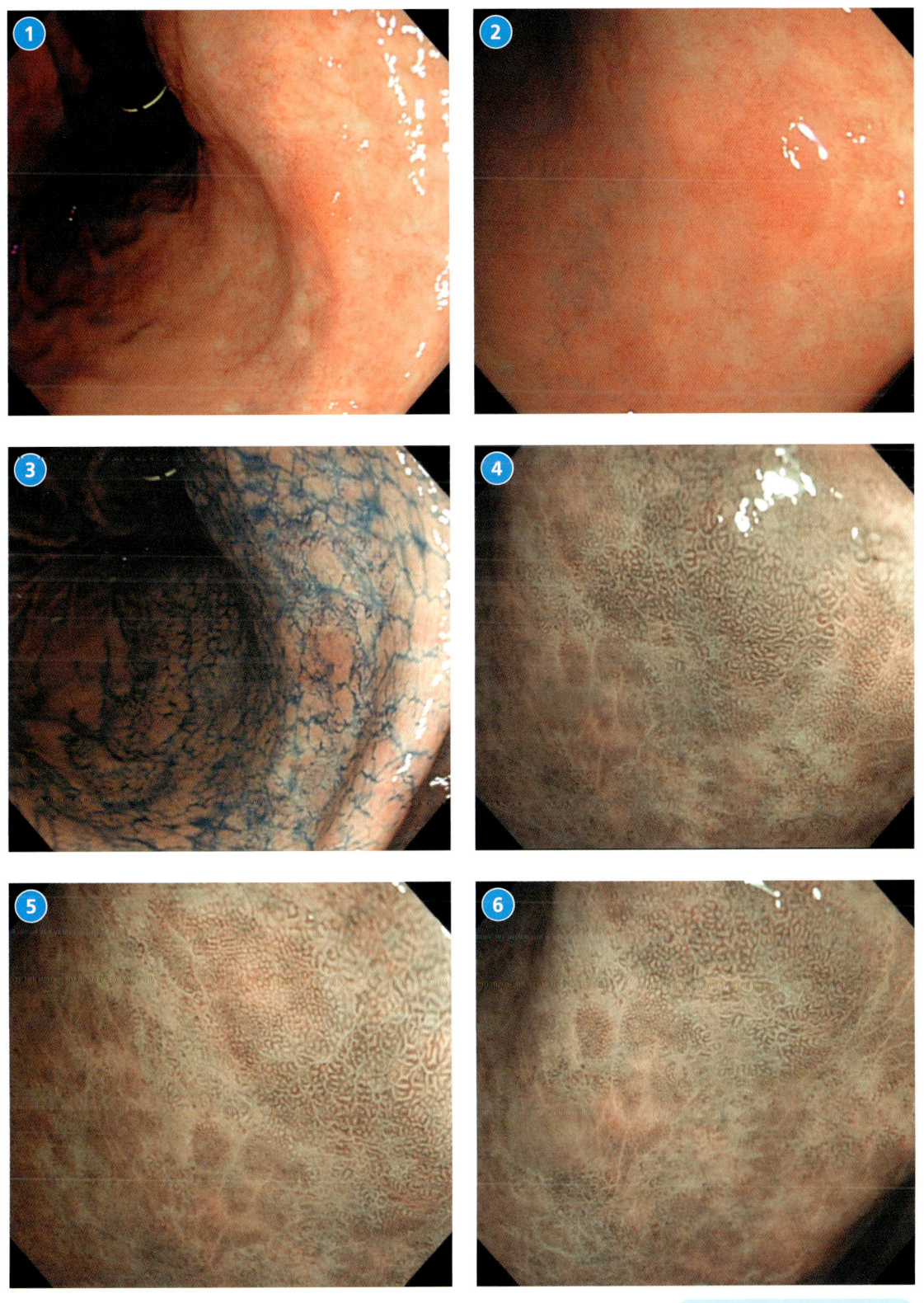

Question 9　側方進展範囲はどこまでか？

## 6枚の写真の ここを確認しよう！

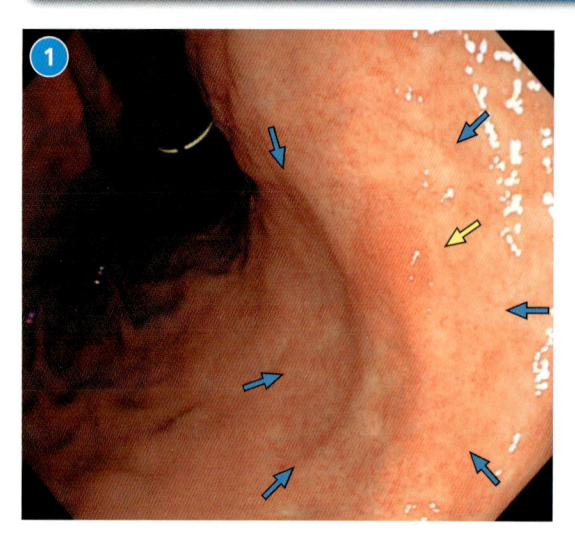

**1**

### 発赤に注目しよう！

- ⇨で示すように，胃体下部小彎に発赤調の平坦な病変を認める．発赤の表面性状は平滑であり，境界は不明瞭である．
- 発赤周囲に⇨で示すように，発赤と褪色の混在した領域を認めるが，その境界は不明瞭である．

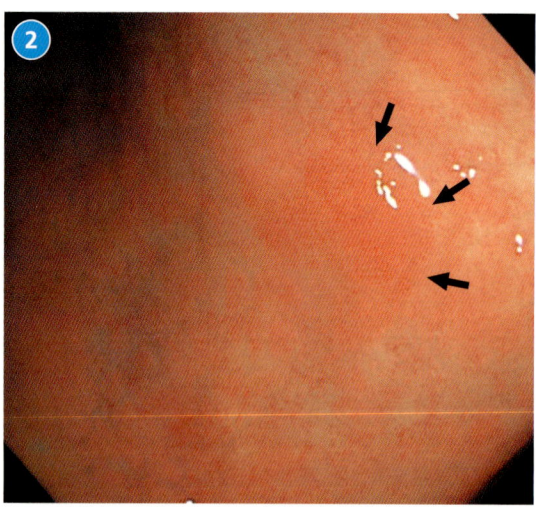

**2**

### 近接してみよう！

- 発赤部の近接像を示す．
- 発赤の表面性状は平滑で，⇨で示すように肛門側の境界は明瞭だが，他の部位の境界は不明瞭である．

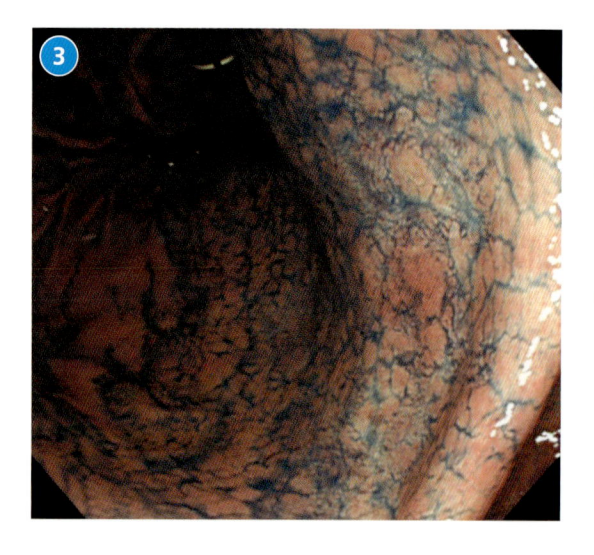

**3**

### インジゴカルミンを撒布してみよう！

- インジゴカルミンを撒布すると，表面性状を詳細に観察することができる．
- 病変周囲粘膜の表面性状は，アレアに不整を認めないが，病変部はインジゴカルミンをはじきアレア模様の不明瞭化を認める．しかし，病変部との境界は不明瞭である．
- 通常観察で認めた発赤と発赤周囲の境界不明瞭な領域をさらに詳しく検討するためNBI拡大観察を行った．

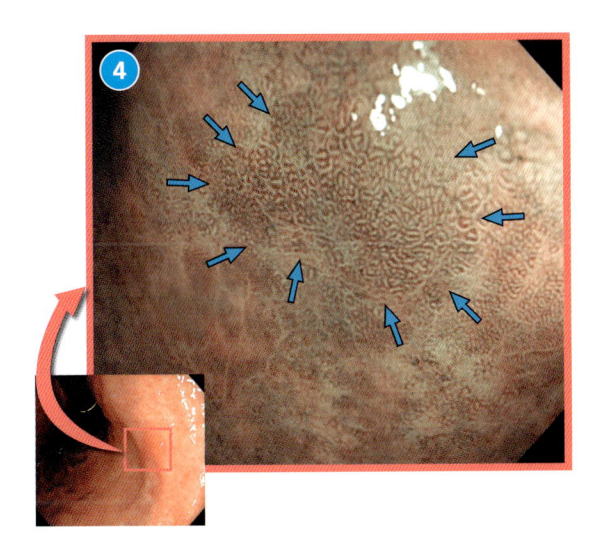

### 表面構造に注目しよう！

- 通常観察で発赤と認識された領域の NBI 弱拡大像である．
- ➡で示す領域が発赤部で，その表面に pit 様構造を認める．pit の不整は軽度だが，大きさはさまざまで，大小不同を認める．

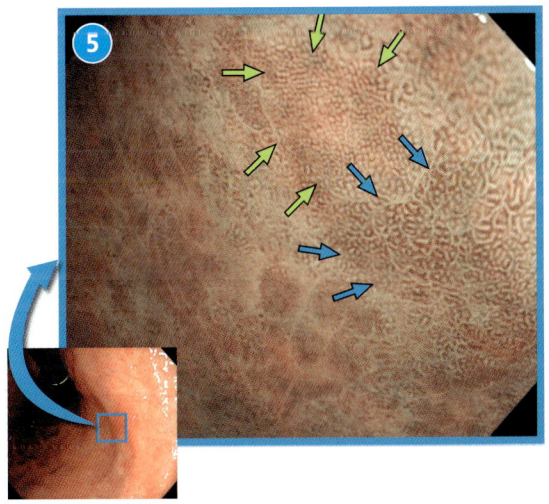

### 口側の進展範囲は？

- 発赤の口側部の NBI 拡大像である．
- ➡で示した部分には，整形で大小不同のない pit 様構造を認め，非腫瘍と診断した．
- 一方，➡で示した発赤部は軽度の形態不整を有し，大小不同のある pit 様構造を認め，同部を上皮性腫瘍と診断した．
- また，pit 様構造の差から側方進展範囲を➡の範囲と診断した．

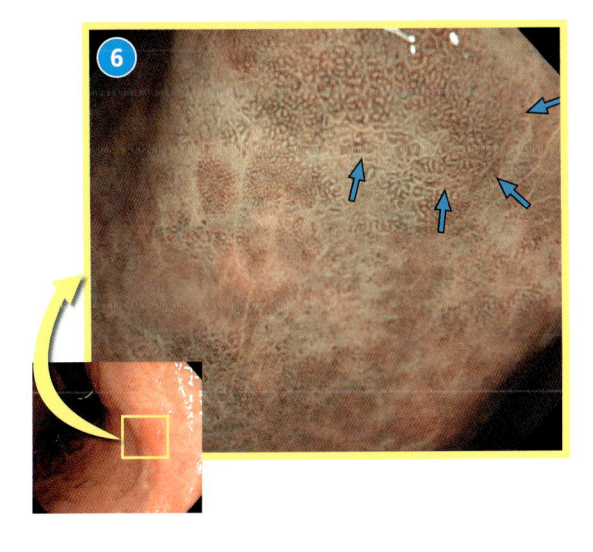

### 肛門側を検討しよう！

- 大小不同の pit 様構造の範囲を肛門側へ追っていくと➡に示す肛門側境界が確認された．
- 以上から，腫瘍の進展範囲診断を➡の範囲とした．

Question 9　側方進展範囲はどこまでか？

> 最終診断
> に向けて
## 切除標本と対比しよう！

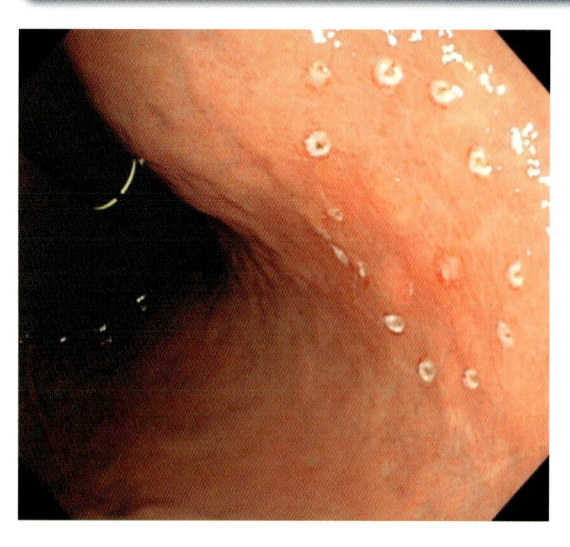

### マーキングをしよう！
- NBI拡大観察で癌と診断した境界の外側にマーキングを施行した．

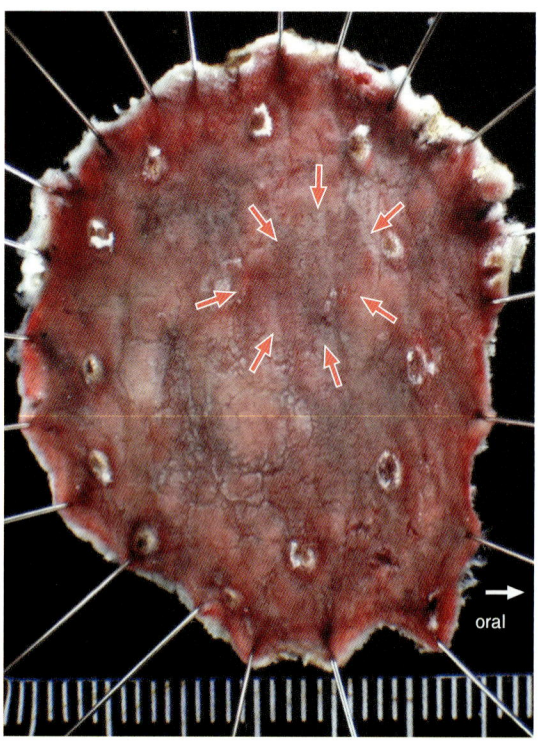

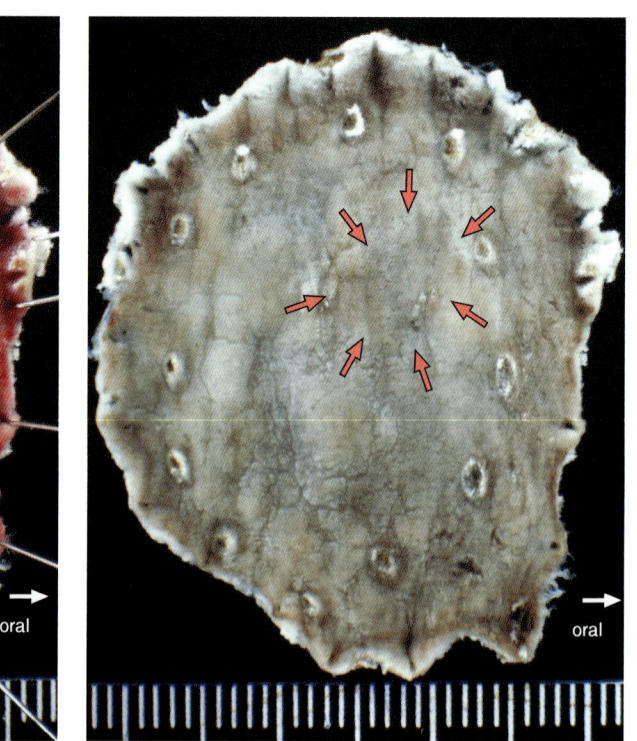

### 新鮮切除標本を見てみよう！
- 図の右側が口側である．
- 中央に発赤した陥凹（⇒で示した）を認めるが，陥凹の境界は不明瞭である．

### 固定標本を見てみよう！
- 図の右側が口側である．
- 固定標本でも，新鮮標本と同様に陥凹（⇒で示した）を認めるが，陥凹の境界は不明瞭である．

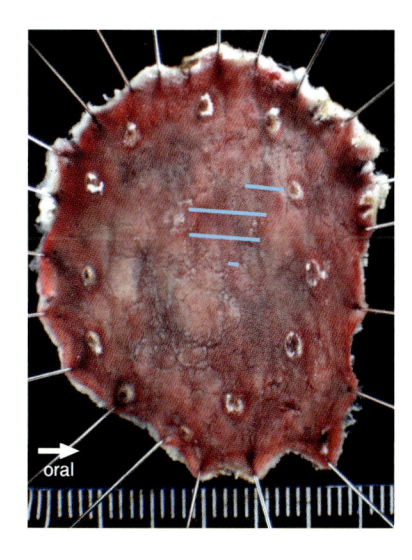

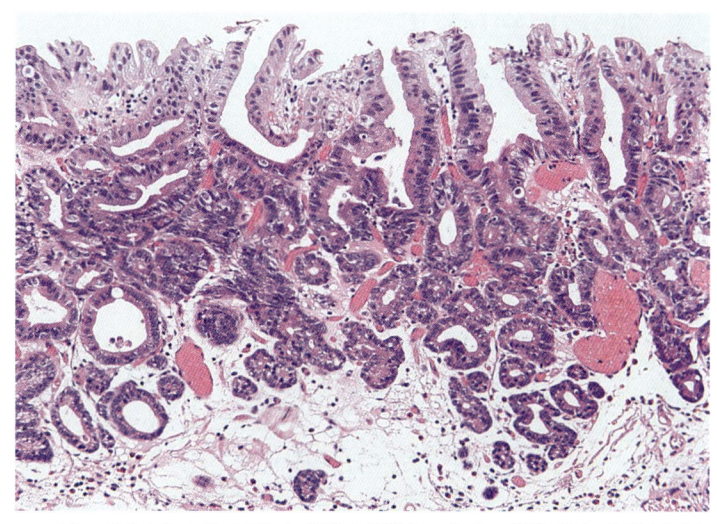

マッピングの水色の線で示した部位の組織像である．構造異型，細胞異型をともに認め，高分化型腺癌(tub1)と診断した．

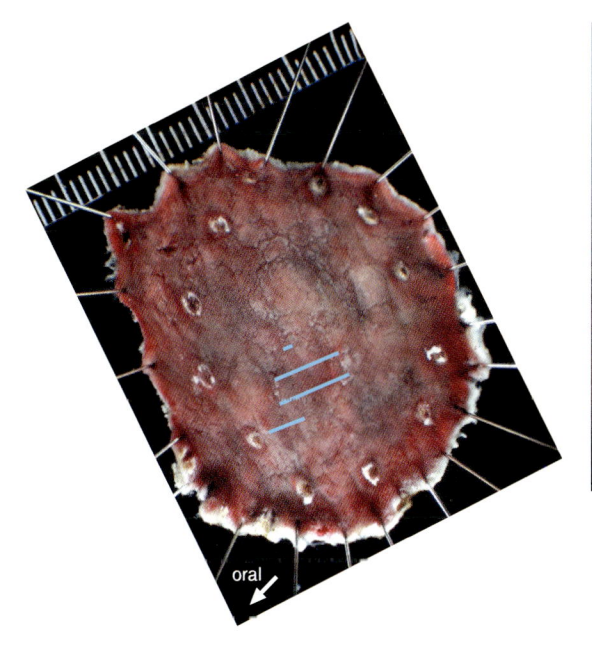

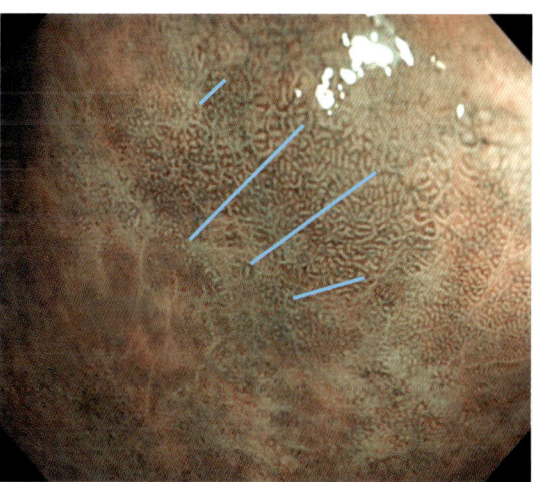

## Conclusive Diagnosis

Gastric adenocarcinoma,
tub1, T1（M）, ly0, v0, LM（−）, VM（−）,
pType 0-IIb, 9 × 7 mm, M, Less.

**まとめ** この症例は他施設でESDを施行しようとしたが，境界不明瞭なことから中止となった．当院ESD施行時の通常観察でも境界不明瞭であったが，NBI拡大観察にて範囲診断を行った．背景粘膜にpit様構造が認められ，癌部の表面構造もpit様構造であったため，境界診断が難しい症例であった．しかし，pitの不整さと大小不同に注目することで，進展範囲を正診することができた．

**Answer** 側方進展範囲は①まで．

（西山祐二）

Question 9　側方進展範囲はどこまでか？

# Question 10

## 組織型は？

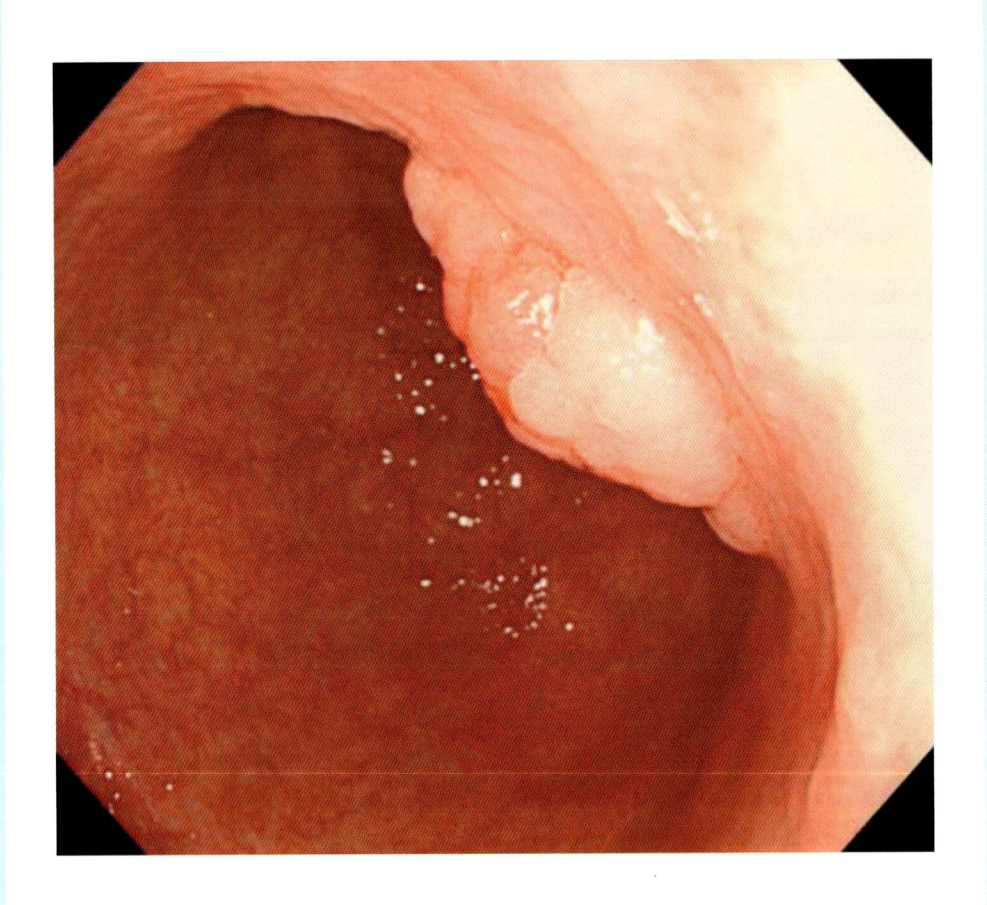

次のうちどれか？
① 腺腫
② 管状腺癌
③ 乳頭腺癌
④ 管状腺癌と乳頭腺癌の混在型

## 6枚の写真から考えてみよう！

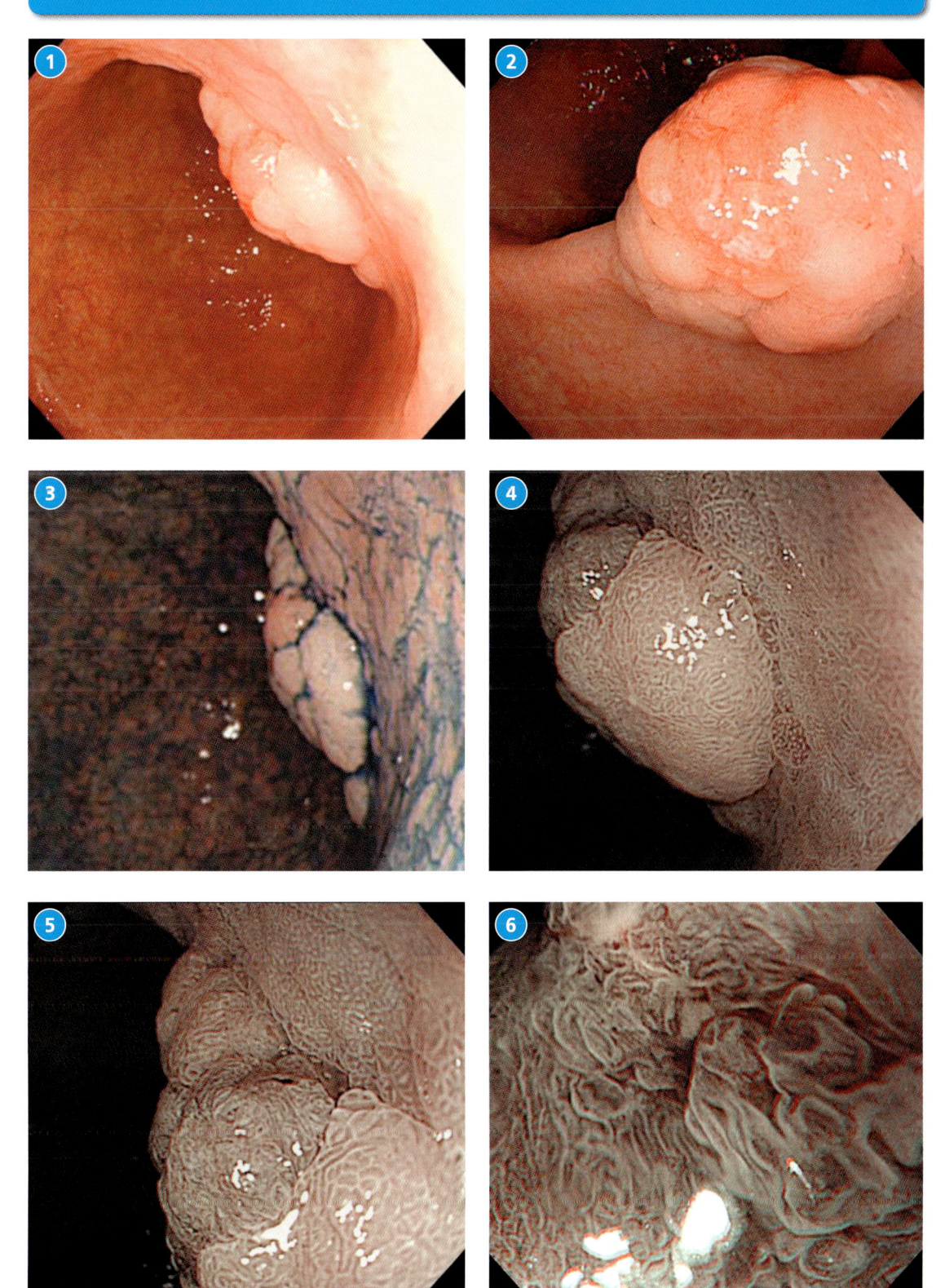

① ② ③ ④ ⑤ ⑥

☞解説は次のページから！

Question 10　組織型は？

## ここを確認しよう！

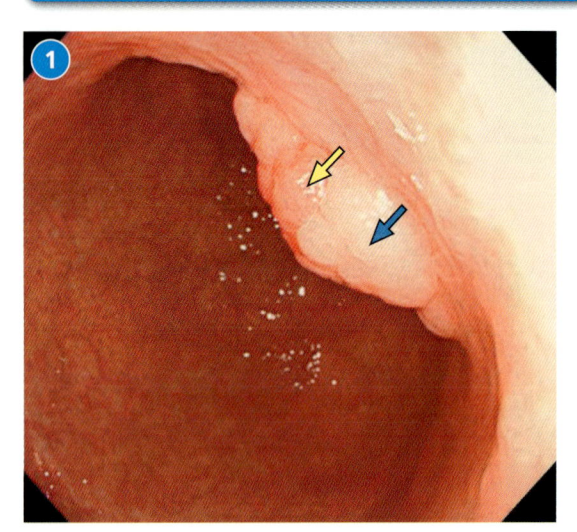

### 隆起の形態に注目しよう！

- 胃角部小彎後壁に立ち上がりの明瞭な隆起性病変を認めた．
- 隆起は大小不同の結節が集簇した形態を呈し，各結節の表面は比較的平滑であった．
- 境界明瞭な立ち上がりを有する隆起性病変であり，上皮性腫瘍を考えた．

### 各結節の色調に注目しよう！

- 各結節は褪色，淡紅色，赤色とさまざまな色調を呈していた．
- 隆起口側の褪色部（青矢印）と発赤部（黄矢印）との色調差は明瞭で，組織型が異なる可能性が示唆された．

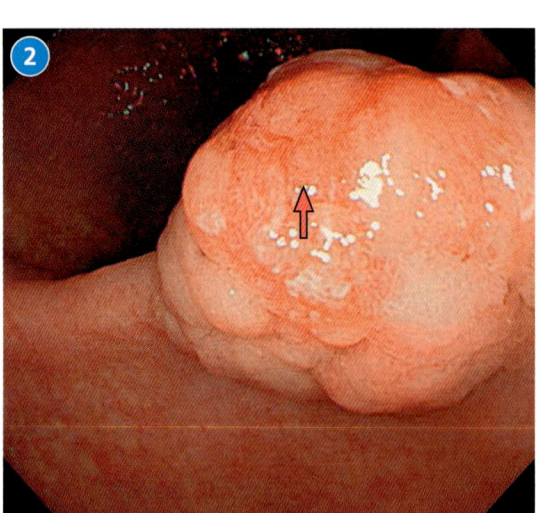

### 隆起の形態と色調に注目しよう！

- 反転観察では隆起基部の各結節は褪色調で，大小不同はあるも丸みがあり，表面は平滑であった．
- 一方，隆起頂部（赤矢印）は発赤調で表面粗造であった．
- 隆起の丈は高いが，全体に緊満感はなく，表面には目立った凹凸を認めなかった．

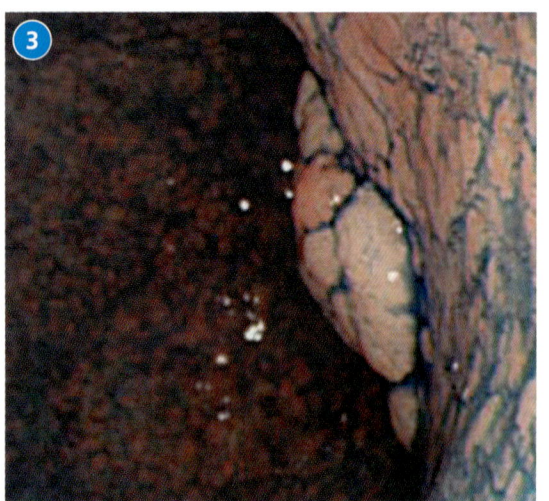

### インジゴカルミンを撒布し，隆起の辺縁と表面を確認しよう！

- 隆起辺縁にインジゴカルミンが溜まり，隆起の立ち上がりはより明瞭化した．
- 隆起を構成する各結節はインジゴカルミンをはじく平滑な表面構造を呈し，背景粘膜にみられる網目状の細かい溝は消失していた．

### 次にどうするか？

- NBI拡大観察により，褪色部と発赤部の表面構造と表在血管に差異があるかを確認した．

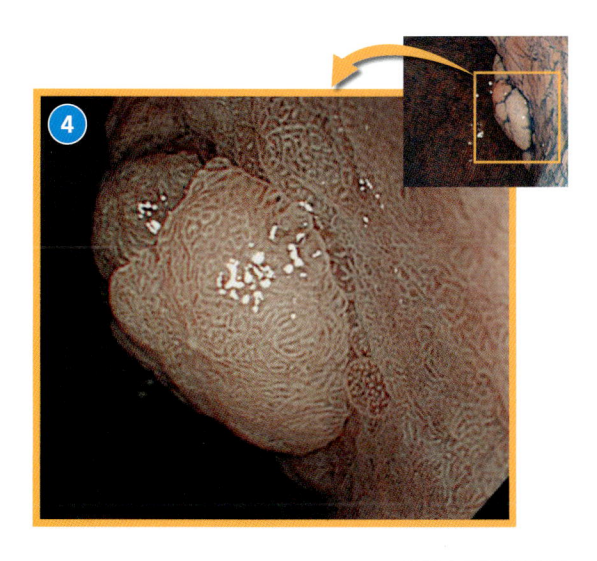

### 隆起口側の褪色部を NBI で確認しよう！

- 背景粘膜には大きさ・形態の均一な villi 様構造と pit を認めた．
- 図❶➡️の NBI 拡大観察では，大小不同のある villi 様構造を認め，その配列は乱れているが，形態不整は軽度であった．
- 以上より，褪色部は異型度の弱い上皮性腫瘍と考えた．

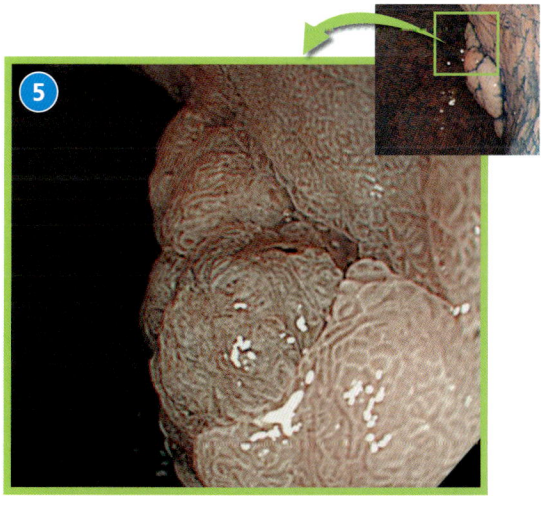

### 今度は隆起口側の発赤部に注目しよう！

- 図❶➡️の NBI 拡大観察では，大小不同・形態不整の高度な villi 様構造を認め，図❶➡️と比較して villi 様構造はやや不明瞭化していた．
- NBI 拡大観察では，発赤部は褪色部より異型度が強い可能性が考えられた．

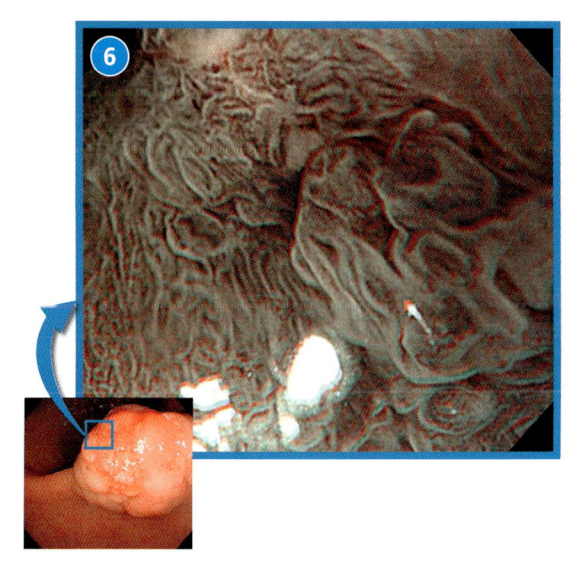

### 隆起中央の発赤を確認しよう！

- 図❷➡️の NBI 拡大観察では，大小不同・形態不整の強い villi 様構造を認め，villi 様構造は大きく腫大していた．この部位では腫瘍腺管が乳頭状に増殖していると考えられた．

### どう解釈するか？

- 境界明瞭な不整形の隆起性病変で，表面は色調・構造ともに不均一である．NBI 拡大で隆起は大小不同，形態不整のある villi 構造で構成されており，cType 0-Ⅰ の Gastric adenocarcinoma と考えた．
- 隆起は高いが，緊満感や強い凹凸は認められず，深達度は M と考えた．隆起内には色調・表面構造の異なる部位が混在しており，NBI 拡大観察では大小不同・形態不整のある villi 様構造が確認された．villi 様構造の異型度は部位により異なっており，管状腺癌(tub)と乳頭腺癌(pap)が混在した組織型と考えられた．

## 最終診断に向けて　切除標本と対比しよう！

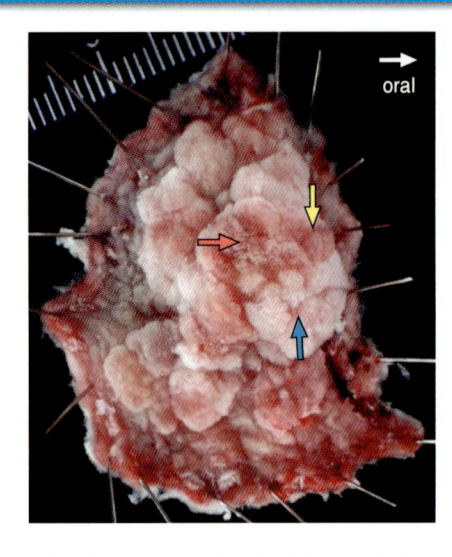

### 隆起の形態と色調に注目しよう！

- 隆起は多結節状で，隆起の境界はおおむね明瞭であった．
- 表面構造は保たれ，隆起口側の褪色部（⇒）と発赤部（⇒）には軽度の凹凸が認められた．
- 隆起中央の発赤部（⇒）では毛羽立ち様変化を伴っていた．

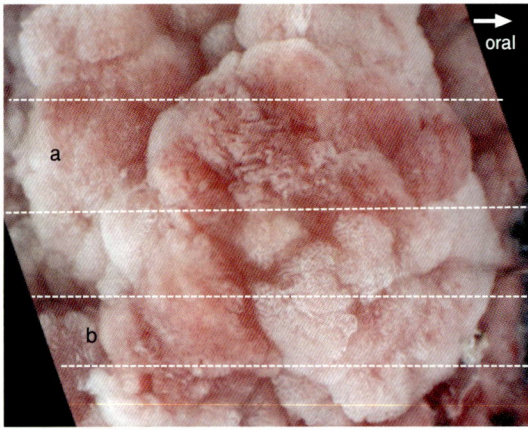

### 隆起の表面構造に注目しよう！

- ⇒の部位を拡大すると，大小不同・形態不整の強い大きなvilli様構造を認めた．
- ⇒の部位には，大小不同と軽度の形態不整を伴った微細なvilli様構造を認めた．
- また，⇒の部位でも微細なvilli様構造を認めたが，その輪郭は不明瞭化していた．
- NBI拡大観察でみられた各部位の表面構造の差異が新鮮標本でも確認された．
- 各部位を病理組織学的に検討するために，切り出しを白色点線のように行った．

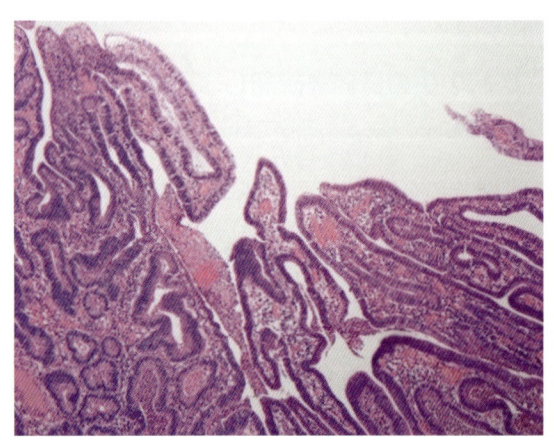

**【切片a：隆起中央，発赤部（⇒）の組織像】**
腫瘍腺管は乳頭状に発育し，一部で癒合，太い腫瘍腺管を形成しており，papと診断した．NBIでみられた大小不同・形態不整の強い大きなvilli様構造の原因と考えられた．

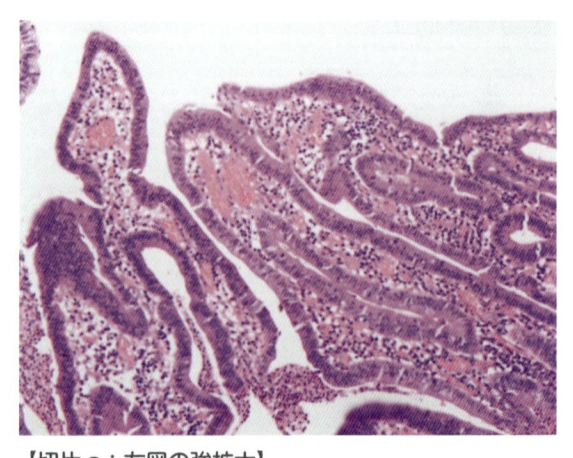

**【切片a：左図の強拡大】**
腫瘍腺管の間質には高度の充血が認められ，発赤の原因と考えられた．

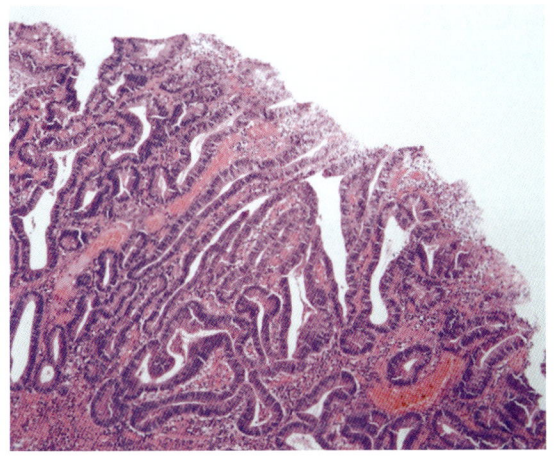

**【切片 a：隆起口側の発赤部（⇒）の組織像】**
丈の高い腫瘍腺管が屈曲・蛇行して高い密度で増生し，腫瘍表面で腺管開口部は不明瞭化しており，高分化型腺癌（tub1）と診断した．同部の NBI 拡大観察では villi 様構造の高度形態不整と軽度不明瞭化を認め，組織像と合致していた．

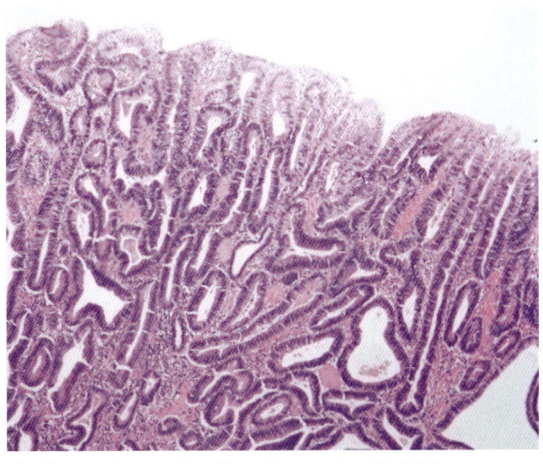

**【切片 b：隆起口側の褪色部（⇒）の組織像】**
⇒の組織像と比較して，腫瘍腺管の構造異型は軽度で，腫瘍表面での腺管開口部も保たれていた．同部のNBI 拡大では villi 様構造の形態不整は軽度で，その輪郭は明瞭であり，組織像に合致するものであった．

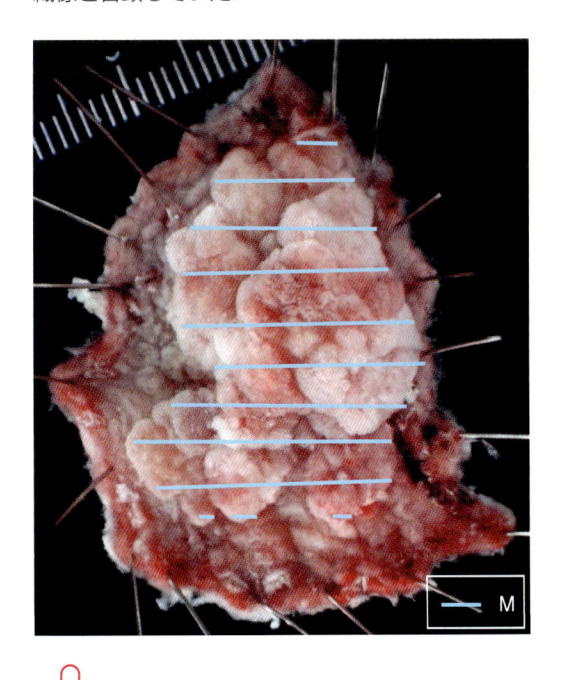

### Conclusive Diagnosis

Gastric adenocarcinoma,
tub1>pap, T1(M), ly0, v0,
LM(−), VM(−), pType 0-Ⅰ,
30 × 23 mm, M, Less.

**まとめ** 詳細な内視鏡診断により腫瘍の病理組織を予想することは，ESD 適応を決定する際に大変重要である．本例では隆起内に 3 つの色調・表面構造の異なる部位が認められ，NBI 拡大観察では管状腺癌（tub）と乳頭腺癌（pap）が混在した組織型が疑われた．切除標本の詳細な病理組織学的検討により，NBI 拡大観察による組織型診断が妥当なものであったことが確認できた．

**Answer** 組織型は④管状腺癌と乳頭腺癌の混在型．

（柴垣広太郎）

Question 10　組織型は？

# Question 11

## 側方進展範囲はどこまでか？

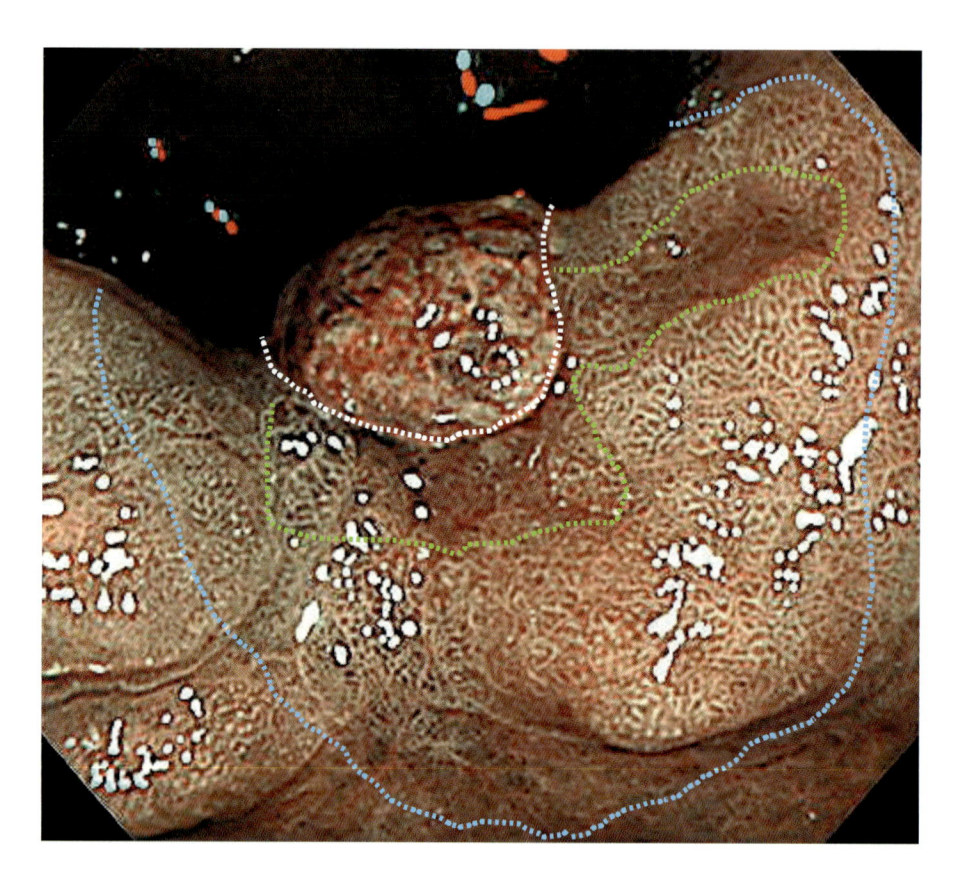

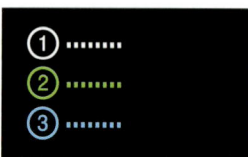

① ……
② ……
③ ……

## 6枚の写真から考えてみよう！

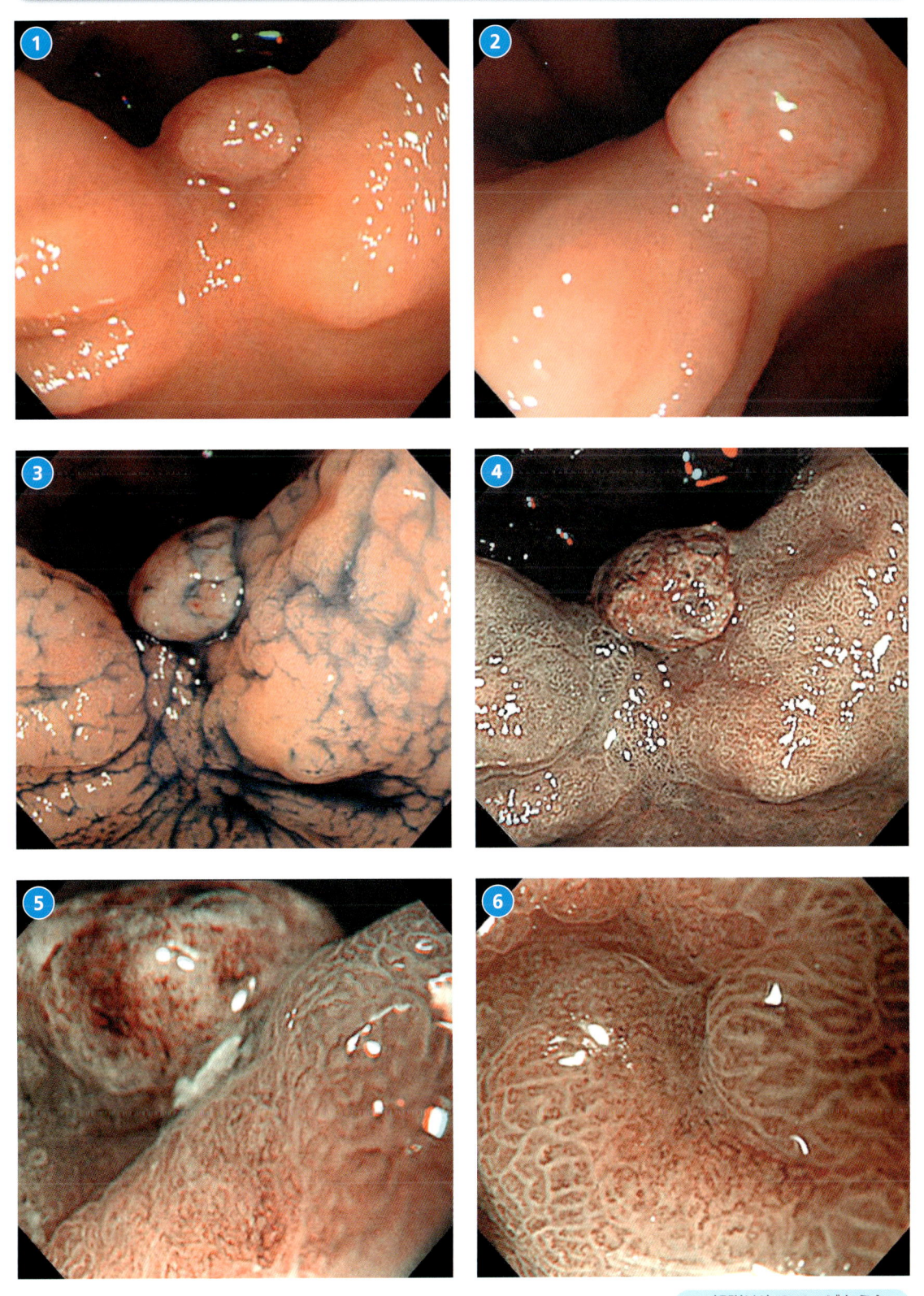

①
②
③
④
⑤
⑥

☞解説は次のページから！

Question 11　側方進展範囲はどこまでか？

## ここを確認しよう！

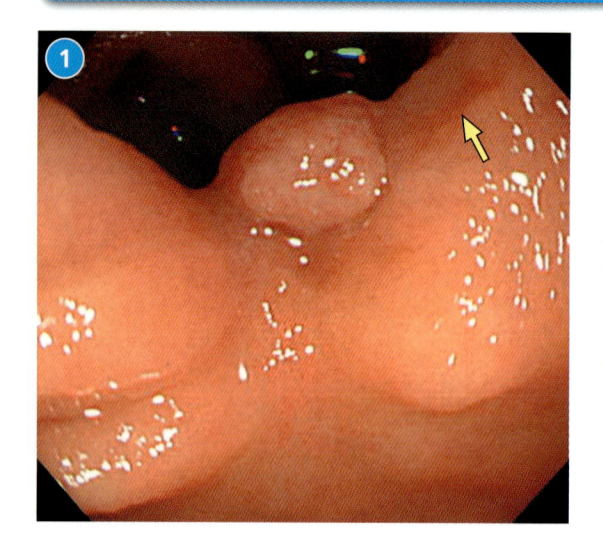

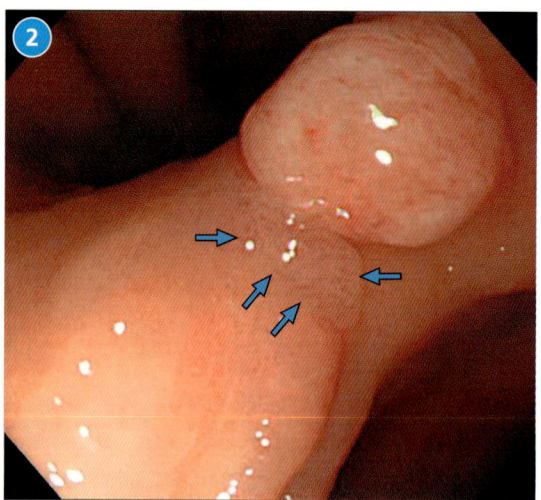

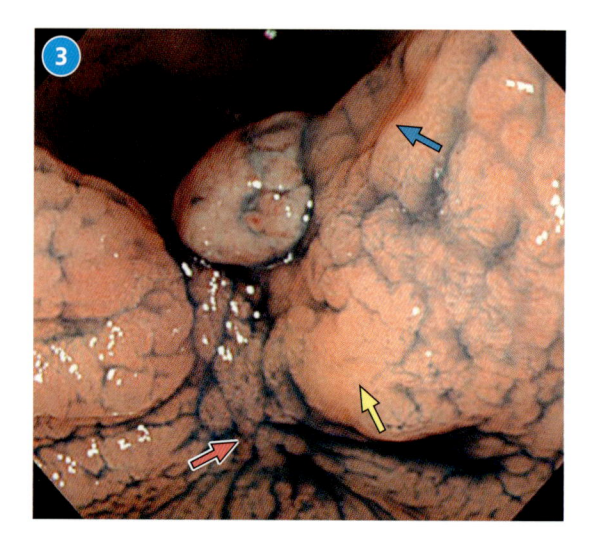

### 陥凹と隆起に注目しよう！

- 胃角部小彎に粘膜集中を伴った発赤調の陥凹性病変を認め，胃角は変形している．陥凹の中央にはⅠsp様の発赤隆起を伴っている．

### 襞に注目しよう！

- 一点に向かう粘膜集中ではなく陥凹全体に向かう集中であった．粘膜襞の先端は隆起の近傍でなだらかに消失しており，襞の途絶や融合所見はなかった．
- 粘膜襞集中の原因は粘膜下層の線維化であり，線維化の原因は潰瘍または癌の粘膜下浸潤である．本例では粘膜下浸潤を示唆する襞の太まりや融合がないことから，前治療に伴う潰瘍瘢痕による変化と考えられる．また多中心性の粘膜集中であり，再発を繰り返した潰瘍，つまり複数回の治療後と推測され，治療経過を反映している．

### 陥凹に注目しよう！

- 発赤陥凹の境界は不明瞭であるが，⇨の部分では陥凹境界を認識することができる．

### 隆起前壁側と隆起に注目しよう！

- 中央の隆起は急峻な立ち上がりで境界明瞭である．色調は発赤と褪色部分が混在し，表面は浅い不整な凹凸を複数箇所に認める．
- 隆起前壁側には明らかな陥凹局面を指摘できない．顆粒状隆起（⇨）を認め，隆起の辺縁として境界を認識することができる．

### インジゴカルミンを撒布しよう！

- インジゴカルミンを撒布すると，背景粘膜には整ったアレア模様を認めた．
- 中央隆起の後壁側に陥凹を認めるが，その境界は不明瞭である（⇨）．肛門側には表面構造（アレア）が不明瞭な部分（⇨）を認めた．また，⇨の部分には粘膜集中像を認めるが，表面平滑で，境界を持った陥凹局面を指摘できず，同部は非腫瘍と判断した．
- さらにNBI観察を行った．

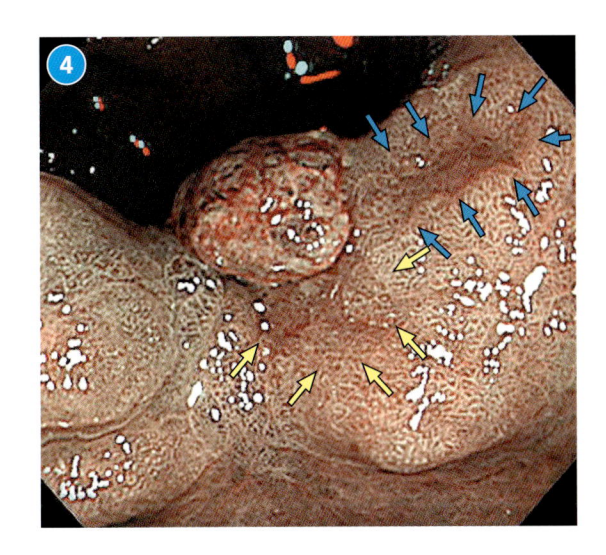

### NBI 拡大観察を行おう！

- NBI 弱拡大像である．
- 弱拡大での観察ではあるが，背景粘膜には整った pit 様構造，villi 様構造を認めるが，⇨の部分（Part A），⇨の部分（Part B）は brown color で，やや陥凹していた．

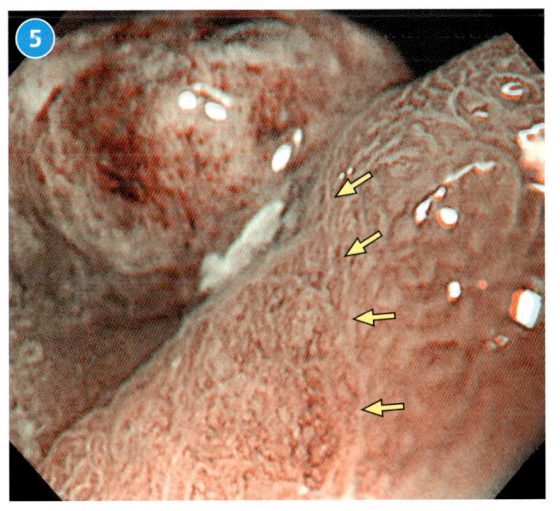

### Part A の近接像を見てみよう！

- 隆起の肛門側〜後壁側の NBI 拡大像である．
- 写真左側が陥凹で，⇨がその辺縁である．⇨の右側には密度の低い整った pit 様構造を認めた．陥凹の境界と一致して表面構造が異なり，⇨の左側では不整な細かい pit 様構造であり，密度も高い．また，構造が不明瞭化している部分もあった．
- 以上より中〜高分化型腺癌と診断した．

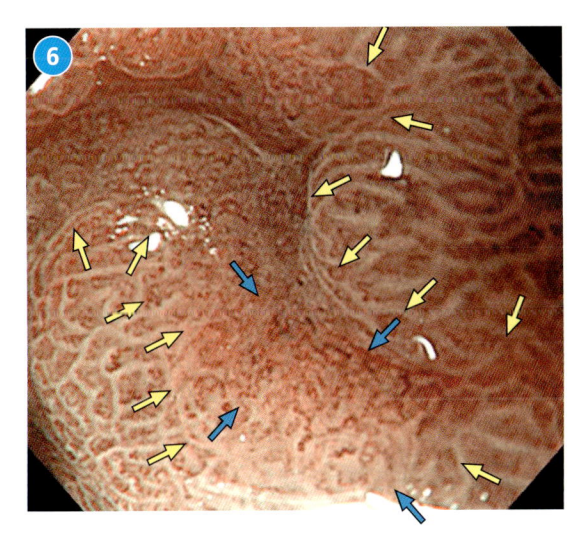

### Part B の近接像を見てみよう！

- 隆起後壁側の陥凹部分（⇨）の NBI 拡大観察像である．
- 陥凹周囲の背景粘膜ははぼ整った villi 様構造と pit 様構造であった．それに対して陥凹部分の表面構造は大小不同な pit 様構造を認め，⇨の部分で構造は不明瞭化していた．また走行不整・口径不同のある異常血管を認め，network を有していた．
- 以上より，同部は中〜高分化型腺癌と診断した．
- まとめると，隆起部分とその口側の陥凹部分と後壁側の陥凹部分が癌であり，内視鏡診断は，Gastric adenocarcinoma，cType 0-I + IIc，tub1-2，と診断した．

Question 11 側方進展範囲はどこまでか？

## 最終診断に向けて 切除標本と対比しよう！

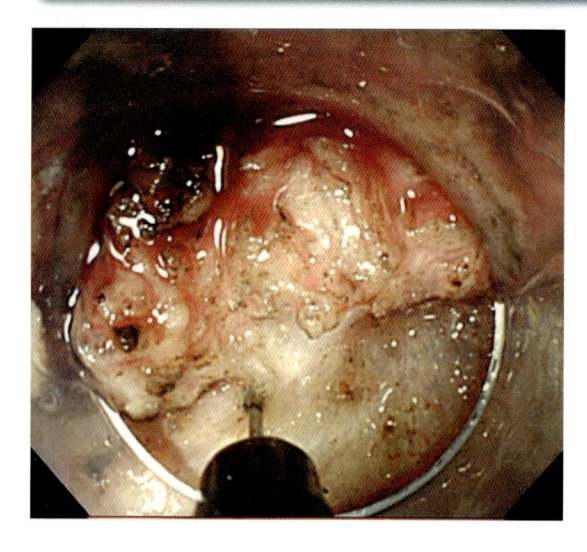

### ESDを行おう！

- ESD施行中の内視鏡像であるが，強い線維化を認め，剥離に難渋した．マーキング後前壁側から1/2周粘膜切開・剥離を行い，後壁側に向かって剥離した．
- その後，後壁側から残る1/2周の粘膜切開・剥離を行い，前壁側に向けて剥離を行った．
- 瘢痕部に高度な線維化を認め筋層が露出する剥離層となったが，偶発症なく一括切除し得た．

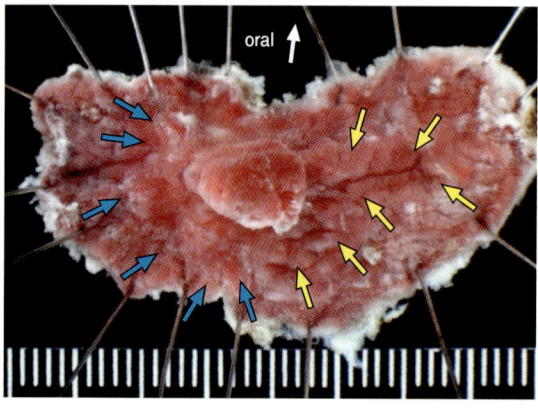

### 表面構造・色調に注目しよう！

- 図の上側が口側である．
- 中央に急峻な立ち上がりの発赤隆起を認め，隆起の辺縁としてその境界は明瞭である．
- 隆起の前壁側には発赤と褪色域のある扁平隆起を認める（⇒）が，全体として境界は不明瞭である．
- 中央隆起の肛門側から後壁側に粗大アレアを認めるが，境界は不明瞭であった．

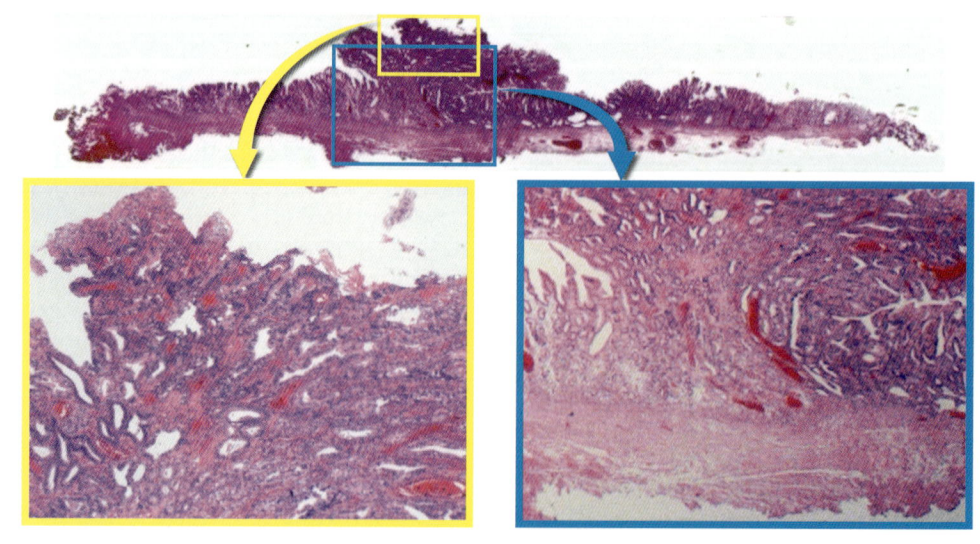

### 病理組織を見てみよう！

左は中央の隆起部分の組織像である．構造異型，細胞異型を認め，中分化型腺癌（tub2）と診断した．右はその粘膜下層であるが，線維化が強く，一部筋層が切除されていた．

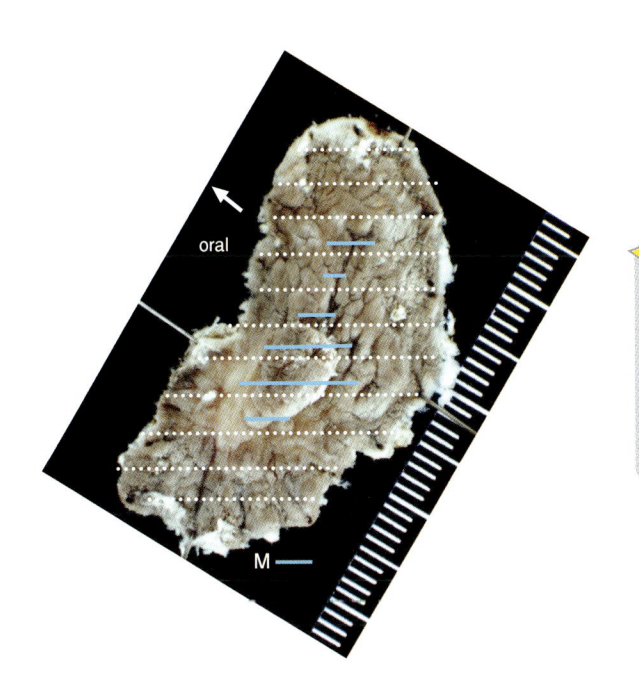

### Conclusive Diagnosis

Gastric adenocarcinoma,
tub1>tub2, T1(M), ly0, v0,
LM(−), VM(−), pType 0-I + IIc, ML, Less,
19×10 mm, CurEA.

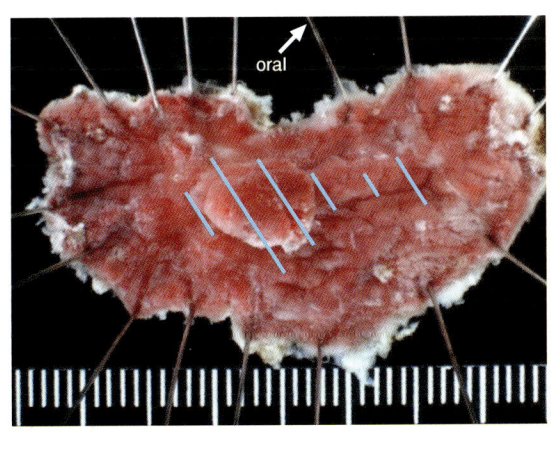

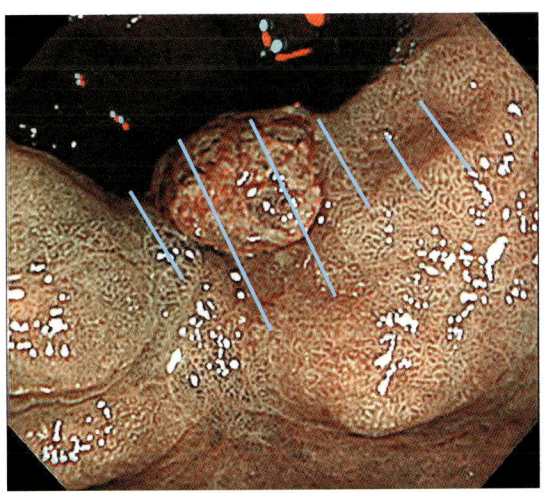

内視鏡と対比しマッピングすると上のようになり，Question の解答は②である．

**まとめ**　0-IIa 病変の内視鏡的粘膜切除術(EMR)＋アルゴンプラズマ凝固療法(APC)後の再発症例であった．粘膜集中の中心に不整な隆起を認め，同部が癌であることは容易に認識できる．一方，隆起周囲の 0-IIc 面については通常観察で認識困難であったが，NBI を用いることにより境界を認識することができた．本症例が局所再発をきたした理由は初回の側方進展範囲診断の誤りが原因であり，0-IIb 進展に注意することが大切である．

**Answer**　側方進展範囲は②まで．

（船川慶太）

Question 11　側方進展範囲はどこまでか？

# Question 12

## 組織型は？

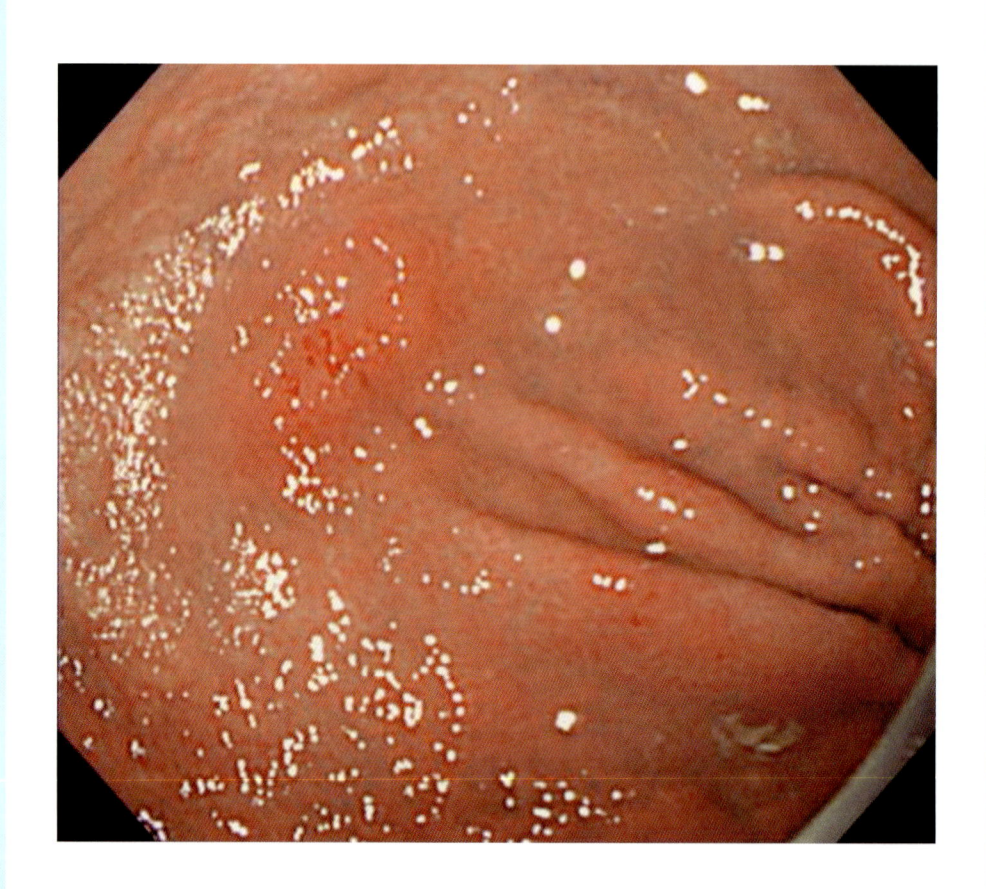

次のうちどれか？
① 高分化型腺癌（tub1）
② 中分化型腺癌（tub2）
③ 低分化腺癌（por）

## 6枚の写真から考えてみよう！

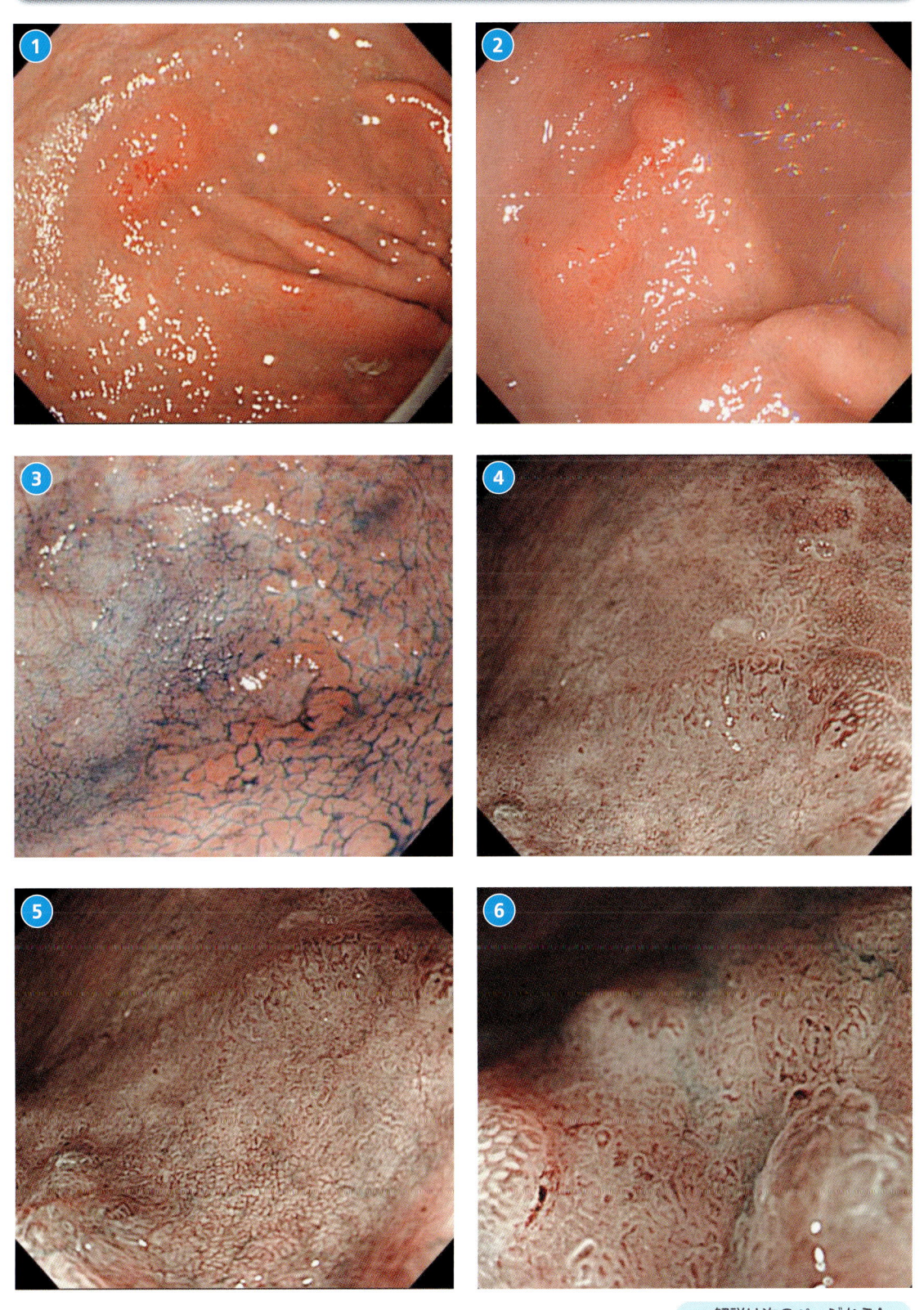

①

②

③

④

⑤

⑥

☞解説は次のページから！

Question 12 組織型は？

## 6枚の写真の ここを確認しよう！

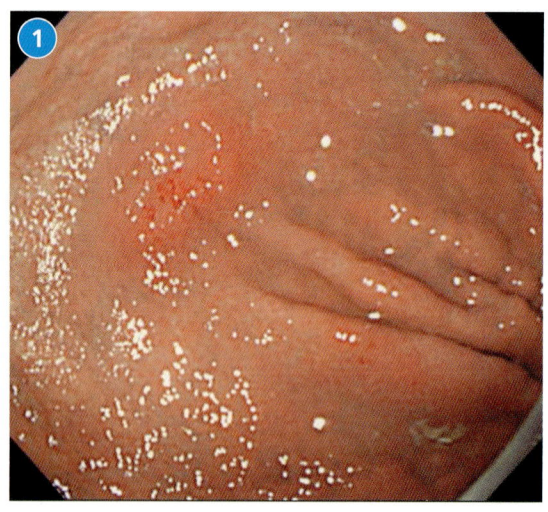

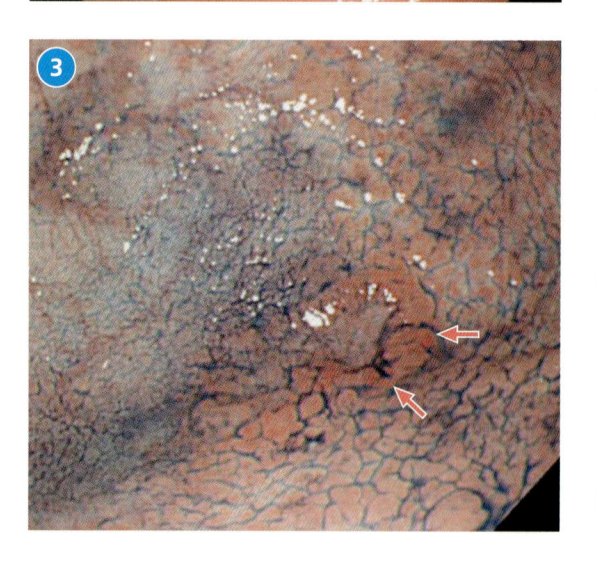

### 発赤に注目しよう！

- 胃穹窿部大彎に発赤調の軽度隆起した病変を認めた．隆起は不整形で境界不明瞭であり，隆起内には不整形の陥凹性病変が確認された．

### 陥凹に注目しよう！

- 陥凹は平坦・平滑・褪色調で，後壁〜肛門側の一部で色調・構造の差で周囲粘膜との境界を認識できたが，その他の部位では境界不明瞭であった．

### どう解釈するか？

- 一部で境界明瞭な不整形の褪色陥凹であり，周囲に不均一な発赤隆起を伴っている．上皮性腫瘍を疑ったが，大部分で境界不明瞭であることから MALT リンパ腫や炎症性変化も否定できないと考えた．

### 胃内脱気が近接観察に有効！ point!

- 胃穹窿部大彎の病変は近接が困難であることが多いが，胃内を脱気することで病変はスコープに引き寄せられ，近接観察が可能となる．
- 近接観察により，陥凹の前壁〜肛門側の境界（➡）がより認識しやすくなった．また，陥凹内の一部には顆粒状のキャッチライト（➡）が認められ，陥凹内に細かい凹凸を伴っていることもわかった．

### 陥凹内の表面構造を確認しよう！

- インジゴカルミン撒布で，陥凹内は平坦でアレア構造は不明瞭化していた．陥凹の前壁〜肛門側の境界はより明瞭化し，陥凹辺縁の一部で蚕食像（➡）を認めた．陥凹の後壁〜口側の境界は依然不明瞭であった．
- 以上より，表面陥凹型の adenocarcinoma が疑われ，陥凹底に厚みや凹凸がないことから深達度は M と考えた．周囲隆起を伴い，陥凹内には微細な顆粒状構造も確認されることから分化型腺癌を考えた．しかし，陥凹底の色調は褪色調であり，アレア構造も一部で不明瞭化していることから，未分化型腺癌が否定できなかった．
- 腫瘍の組織型および進展範囲を診断するために，NBI 拡大観察を行った．

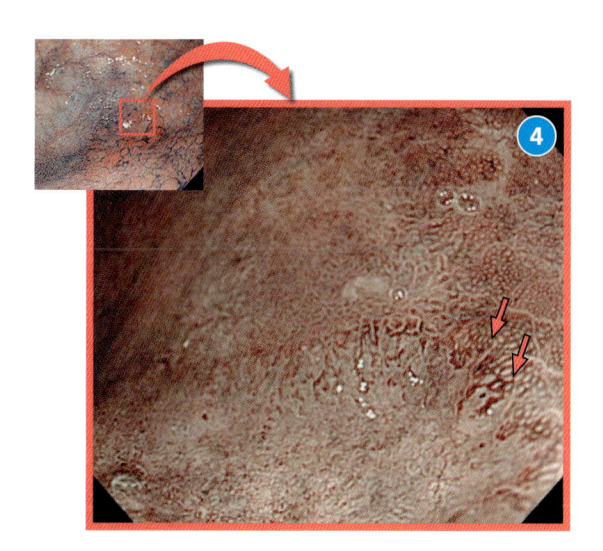

### 陥凹内前壁側に注目しよう！

- 背景粘膜には大きさ・形態の整ったpit様構造とvilli様構造が認められる．一方，陥凹内では表面構造は不明瞭化し，表面構造の保たれた背景粘膜との間に明瞭な境界を形成していた．
- また，陥凹辺縁の一部には，不規則に伸び出す蚕食像(➡)を確認できた．

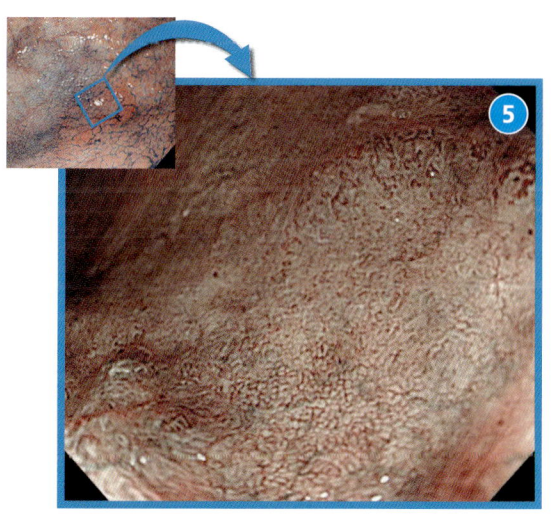

### 陥凹内の表在血管を観察しよう！

- 陥凹内前壁・肛門側の表在血管には走行不整・密度上昇・軽度の口径不同が認められ，不規則な網目状のnetworkを形成していた．

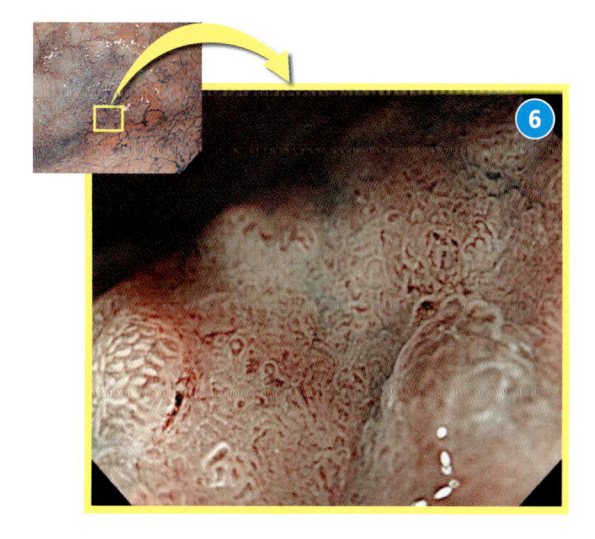

### 今度は陥凹内後壁側を観察しよう！

- 陥凹周囲はわずかに隆起し，表面には大きさ・形態の整ったpit様構造が認められた．陥凹内に大小不同・形態不整のあるvilli様構造が高い密度で増生しており，背景粘膜との境界は明瞭であり，腫瘍の辺縁は陥凹の辺縁と一致していた．
- また，陥凹内の表在血管には口径不同・軽度の走行不整が認められた．
- 以上より，本腫瘍の組織型を分化型腺癌と診断した．

Question 12 組織型は？

## 最終診断に向けて 切除標本と対比しよう！

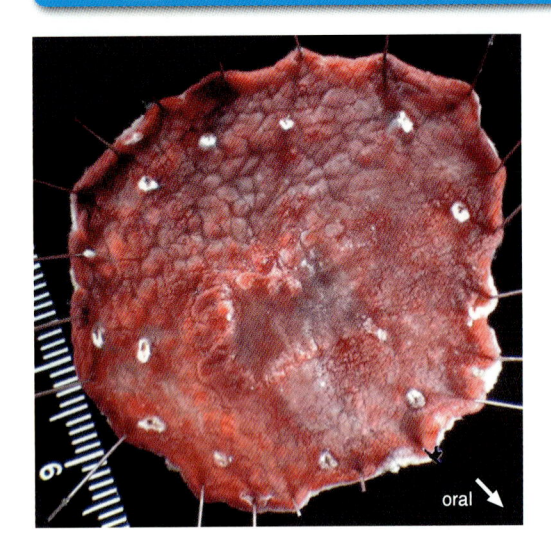

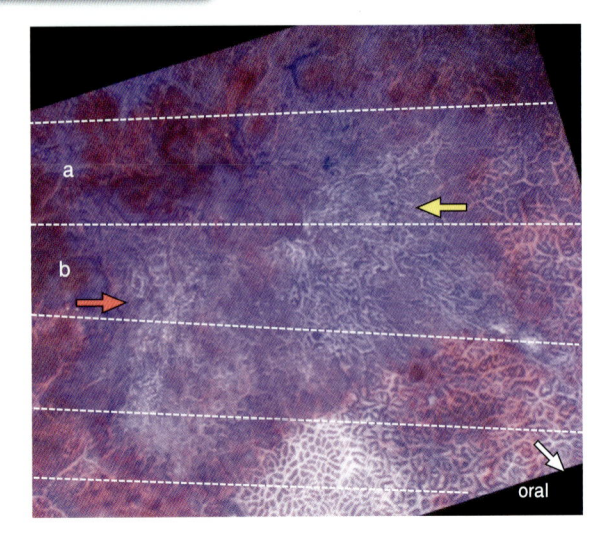

### 陥凹面に注目しよう！

- 標本中央部に不整形で褪色調の陥凹性病変を認め，段差と表面構造の差で，背景粘膜との境界はおおむね明瞭であった．陥凹部には毛羽立ち様の表面構造が認められ，ほぼ一様に平坦で，厚みを持つ部位も認められなかった．

### 表面構造に注目しよう！

- 陥凹内前壁側に大小不同・形態不整・密度上昇のある pit 様構造を認めた（→）．陥凹内後壁側には大小不同・形態不整の強い villi 様構造を認め（→），背景粘膜と比べて高い密度で増生していた．陥凹内全域で表面構造は保たれ，すべて分化型腺癌と考えた．
- 切り出しを白色点線のように行った．

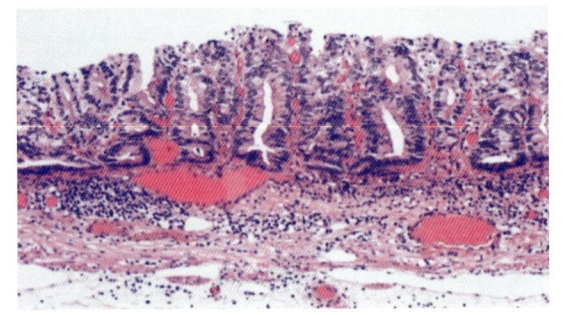

① 【切片 b：pit 様構造を持つ部位（→）の組織像】
まっすぐ伸びた腫瘍腺管が高密度に増生し，間質には毛細血管を豊富に認める高分化型腺癌（tub1）であった．表層で腫瘍腺管の開口部は狭小化している．

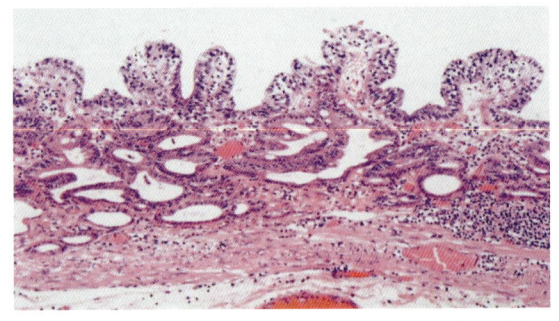

② 【切片 a：villi 様構造を持つ部位（→）の組織像】
屈曲・蛇行した腫瘍腺管が乳頭状に発育し，間質には口径不同のある毛細血管をまばらに含んでいた．表層で腫瘍腺管の腺窩は開大している．

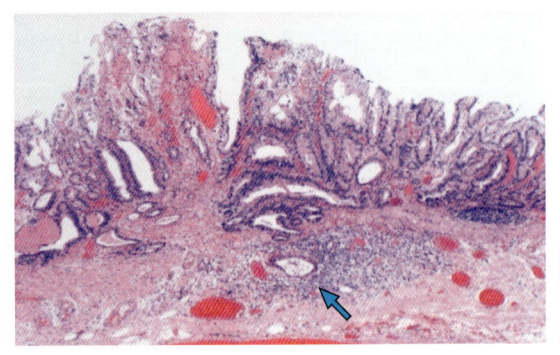

③ 【切片 a の粘膜下層微小浸潤部】
腫瘍は tub1 の粘膜内癌の構造を維持しながら，一部で粘膜下層に微少浸潤し，周囲に反応性のリンパ球浸潤を伴っていた（→）．

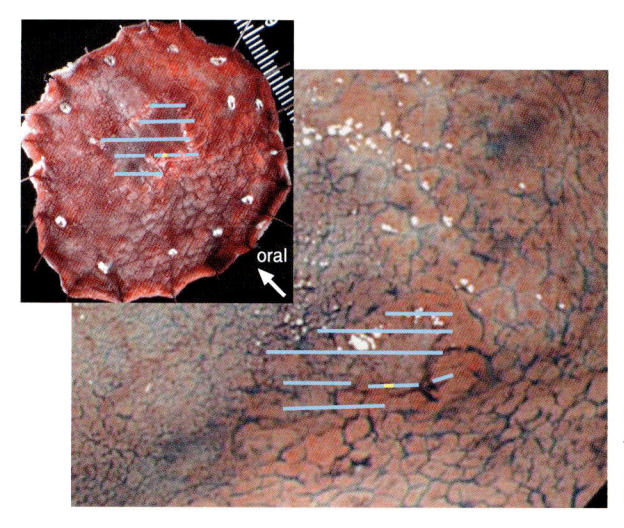

### Conclusive Diagnosis

Gastric adenocarcinoma,
tub1>pap, T1（SM1），
（140 μm, 浸潤幅 210 μm），
ly0, v0, LM（−）, VM（−），
pType 0-IIc, 16×11 mm, U, Gre.

【切除標本と内視鏡像との対比】
切除標本と内視鏡像を対比すると，内視鏡像へマッピングすることが可能となった．次にNBI拡大像とも対比する．

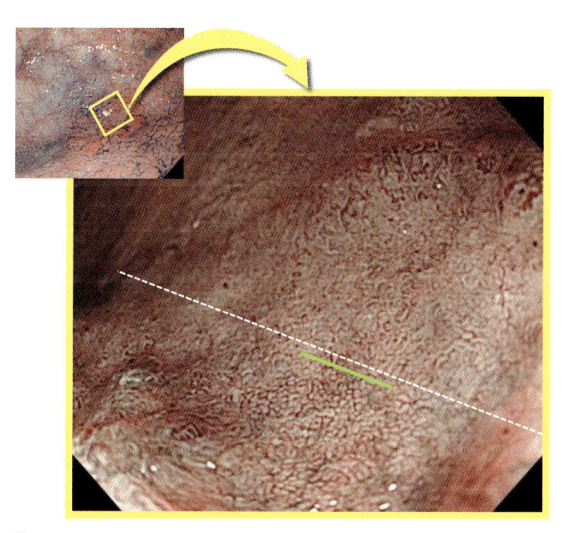

【病理組織像①と内視鏡像との対比】
- 左頁の切片 b の割線が白色点線に相当し，緑色線の病理組織像が左頁①に相当する．
- 表面構造は不明瞭だが，口径不同・走行不整のある表在血管が網目状の network を形成し，pit 様構造の存在が類推された．左頁①の病理組織ではまっすぐ伸びた腫瘍腺管の開口部は狭小化しており，内視鏡で表面構造が不明瞭化した原因と考えられた．また，腫瘍腺管は間質に豊富な毛細血管を伴って増生し，内視鏡像と合致していた．

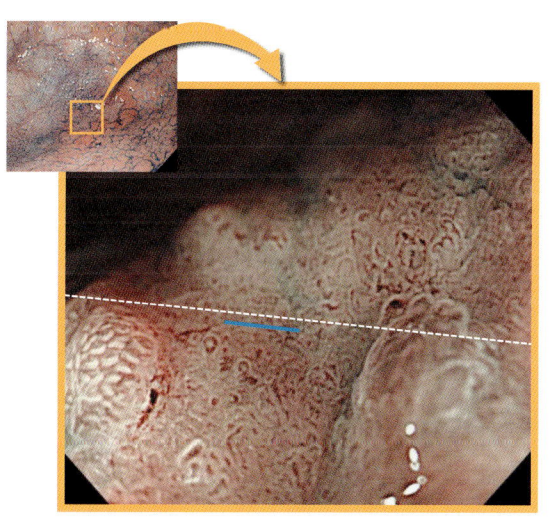

【病理組織像②と内視鏡像との対比】
- 左頁の切片 a の割線が白色点線に相当し，青色線の病理組織像が左頁②に相当する．
- 大小不同・形態不整のある villi 様構造と，口径不同と軽度走行不整のある表在血管を認めた．左頁②の病理組織では腺窩の開大した腫瘍腺管が乳頭状に発育しており，内視鏡で認めた明瞭な villi 様構造の原因と考えられた．また，腫瘍の間質には口径不同のある毛細血管が認められ，内視鏡で認めた表在血管像と合致していた．

> **まとめ** 白色光観察のみでは組織型の診断が難しかったが，NBI拡大観察で表面構造と表在血管を分析することで病理組織像の類推が可能となった．また，NBI拡大観察により正確な範囲診断が可能となり，確実な一括切除を施行し得た．

**Answer** 組織型は①高分化型腺癌（tub1）．

（柴垣広太郎）

# Question 13

## 組織型は？

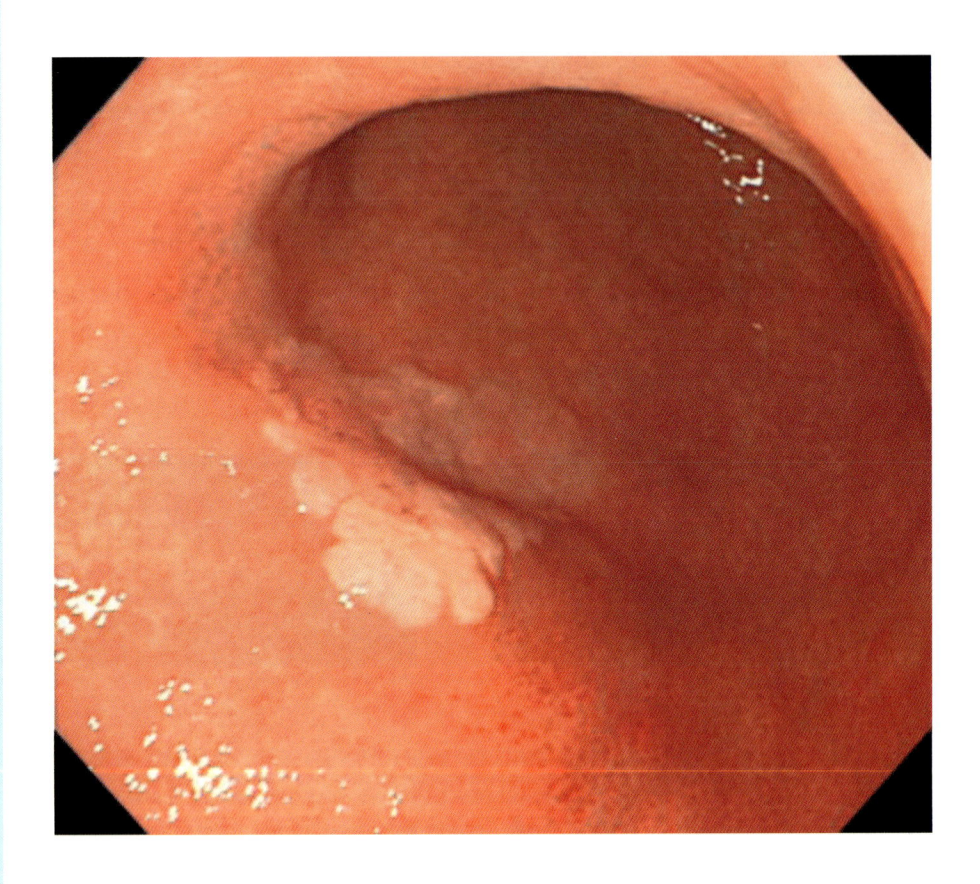

次のうちどれか？
① 腺腫
② 高分化型腺癌
③ 高分化型腺癌と低分化腺癌の混在型

## 6枚の写真から考えてみよう！

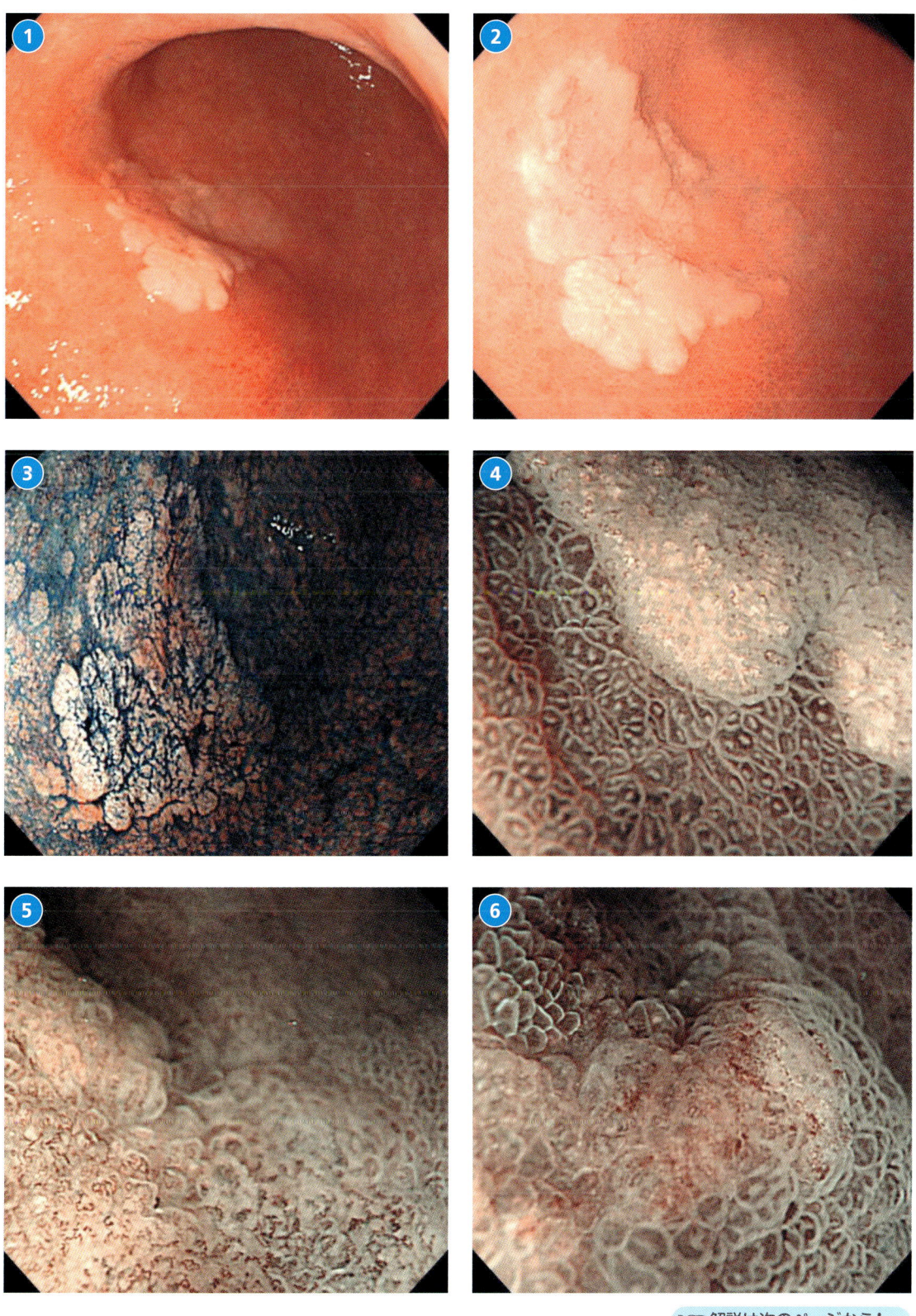

**①**

**②**

**③**

**④**

**⑤**

**⑥**

☞ 解説は次のページから！

Question 13 組織型は？

## 6枚の写真の ここを確認しよう！

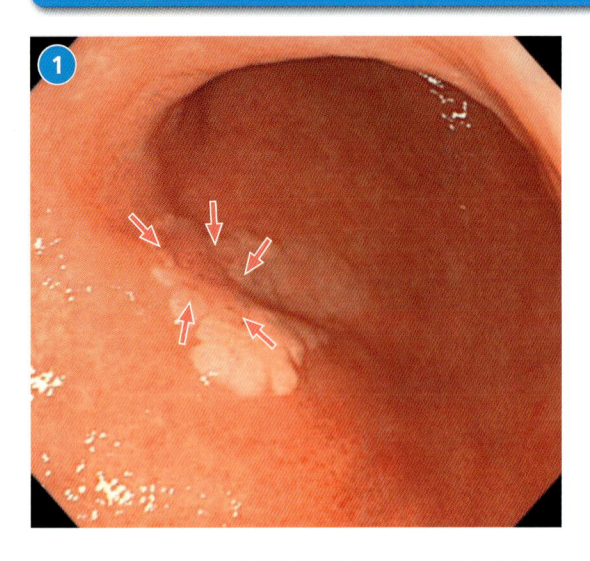

### 遠景で見てみよう！

- 胃前庭部大彎前壁側に，境界明瞭で平坦な隆起性病変を認めた．
- 隆起の色調は全体に黄白色調だが，病変内の一部（⇒で囲んだ部分）には発赤部分を認めた．
- 境界明瞭な白色隆起性病変であることから，一般的には胃腺腫を疑うが，この病変は隆起内に発赤を認めたことより，腺癌の合併を疑った．

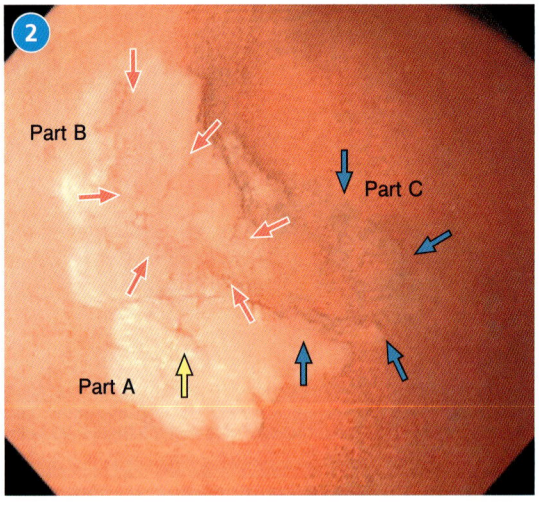

### 近接で見てみよう！

- 病変の性状はよく見ると3つに分かれていた．
- 病変の口側（Part A）は白色調で，黄色顆粒（⇒）を認め，この顆粒は黄色腫と似ていた．
- 前壁側には，⇒で示すように境界不明瞭な発赤陥凹部分（Part B）を認め，さらに，病変肛門側（⇒）では隆起の丈は低く，淡い褪色調を呈し，境界は不明瞭であった（Part C）．

### どう解釈するか？

- この病変は平坦隆起内に色調と性状の異なる3つのPartを認め，それぞれの部分が異なる組織像を呈しているものと考えられる．
- このことから，この病変は腺腫内癌や異なる組織型を持つ分化型腺癌であると考えられた．

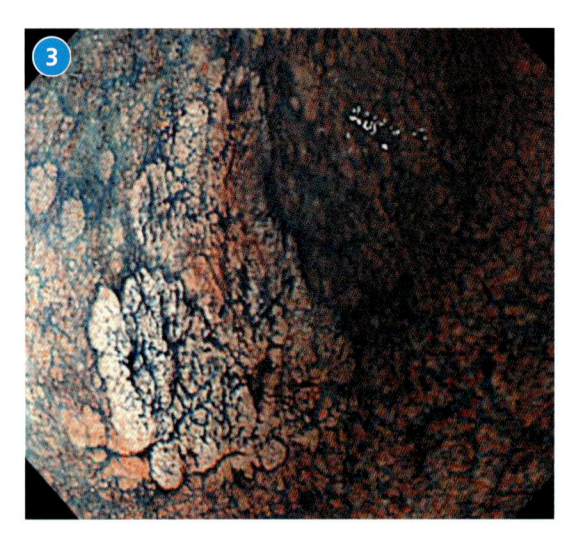

### インジゴカルミンを撒布してみよう！

- インジゴカルミンを撒布すると，病変の表面全体には大小不同で形状不整な顆粒状構造が認められた．
- 胃腺腫に認められるような規則正しい結節状隆起を認めないことから，腺腫ではなく，全体が分化型腺癌であると考えられた．

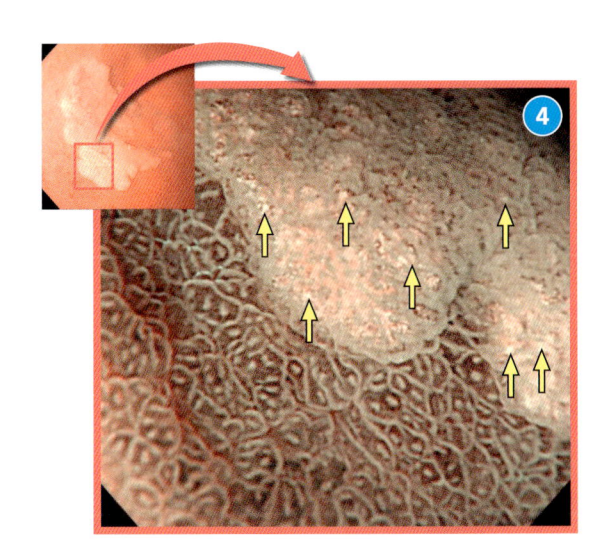

### 病変口側(Part A)のNBI拡大観察をしてみよう！

- 背景粘膜は丸みを帯び，不整のないpitであった．
- 隆起の表面構造は不明瞭であり，走行不整と口径不同を示す異常血管を認めた．
- 一般に，胃腺腫では密度が高く規則正しいpitやvilli様構造が認められるが，本例では表面構造は不明瞭化し異常血管を認めるため，NBI拡大観察でも胃腺腫は否定的であった．
- また，⇨で示すように，隆起内に黄白色顆粒の多発を認め，キサントーマを合併していると考えられた．

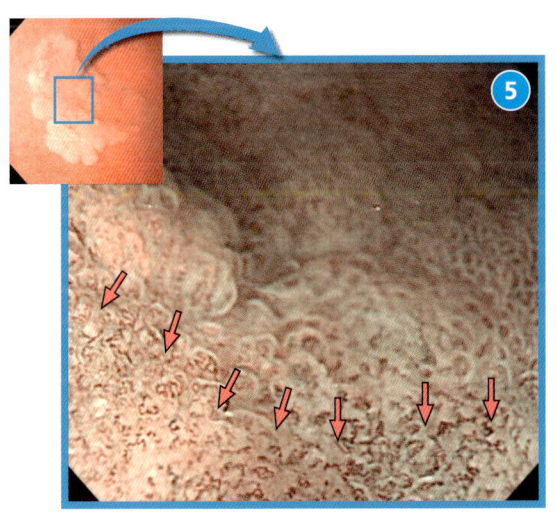

### 病変内部(Part B)のNBI拡大観察をしてみよう！

- Part Bでは形の崩れたvilli様構造を認め，⇨の下側の表面構造は不明瞭化していた．また走行不整・口径不同のある異常血管を認めた．
- villi様構造の不明瞭化と異型の強い異常血管を認めることから，中分化型腺癌(tub2)と考えられた．

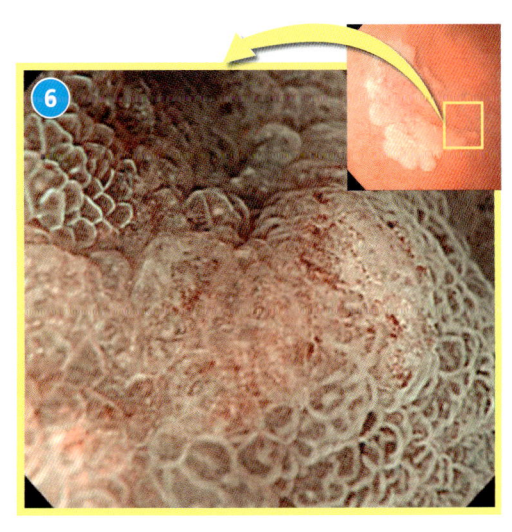

### 病変肛門側(Part C)のNBI拡大観察をしてみよう！

- 背景粘膜は丸みのあるvilli様構造であった．
- 写真中央では表面構造が不明瞭化しており，血管構造もPart A，Bよりも不明瞭となっていた．
- 典型的なcorkscrew状の異常血管は認められないが，表面構造がより不明瞭となっていることから，この部分の組織型は低分化腺癌(por)を疑った．

Question 13 組織型は？

## 最終診断に向けて　切除標本と対比しよう！

以上より，黄色腫の合併した adenocarcinoma，0-Ⅱa+Ⅱc，tub2-por と診断した．
病変に厚みがなく，深い陥凹や高い隆起も認められないため，深達度 M と診断し，ESD で一括切除した．

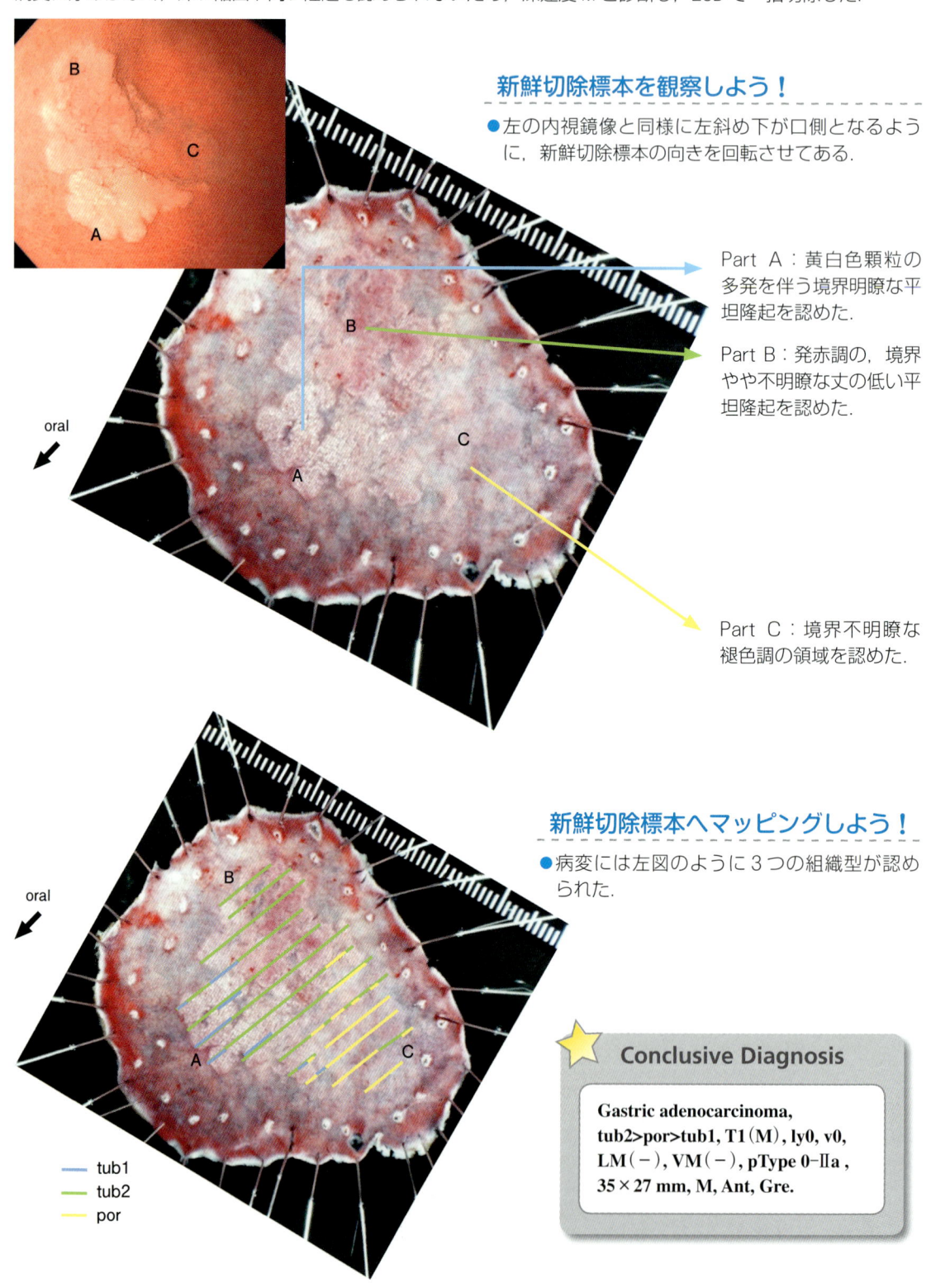

### 新鮮切除標本を観察しよう！

- 左の内視鏡像と同様に左斜め下が口側となるように，新鮮切除標本の向きを回転させてある．

Part A：黄白色顆粒の多発を伴う境界明瞭な平坦隆起を認めた．

Part B：発赤調の，境界やや不明瞭な丈の低い平坦隆起を認めた．

Part C：境界不明瞭な褪色調の領域を認めた．

### 新鮮切除標本へマッピングしよう！

- 病変には左図のように3つの組織型が認められた．

― tub1
― tub2
― por

### Conclusive Diagnosis

Gastric adenocarcinoma, tub2>por>tub1, T1(M), ly0, v0, LM(−), VM(−), pType 0-Ⅱa, 35×27 mm, M, Ant, Gre.

## NBI 拡大内視鏡像と病理組織像を対比しよう！

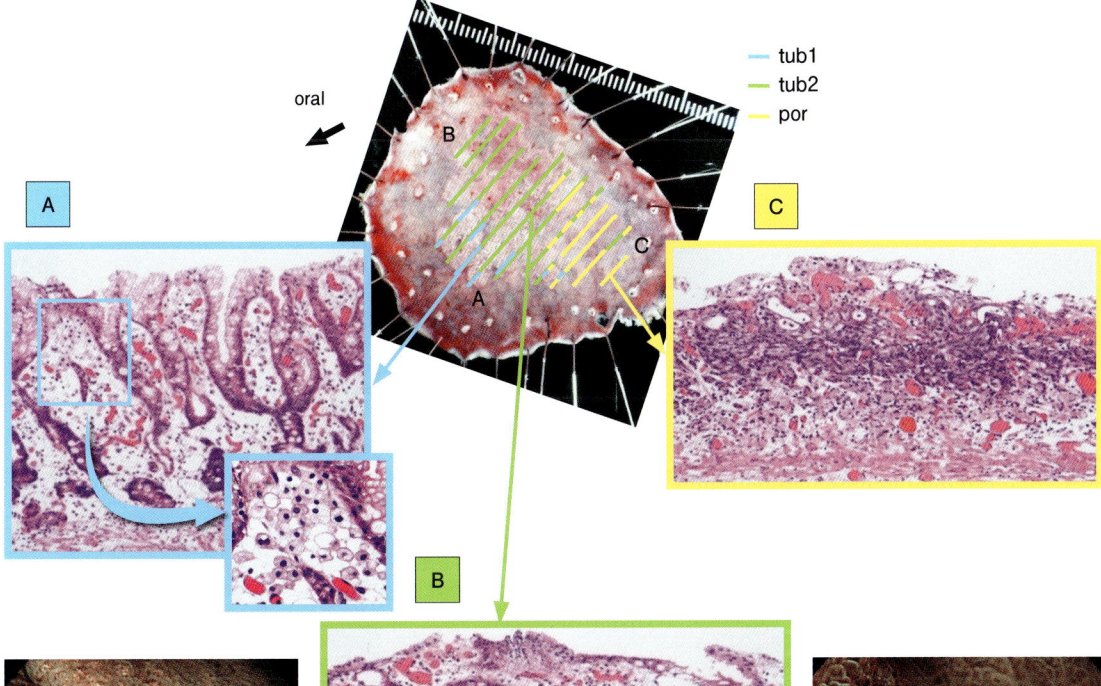

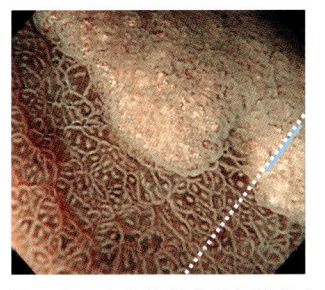

— tub1
— tub2
— por

oral

A

B

C

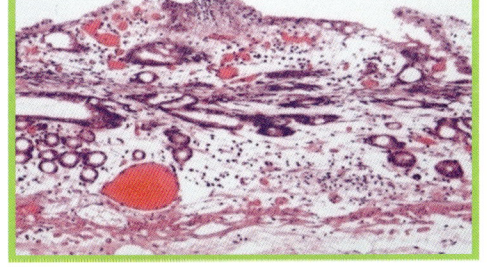

Part A の水色線部分の組織像を上に示す．粘膜内に，横に吻合する構造異型のある腺管を認め，高分化型腺癌（tub1），深達度 M と診断した．間質には水色箱で示すように泡沫様細胞を認め，内視鏡像で認められた黄白色顆粒は泡沫様細胞の集簇であった．
NBI 拡大観察像で表面構造の不明瞭化を認めたのは，腺管の密度が高く腺管開口部が小さいためと考えられた．

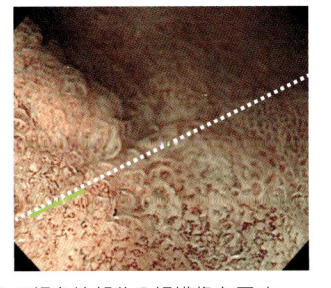

Part B の緑色線部分の組織像を示す．
NBI 拡大観察で表面構造の崩れた villi 様構造と異常血管を示した部分では，粘膜固有層内に横に吻合する小型の腺管を認め，中分化型腺癌（tub2），深達度 M と診断した．

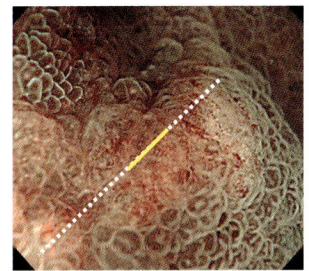

Part C の黄色線部分の組織像を示す．NBI 拡大観察で表面構造と血管構造の強い不明瞭化を認めた部分には，粘膜内に腫瘍細胞の密な増生を認めた．一部で小型の腺管を認めるものの，大部分は腺管を形成しておらず，低分化腺癌（por），深達度 M と診断した．

**まとめ** 本例は黄色腫を合併した，組織混在型の腺癌であった．NBI 拡大観察により，多彩な組織型を持つ腫瘍であることを術前に診断することが可能であった．病理組織診断の結果，低分化腺癌の部分が 2 cm を超えていたため適応外病変と判断し，追加手術を施行したが，リンパ節転移は認められなかった．

**Answer** 組織型は③高分化型腺癌と低分化腺癌の混在型．

（関　亜矢子）

Question 13　組織型は？　**177**

# Question 14

## 側方進展範囲はどこまでか？

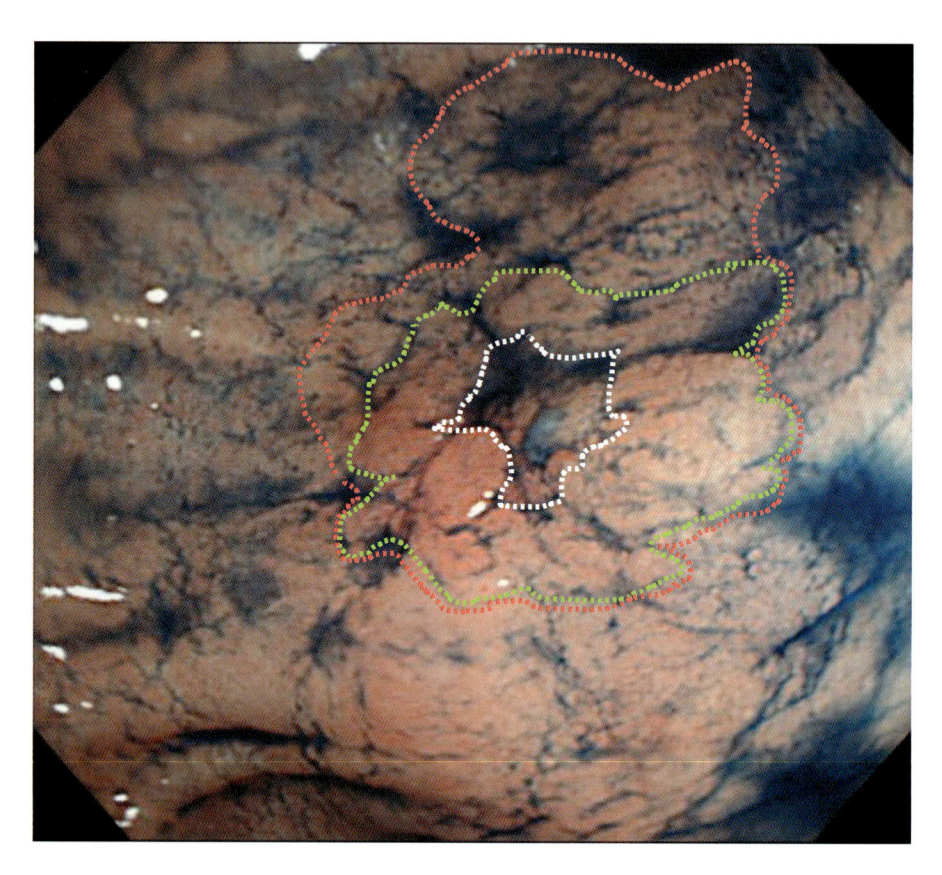

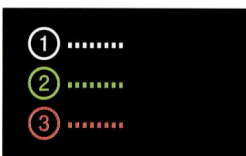

① ········
② ········
③ ········

## 6枚の写真から考えてみよう！

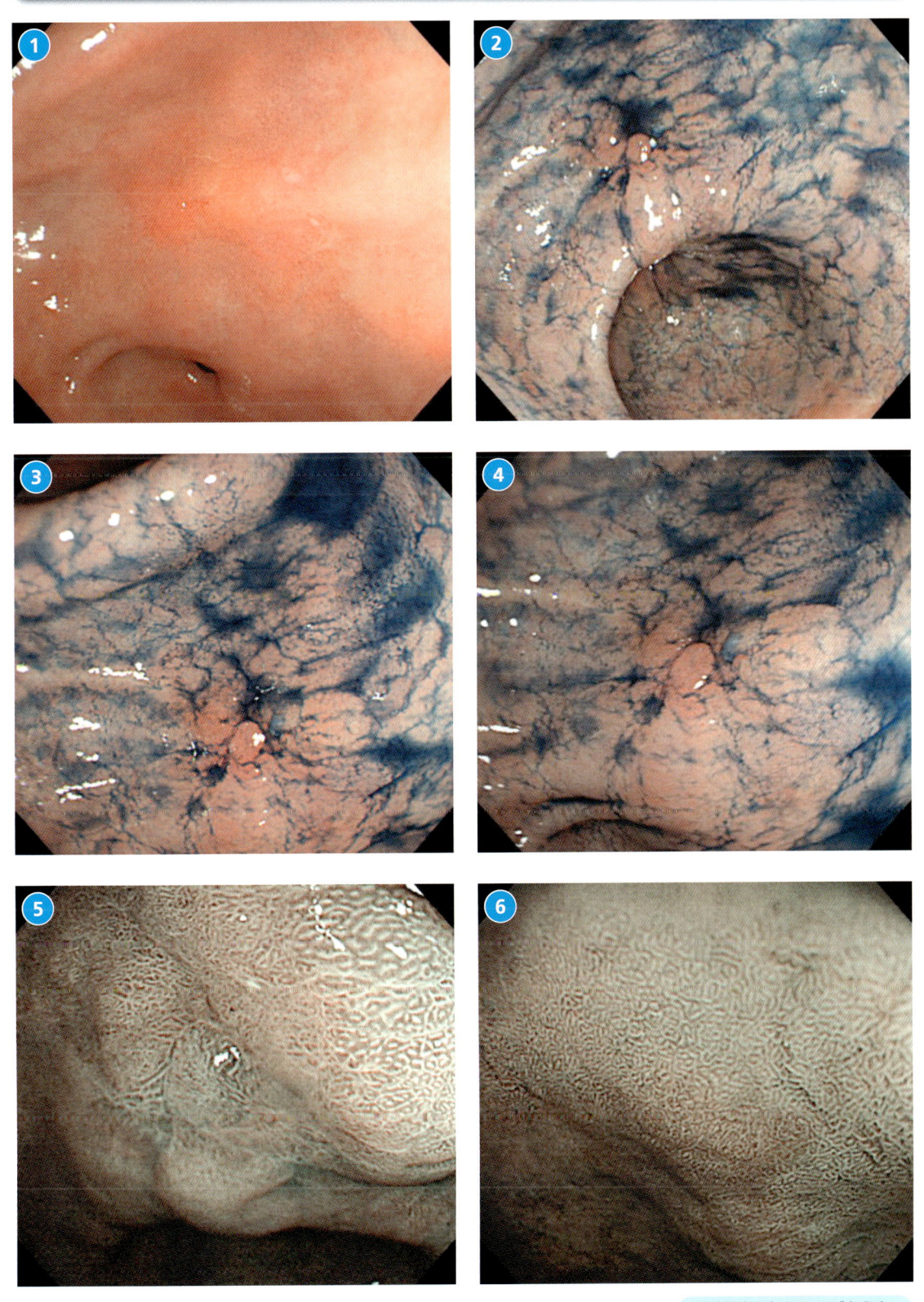

① ② ③ ④ ⑤ ⑥

☞解説は次のページから！

Question 14　側方進展範囲はどこまでか？

## 6枚の写真の ここを確認しよう！

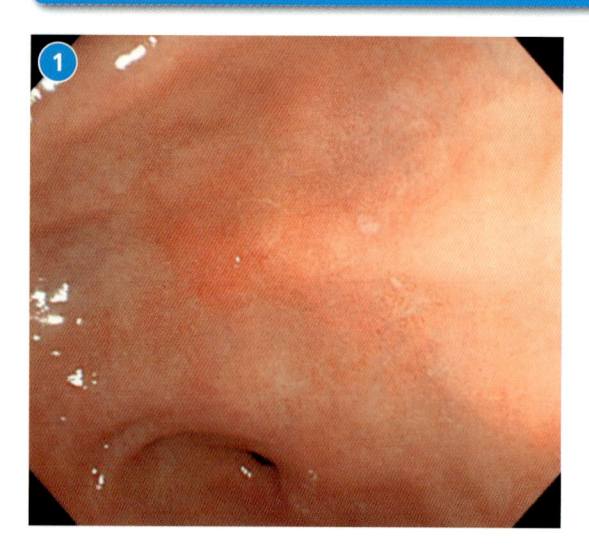

### ① 赤色調粘膜に注目しよう！

- 胃前庭部小彎に境界不明瞭で凹凸不整な発赤調粘膜を認めた．
- 境界不明瞭であり，この段階では癌・非癌(炎症性変化)の鑑別は難しかった．

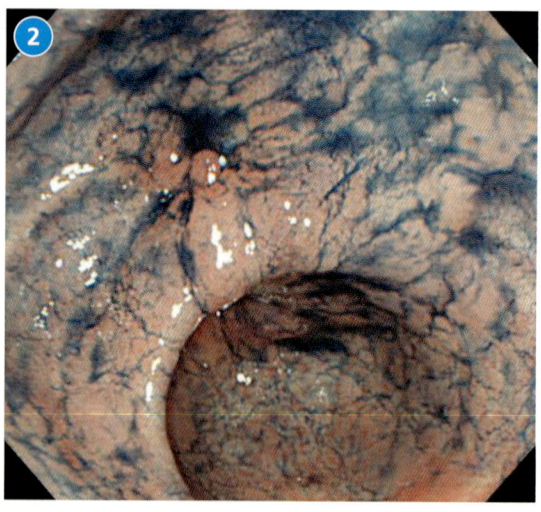

### ② 陥凹部とその周囲に注目しよう！

- インジゴカルミンを撒布すると，境界明瞭で不整形な陥凹を認めたが，蚕食像ははっきりしなかった．
- また，この周囲に不整なアレア模様が広がっていたが，境界は不明瞭であった．

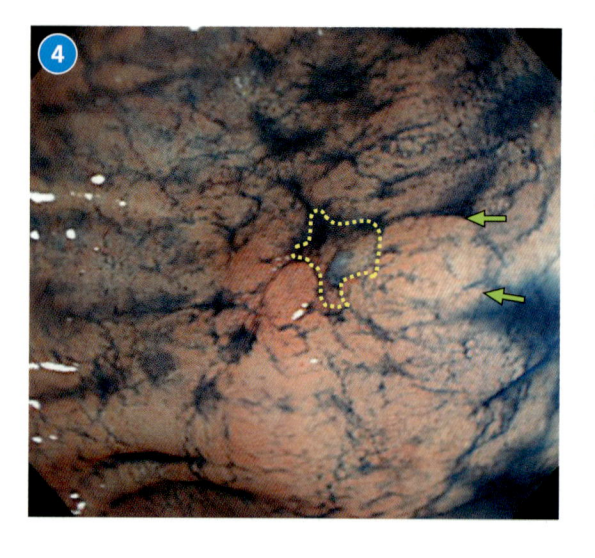

### ④ さらに近接観察してみよう！

- さらに近接し陥凹周囲の辺縁を観察した．
- アレア模様の不整により後壁側では境界を追うことができた(→)が，他は不明瞭であった．
- この段階では陥凹部(黄色点線)は癌と考えられたが，その周囲への進展ははっきりしなかった．

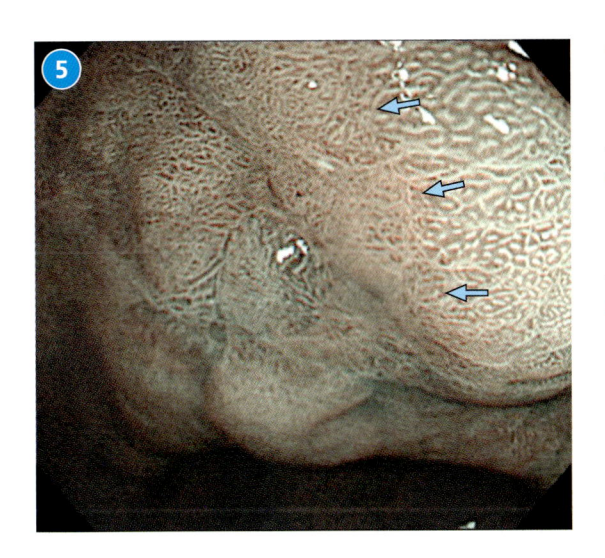

⑤

- 側方進展範囲診断を行うため，陥凹部後壁側の辺縁をNBIにて中拡大観察した．

### 背景粘膜に注目しよう！

- 陥凹部後壁側の背景粘膜はpit様構造で，不整はなく大きさも均一であった．

### 病変部後壁側に注目しよう！

- 病変部後壁側の表面構造は大小不同で密度の高いpit様構造とvilli様構造の混在を認めた．血管構造は観察されなかった．背景粘膜との表面構造の差で⇨を病変境界と診断した．

⑥

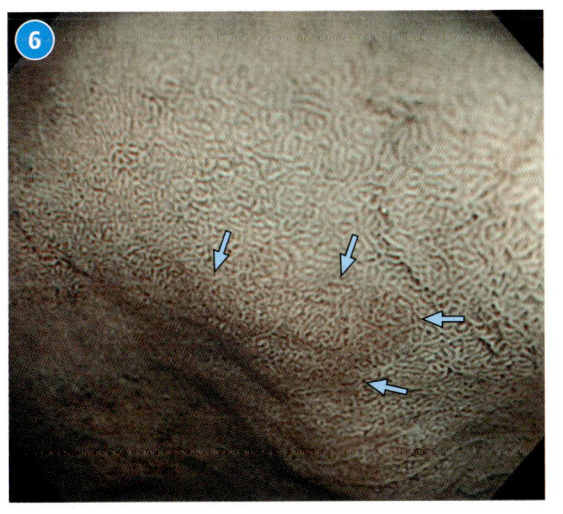

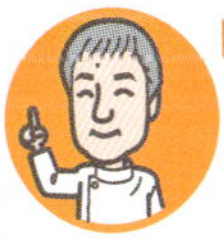

point!

### 病変部口側に注目しよう！

- 陥凹部よりさらに口側をNBI拡大観察すると，表面構造は大小不同で密度の高いpit様構造とvilli様構造の混在を認めた．
- 背景粘膜は整ったvilli様構造であり，この表面構造の差で⇨を病変境界と診断した．

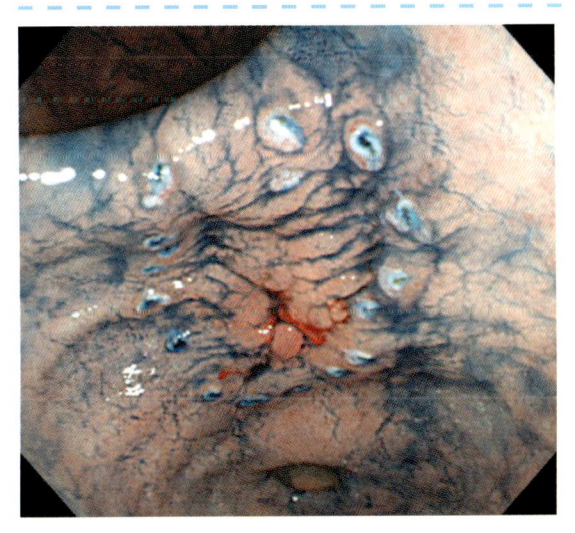

- 以上より，陥凹部だけでなく口側まで病変が進展しており，Gastric adenocarcinoma，0-Ⅱc＋Ⅱb，高分化型腺癌(tub1)，深達度Mと判断し，NBI拡大観察下でマーキング後，ESDにて一括切除した．

Ⅲ章 胃癌ESDの術前診断―鑑別診断を身につける

Question 14 側方進展範囲はどこまでか？

### 最終診断に向けて 切除標本と対比しよう！

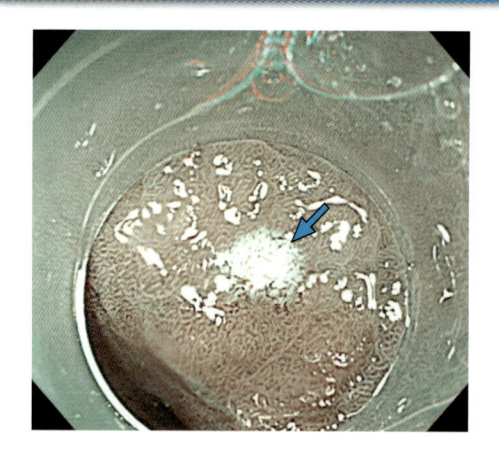

● 側方進展範囲診断が正しいかどうかを検証するため，口側境界に目印マーク（➡）をつけた．

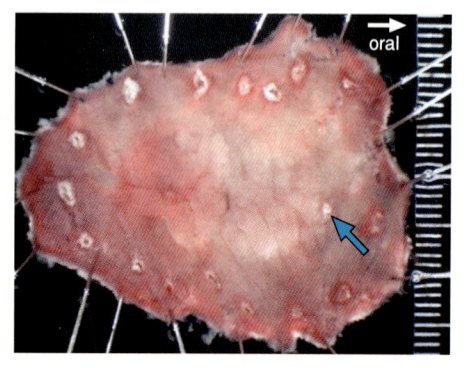

#### 新鮮切除標本を見てみよう！

● 図の右側が口側である．
● 肛門側に発赤陥凹を認め，その周囲に扁平隆起が広がっていた．
● また，これに連続して口側に白色調粘膜を認めた．（➡：目印マーク）

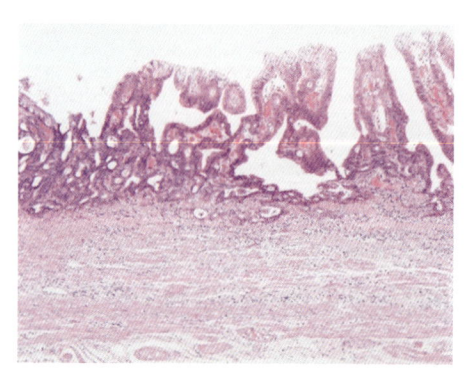

#### 病理組織を見てみよう！

● 発赤陥凹部の病理組織像（HE染色）を示す．
● 腫大した核を有する腫瘍細胞が腺管を形成していた．
● 構造異型があり，また一部で腺管構造が小型化しており，中分化型腺癌（tub2）と診断した．
● 粘膜筋板は保たれており，粘膜内癌（M癌）と判断した．

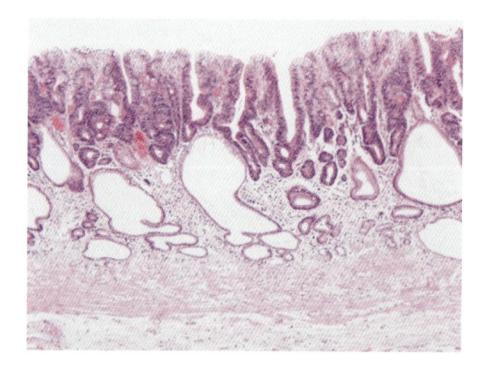

● 口側へ広がる扁平白色部では，構造の整った腫瘍腺管を認め，高分化型腺癌（tub1）であった．
● 深部には非腫瘍腺管を認めており，二層構造を呈していた．

腫瘍　マーク　非腫瘍

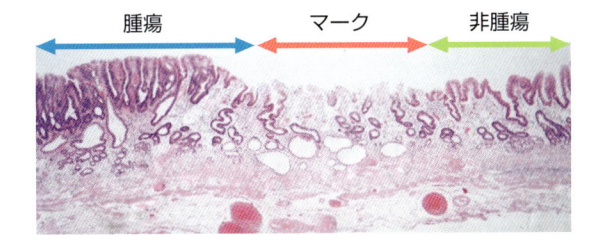

口側の側方進展範囲診断を検証するためにつけたマークの左側で腫瘍，右側で非腫瘍であったため，NBI拡大診断の正診が証明できた．

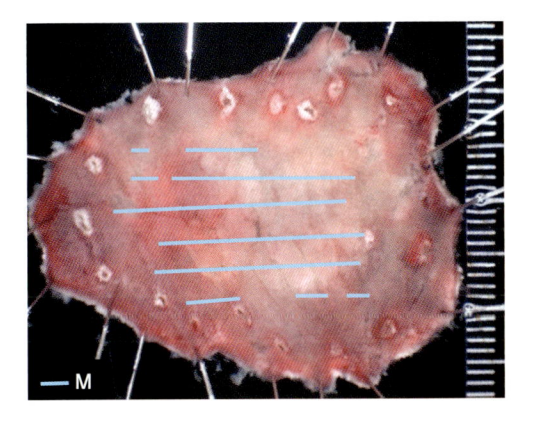

**Conclusive Diagnosis**

Gastric adenocarcinoma,
tub1≫tub2, T1(M), ly0, v0,
LM(−), VM(−), pType 0-IIc + IIb,
22 × 15 mm, L, Less.

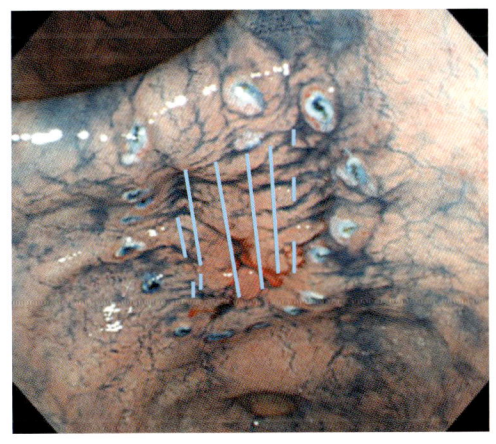

マーキング後の内視鏡写真にマッピングした．陥凹部に連続して口側へ広がった扁平白色部までが癌であった．

**まとめ** 通常観察とインジゴカルミン撒布下観察では陥凹部のみが癌と考えられたが，NBI拡大観察にて表面構造の差で口側までの0-IIb進展が診断可能であった．常に0-IIb進展の有無を念頭に置き，主病変の周囲を入念に観察する必要がある．

**Answer** 側方進展範囲は③まで．

（高橋亜紀子）

Question 14　側方進展範囲はどこまでか？

# Question 15

## 側方進展範囲はどこまでか？

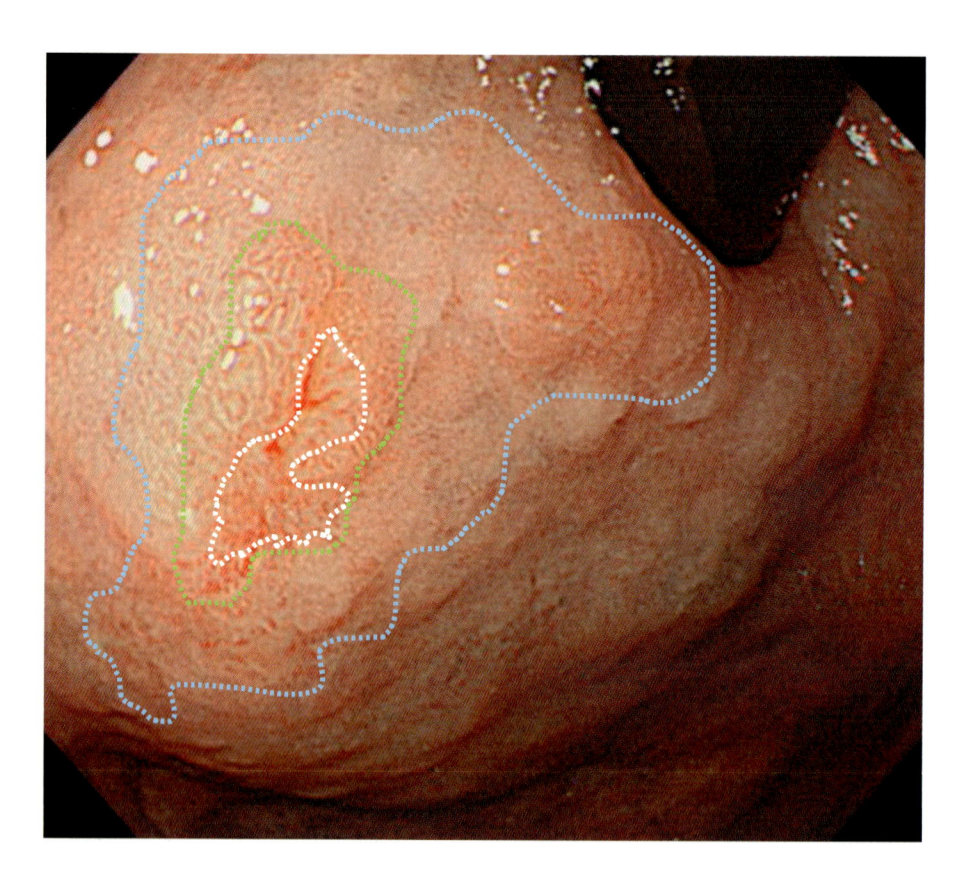

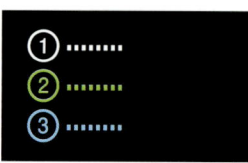

① ·······
② ·······
③ ·······

## 6枚の写真から考えてみよう！

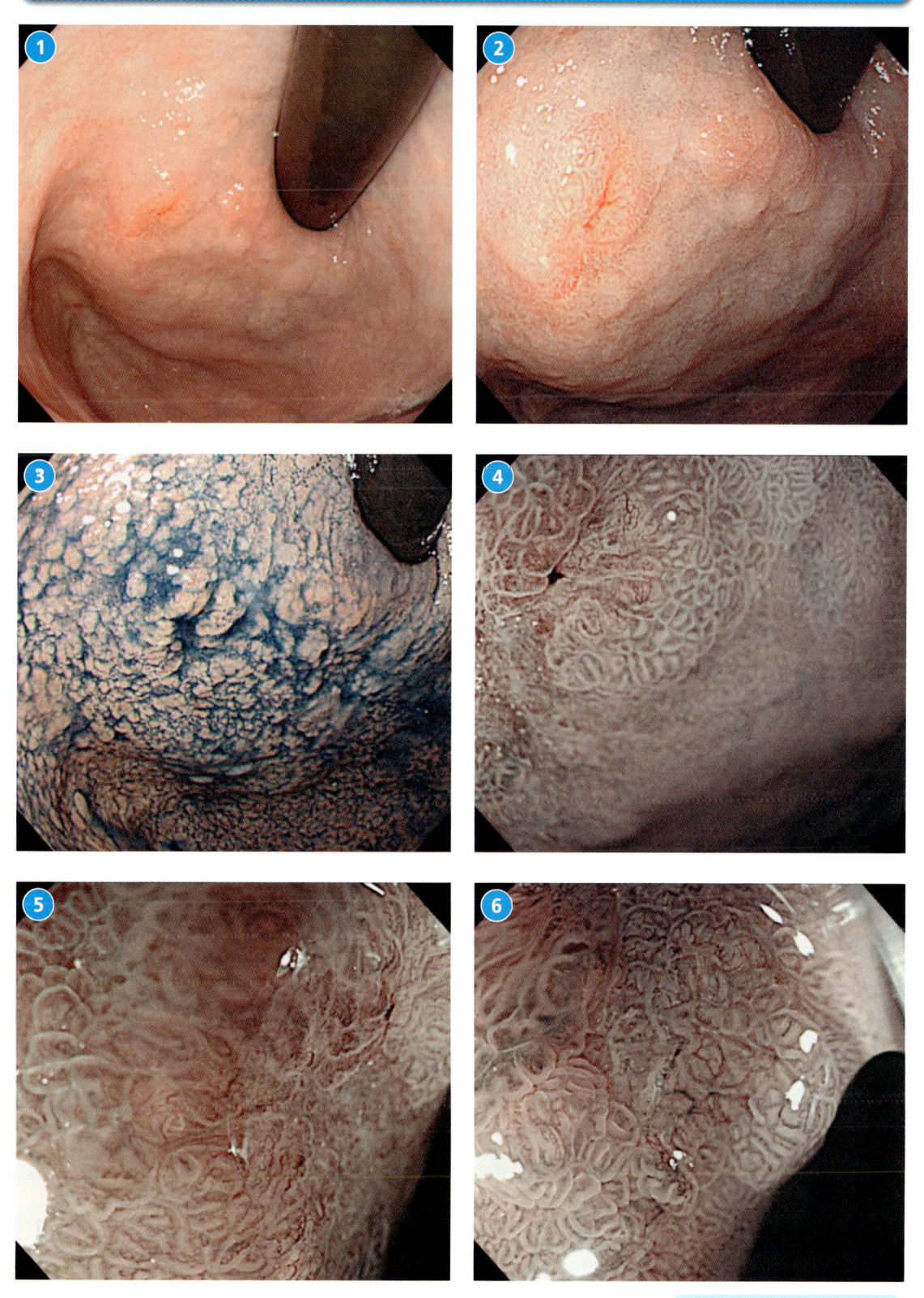

① ② ③ ④ ⑤ ⑥

☞解説は次のページから！

Question 15　側方進展範囲はどこまでか？

## 6枚の写真の ここを確認しよう！

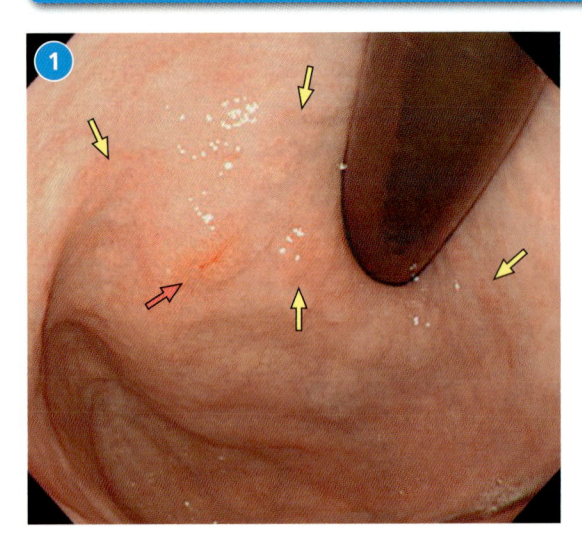

### 出血に注目しよう！

- 見上げ観察による噴門周囲の内視鏡像である．
- 噴門周囲に発赤が散在している（⇨）．発赤のうちのひとつ，胃穹窿部大彎後壁の発赤（⇨）には出血を伴っている．
- 内視鏡と比較するとその発赤の大きさは 10 mm 程度で，他の発赤に比べ，その境界は明瞭である．

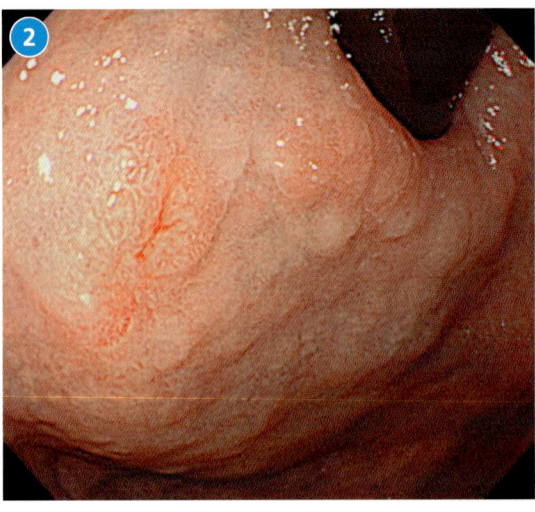

### 発赤に注目しよう！

- やや目立つ出血を伴った発赤の近接像である．
- 近接にて出血部に一致する部位にやや縦長で不整な陥凹を認め，周囲に発赤した隆起を伴っている．
- 発赤の境界は明瞭で，表面構造は周囲粘膜に比べやや不整である．
- 周囲の粘膜はやや凹凸しており，また RAC（regular arrangement of collecting venules）を認めず，粘膜萎縮は認めない．
- その他，周囲に認める発赤は境界もやや不明瞭で，表面構造も周囲粘膜と明らかな違いは認めず，炎症性変化と考える．

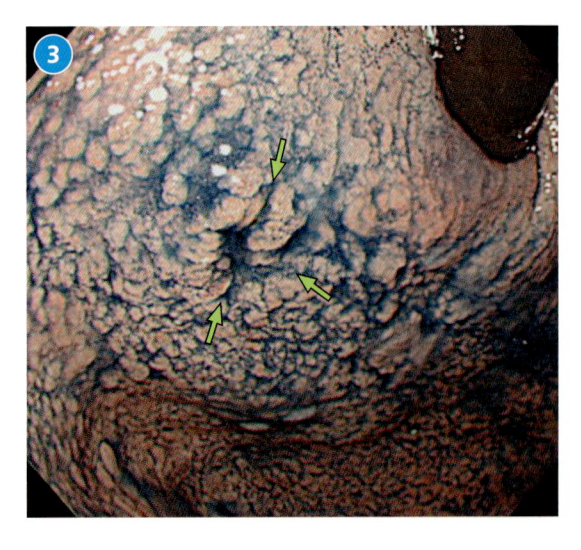

### 陥凹に注目しよう！

- インジゴカルミンを撒布すると中心の不整陥凹部の境界は明瞭となり，周囲にひげ状の染み出しを認める（⇨）．
- 周囲隆起の境界も不明瞭で，病変は陥凹のみと考えられた．
- 周囲にもインジゴカルミンの溜まりを認めるが，境界は不明瞭である．

### 次にどうするか？

- 同部をさらに詳細に検討するために NBI 拡大観察を行った．

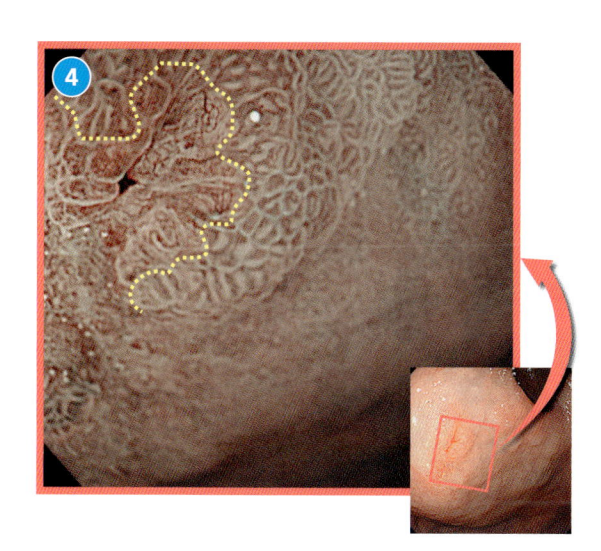

### 口側の表面構造に注目しよう！

- 陥凹および発赤部の口側のNBI拡大像を示す．
- 図の黄色点線より右側には規則正しいpitとvilliを認めるが，左側には不整なvilli様の表面構造を認める．

### 血管構造に注目しよう！

- 左側の表面不整部に一致して走行不整な血管を認める．いわゆるfine networkは一部に認めるのみである．
- 以上より，病変の境界は黄色点線と診断し，病変は陥凹よりわずかに周囲隆起部まで広がっていると診断した．

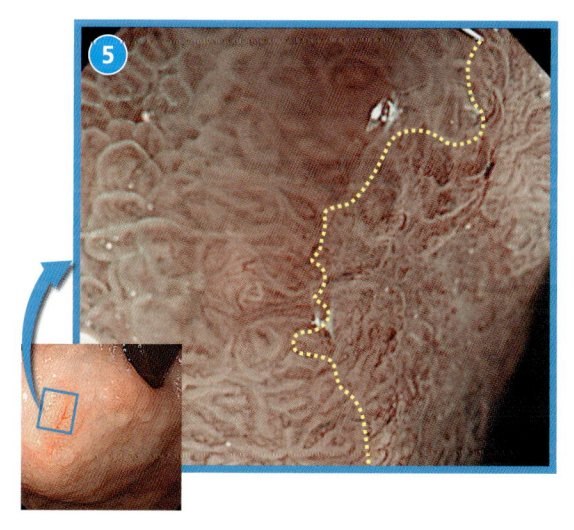

### 後壁側の表面構造に注目しよう！

- 陥凹および発赤部の中央部後壁側のNBI拡大像を示す．
- 黄色点線の左側には規則正しいpitとvilliを認めるが，右側には不整なvilliを認め，一部は不明瞭化している．

### 血管構造に注目しよう！

- この部位においても表面不整部に一致して走行不整な血管を認めるが，前図より血管ははっきりしなかった．
- 以上より，病変の境界は黄色点線と診断し，この部位においても病変は陥凹よりわずかに周囲隆起部まで広がっていると診断した．

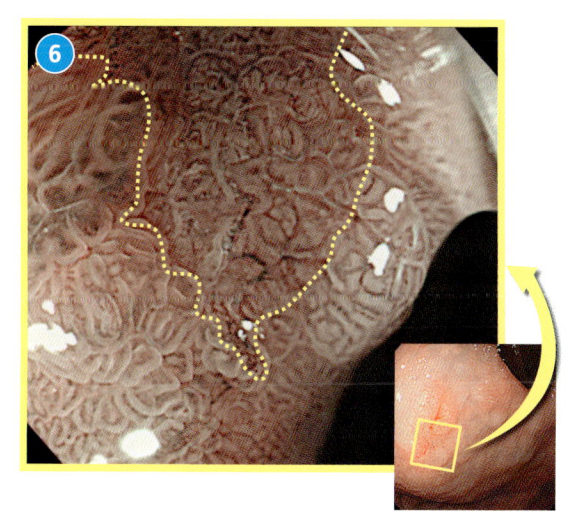

### 肛門側境界の表面構造は？

- 陥凹および発赤部の肛門側のNBI拡大像を示す．
- 不整で大小不同のあるpit様構造が認められる．

### 血管構造は？

- 上記表面不整部に一致して，一部networkを形成する走行不整な血管を認め，血管密度はやや上昇している．また口径不同を認めるが軽度である．
- 血管異型，構造異型より病変の境界は黄色点線と診断した．

Question 15 側方進展範囲はどこまでか？

## 最終診断に向けて　切除標本と対比しよう！

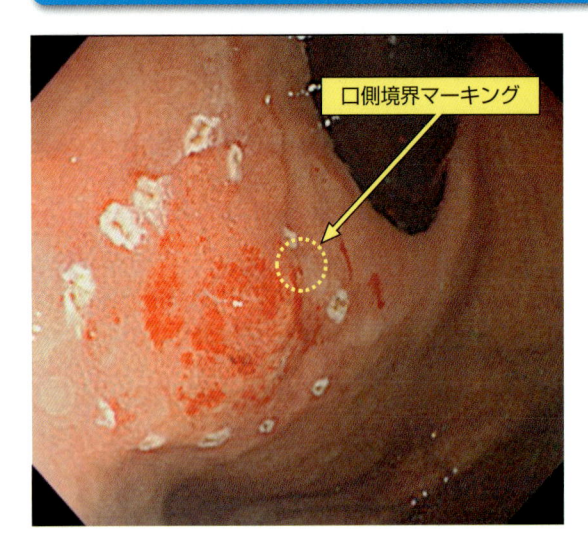

### マーキングをしよう！

- NBI拡大観察にて診断した進展範囲口側境界に1ヵ所マーキングを施行し，進展範囲外側にマーキングを施行したが，NBI拡大観察時の内視鏡の接触により，病変を含む粘膜の大部分が発赤，浮腫状になった．

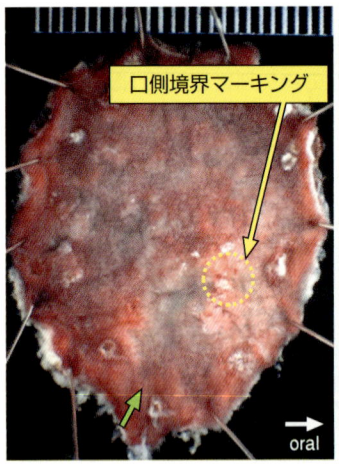

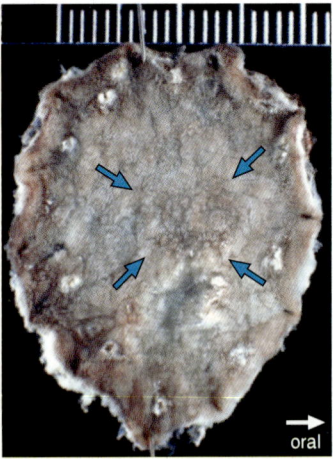

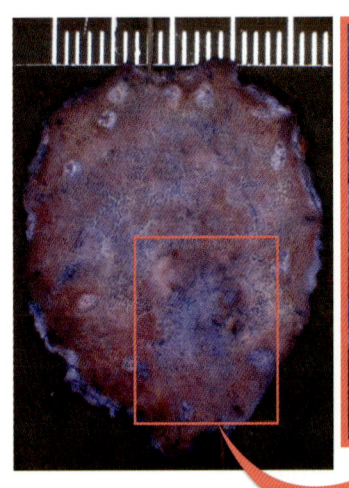

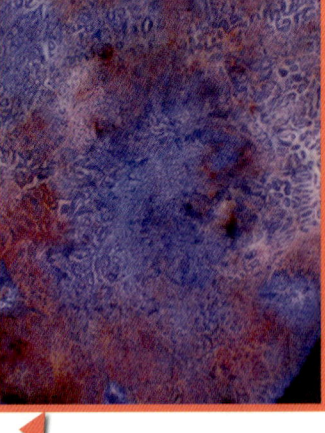

口側境界マーキング

### 色調に注目しよう！

- 左2図は左側が新鮮標本の実体顕微鏡像，右側が固定後標本の実体顕微鏡像である．両図とも図の右側が口側である．
- 新鮮標本では陥凹部に一致して周囲に比べ褪色調粘膜を認めるが，やや肛門前壁側の境界は不明瞭である（⇒）．また病変後壁側に発赤調粘膜の広がりを認める．

### 表面構造に注目しよう！

- 固定後標本では表面構造は明瞭となり，陥凹部に一致してやや無構造な粘膜の広がりを認める．新鮮標本で認めた後壁側の発赤調粘膜（⇒）は病変との連続性はなく，表面構造も周囲と同等である．

### ピオクタニン染色にて表面構造はより明瞭に！

- 左2図はピオクタニン染色後標本の実体顕微鏡像である．右側は病変部を中心とした拡大像である．
- 陥凹部に一致すると思われる部位に細かなpit，不整なvilli様構造を認める．

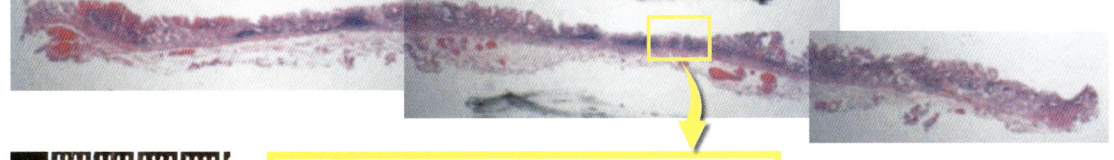

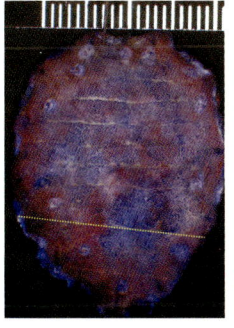

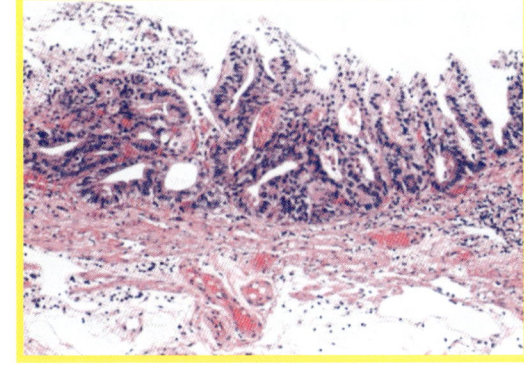

病変中央部の組織像である．構造異型，細胞異型ともやや強く，一部 cribriform を認め中分化型腺癌（tub2）と診断した．粘膜筋板への浸潤像は認めず，深達度 M であった．

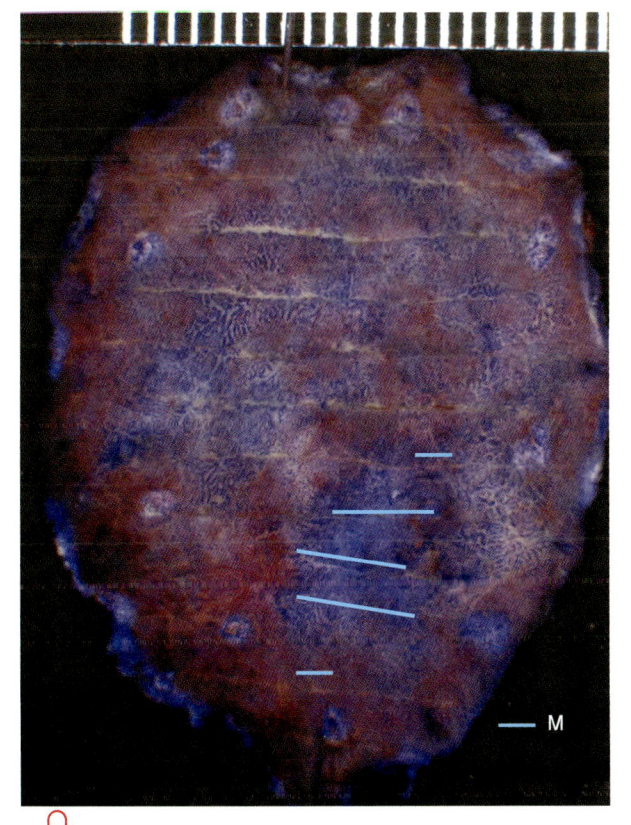

### Conclusive Diagnosis

Gastric adenocarcinoma, tub2, T1（M）, ly0, v0, LM（－）, VM（－）, pType 0-IIc, 11×6 mm, U, Post.

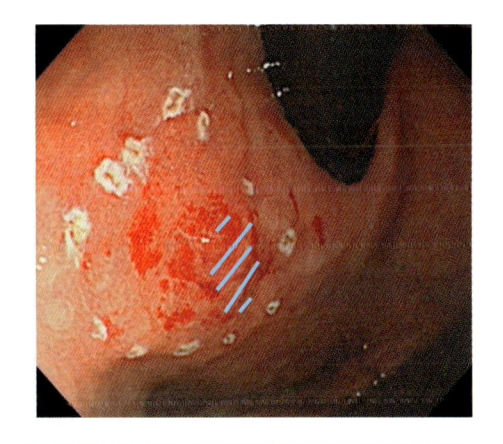

**まとめ** マッピングにて病変は内視鏡的に認めた陥凹に一致していた．比較的境界明瞭な病変であったが，NBI 拡大観察にて表面構造のくずれが強いこと，不整な血管の network 形成が乏しいことが，やや分化度が悪いことを示唆していた．

**Answer** 側方進展範囲は①まで．

（吉永繁高）

Question 15 側方進展範囲はどこまでか？

# Question 16

## 側方進展範囲はどこまでか？

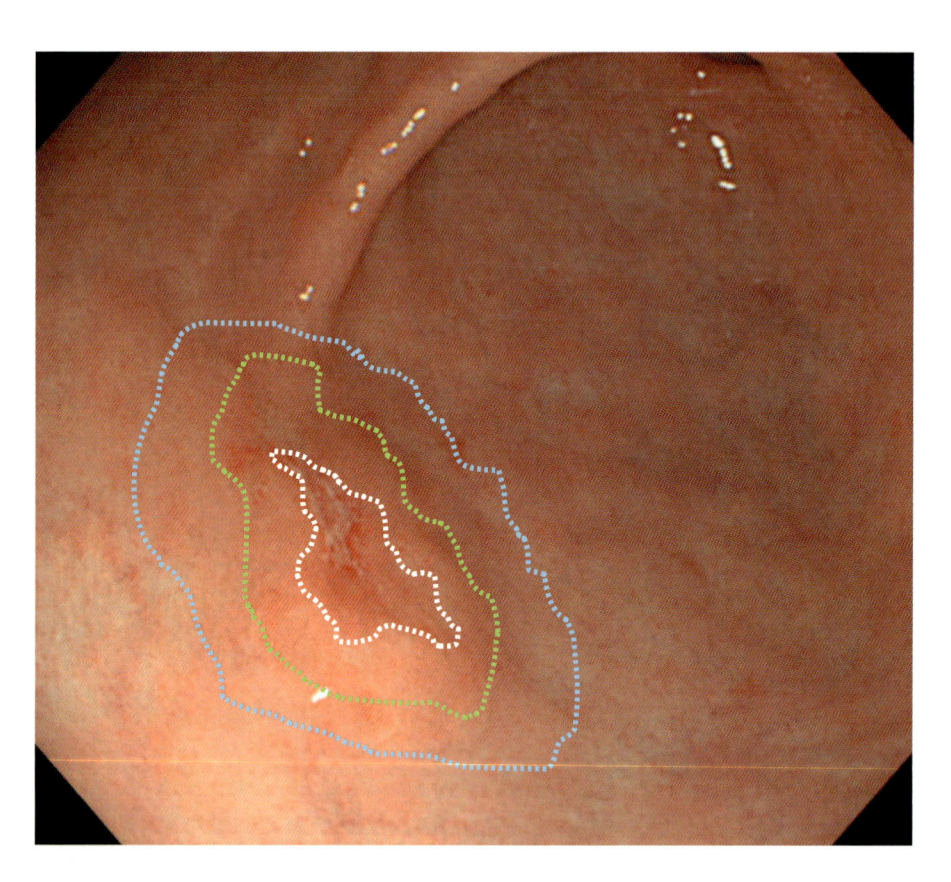

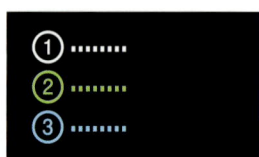

① ........
② ........
③ ........

## 6枚の写真から考えてみよう！

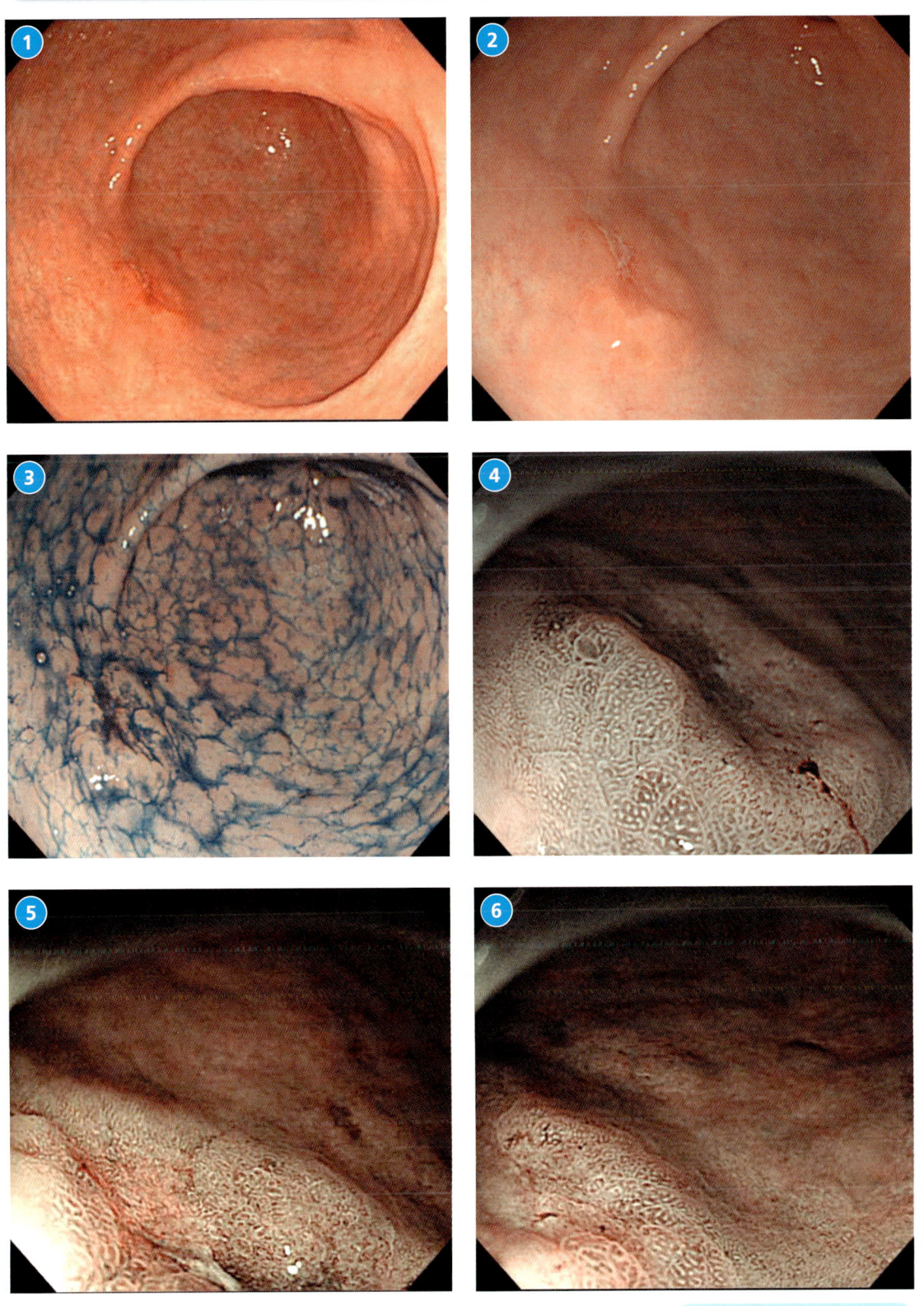

Question 16　側方進展範囲はどこまでか？

### 6枚の写真の ここを確認しよう！

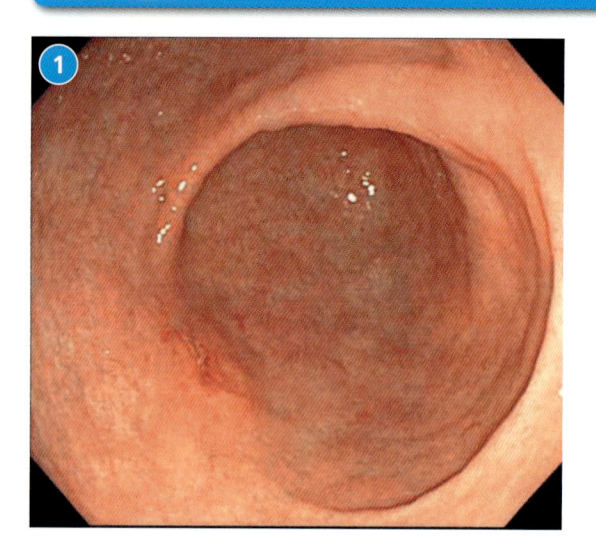

**①**

**発赤に注目しよう！**
- 胃前庭部大彎前壁寄りに，軽度発赤調の陥凹性病変を認める．

**血管透見性に注目しよう！**
- 周囲は血管透見性の亢進した萎縮粘膜であるが，発赤陥凹性病変とその周囲は血管透見性が低下している．

**どう解釈するか？**
- 病変は単発であることより，炎症よりは腫瘍を疑う．腫瘍の進展範囲としては，発赤陥凹部にとどまるのか，周囲の血管透見性の低下した領域まで広がっているか，精査する必要がある．

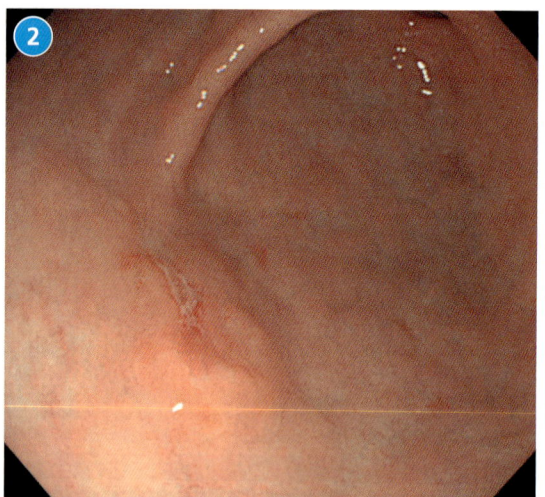

**②**

**近接して観察しよう！**
- 近接すると陥凹の境界は大彎側では明瞭であったが，前壁側は不明瞭であった．
- 陥凹の周囲には軽度の隆起を伴い，さらにその外側に血管透見性の低下した領域が広がっていた．

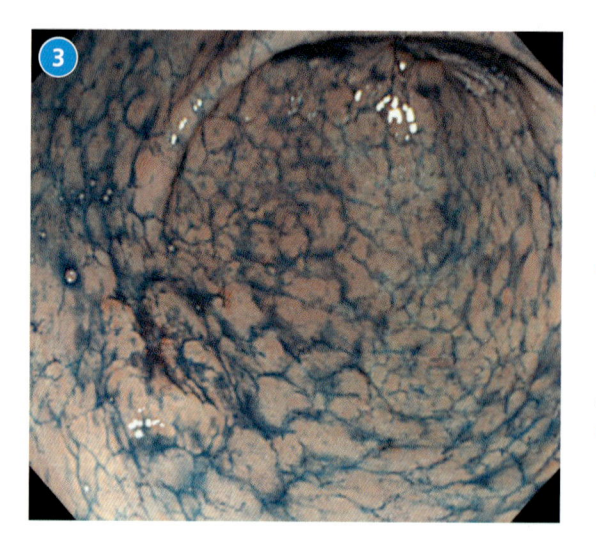

**③**

**陥凹境界と表面構造に注目しよう！**
- インジゴカルミンを撒布すると陥凹辺縁は不整で，陥凹面には大小不同のアレアを認めた．
- 陥凹の境界は大彎側で明瞭であったが，前壁側の境界はやはり不明瞭であった．その周囲にも軽度不整なインジゴカルミンの溜まりが認められた．
- 癌の進展範囲が陥凹部にとどまるのか，その周囲まで広がっているのかは依然として不明であった．

**次にどうするか？**
- 進展範囲を詳細に検討するためにNBI拡大観察を行った．

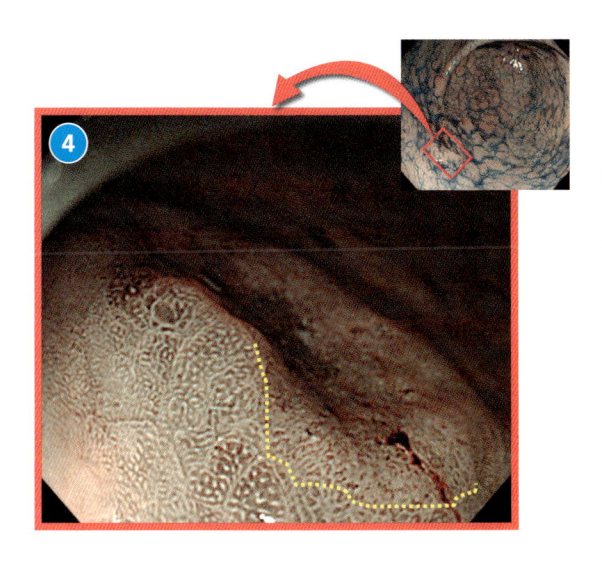

### 口側の表面構造に注目しよう！

- 口側には整った pit 様構造を認めるが，陥凹部は大小不同で不整な villi 様構造を認めた．
- 不整な構造は一部隆起に乗り上げる形で広がっていた．
- 構造の境界は明瞭であり，病変の進展範囲は黄色点線までと診断した．

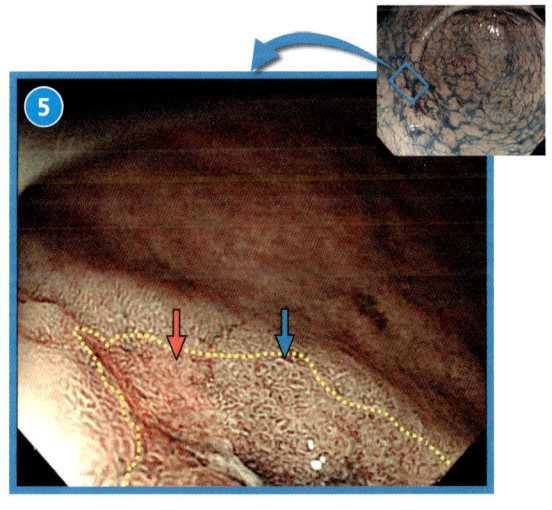

### 表面構造の不整に注目しよう！

- 通常観察で境界が不明瞭であった前壁側である．
- ➡部分には大小不同の不整な villi 様構造が認められ，腫瘍と判断した．

### 表面構造の不明瞭化に注目しよう！

- ➡部分では構造が不明瞭化しており，分化度が低下していると推測された．
- 周囲には整った pit 様構造が認められ，構造の境界で黄色点線のように進展範囲診断した．

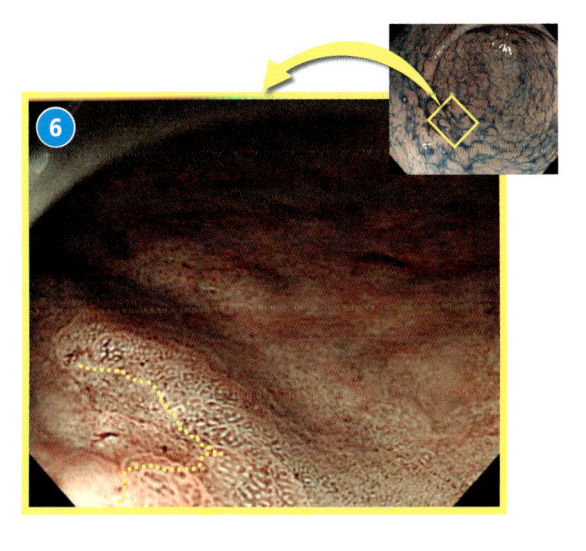

### 大彎側の表面構造に注目しよう！

- 大彎側の NBI 拡大内視鏡像である．陥凹部には細かく不整な villi 様構造を認めるが，隆起部から周囲にかけては整った pit 様構造を認めた．したがって，腫瘍は陥凹部にとどまっており，周囲は非腫瘍と診断した．
- 以上より，腫瘍の進展範囲はおおむね発赤陥凹にとどまっているものと考えられた．したがって，Question の答えは①となる．
- ただし，表面構造が一部不明瞭であり低分化組織の混在が疑われるため，上皮下進展の可能性も考慮しなければならない．

Question 16　側方進展範囲はどこまでか？

## 最終診断に向けて 切除標本と対比しよう！

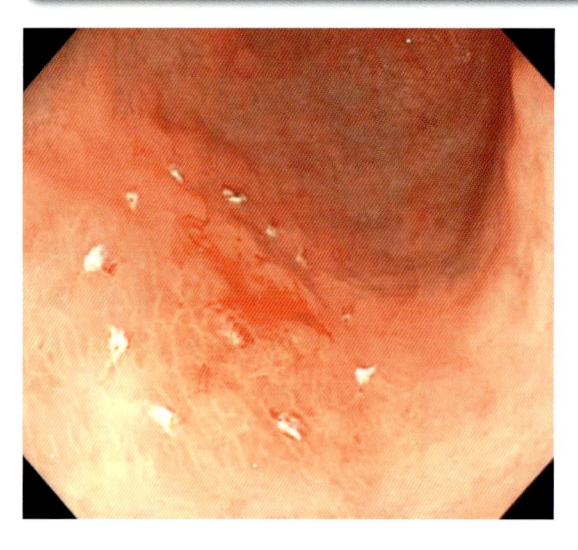

### マーキングをしよう！
- 低分化組織の混在を推測していたため，上皮下進展の可能性も考慮し，やや広めに図のようにマーキングを施行した．

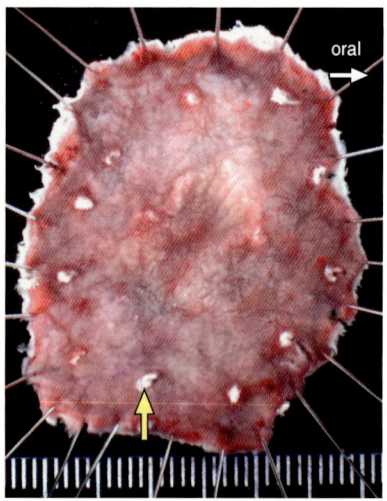

### 色調に注目しよう！
- 図の右側が口側である．
- 中央に発赤陥凹とその周囲に白色調の隆起を認める．

### 凹凸に注目しよう！
- 口側の陥凹および隆起の境界は明瞭だが，前壁側（図の下側）や肛門側（図の左側）は不明瞭である．
- 前壁側では陥凹が ⇨ で示すマーキングに達しているようにも見える．

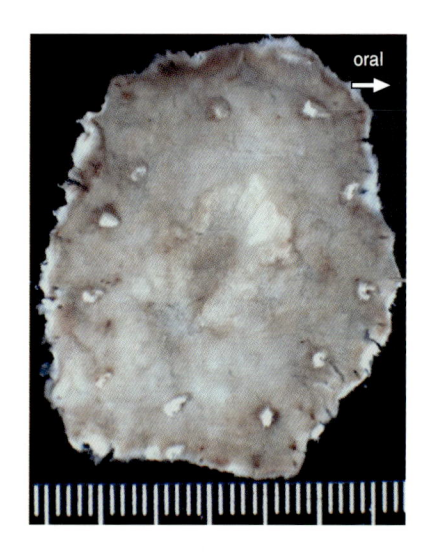

### 固定すると表面構造がより明瞭となる
- 固定標本では表面構造がより明瞭となるため，凹凸の差も認識しやすくなった．陥凹部はマーキング内に収まっていることがわかった．
- 凹凸の差を際立たせるためには，照明の角度をより水平に近づけるとよい．

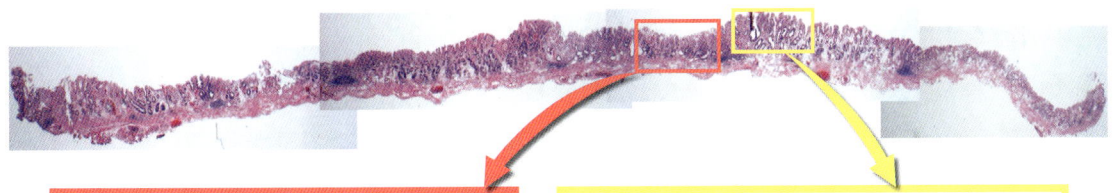

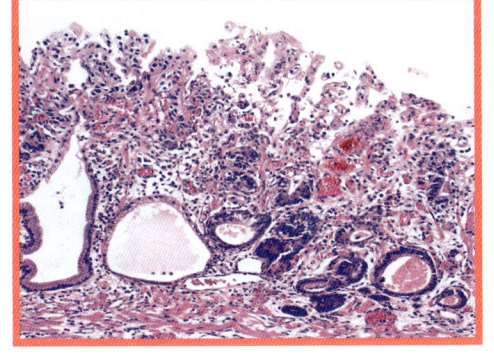

陥凹部分の組織像である．表層では腺管構造は認めず低分化腺癌（por）と診断した．

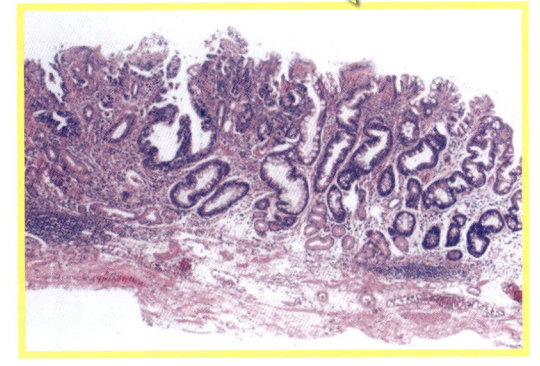

隆起部分の組織像である．小型腺管を呈する中分化型腺癌（tub2）と診断した．

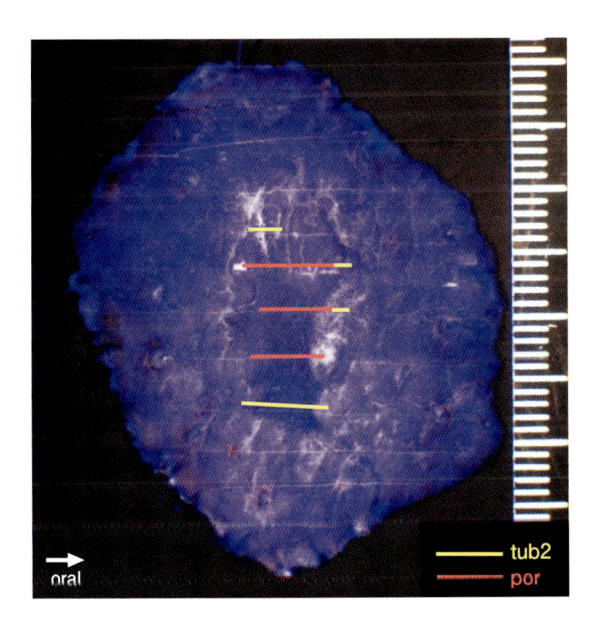

### Conclusive Diagnosis

Gastric adenocarcinoma, por>tub2, T1(M), ly0, v0, LM(−), VM(−), pType 0-Ⅱc, 15×10 mm, L, Ant, Gre.

**まとめ**

通常観察では範囲診断の難しい症例であったが，NBI拡大内視鏡観察では表面構造の差を認識することができ，範囲診断に有効であった．生検では高分化型腺癌との診断であったが，構造の不明瞭化を認めることより低分化組織を含む可能性があることを推測できた．低分化優位癌に対するESDの適応拡大には議論の余地がある．本例は純粋な低分化腺癌ではなく，基本的には分化型だが表層部を中心に脱分化し，面積的には低分化優位であった．

**Answer** 側方進展範囲は①まで．

（田沼徳真）

Question 16 側方進展範囲はどこまでか？

# Question 17

## 側方進展範囲はどこまでか？

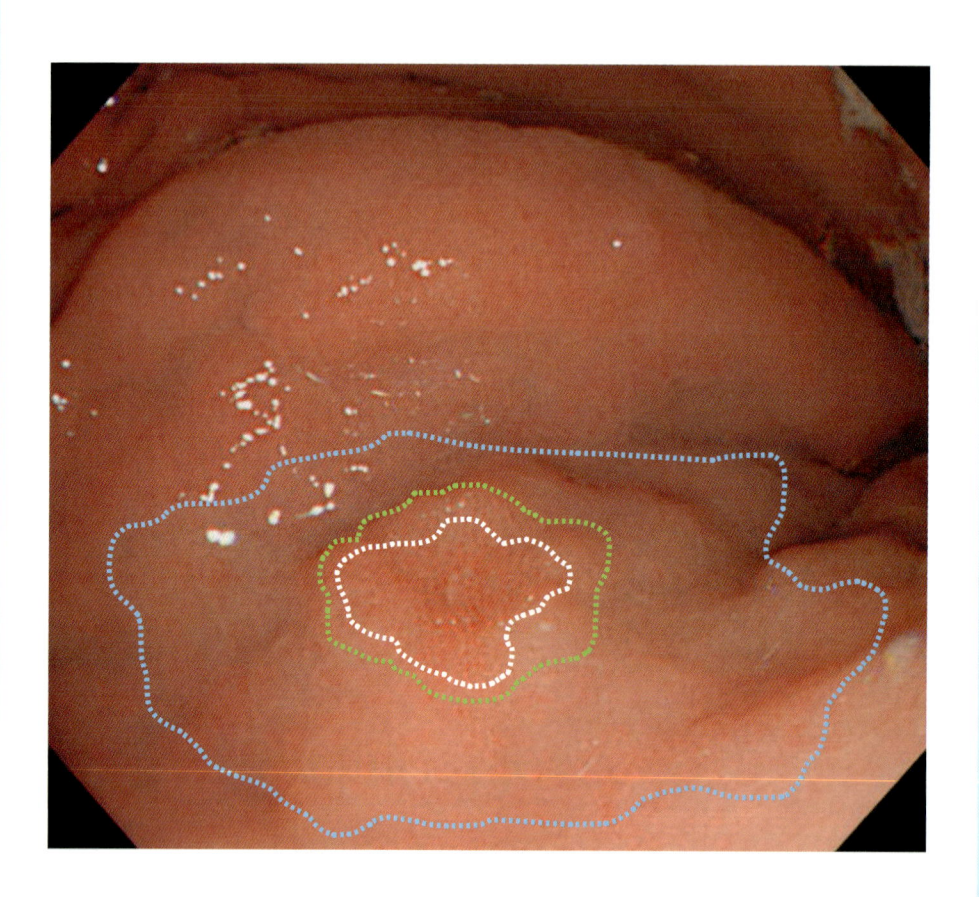

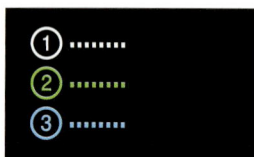

① ·······
② ·······
③ ·······

## 6枚の写真から考えてみよう！

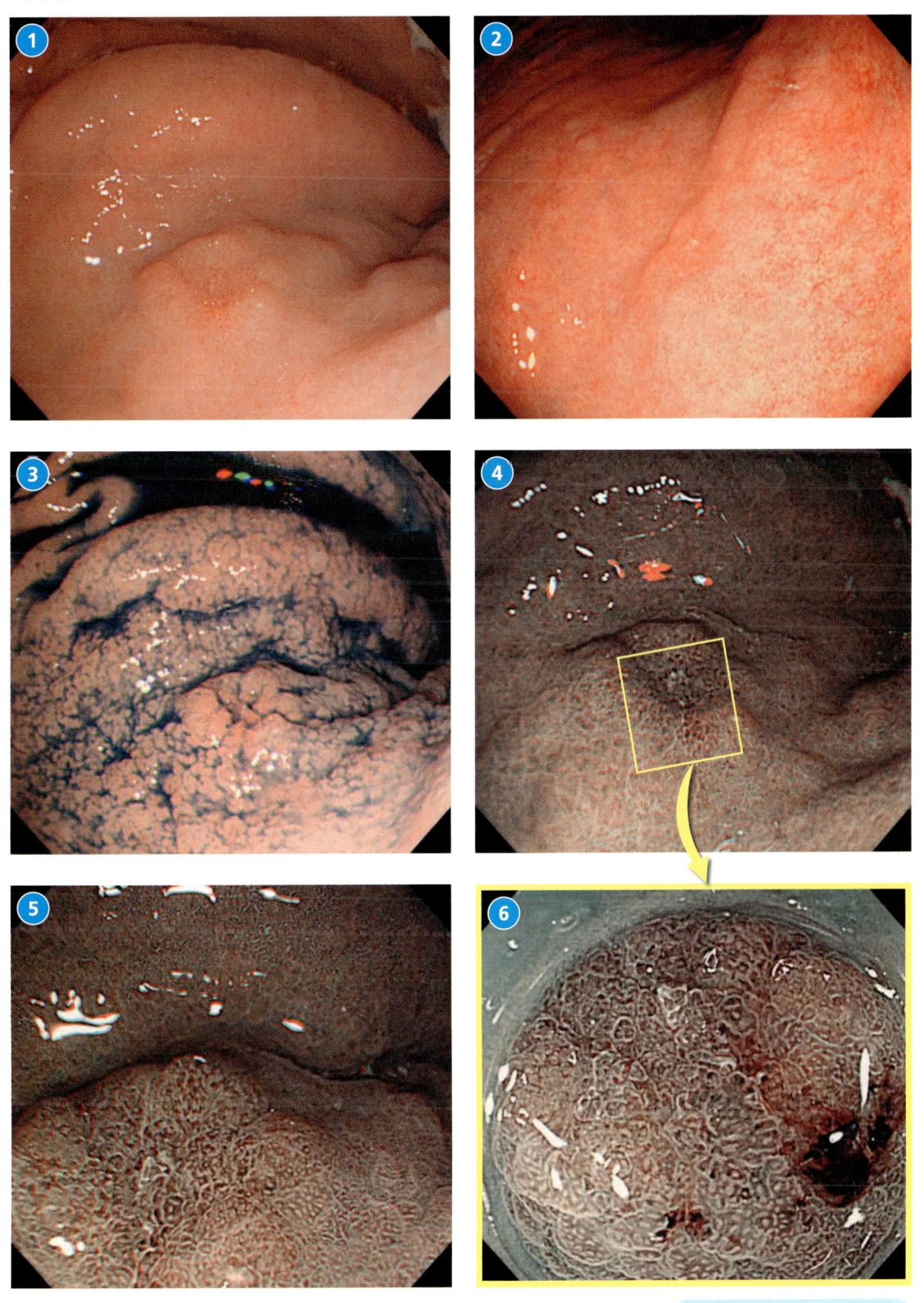

①

②

③

④

⑤

⑥

☞解説は次のページから！

Question 17　側方進展範囲はどこまでか？

## 6枚の写真のここを確認しよう！

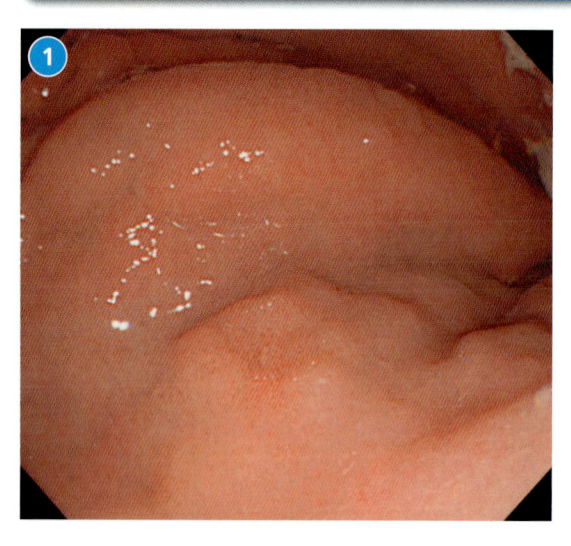

### ① 赤色に注目しよう！
- 体上部後壁に胃底腺粘膜を背景とした発赤調の陥凹性病変を認める.
- わずかな発赤陥凹に気づくことが病変発見の契機であり，図❶のように空気少量のほうが観察しやすい.

### 周囲の色調に注目しよう！
- 発赤陥凹の周囲にわずかな褪色領域を認める.
- 褪色領域は辺縁隆起にほぼ一致している.

### どう解釈するか？
- 褪色領域は辺縁隆起の外側まで広がっているが，その境界は不明瞭であった.

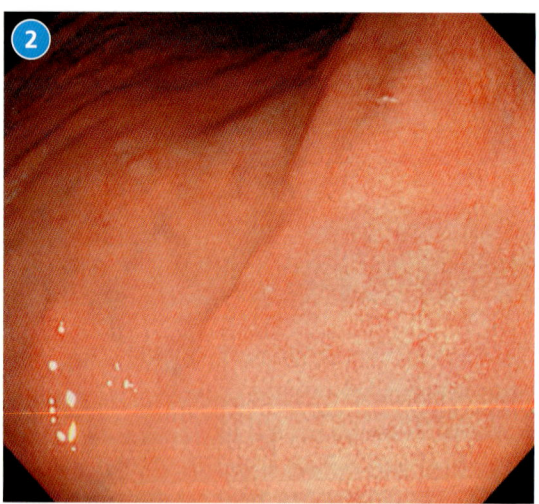

### ② 赤色に注目しよう！
- 図❷は空気大量で観察した写真である．病変はわずかな発赤として認識できる.
- 図❶と比べると，空気大量のため凹凸が目立たなくなっている.

### 褪色に注目しよう！
- 発赤の口側に褪色領域が広がっているが，その境界は不明瞭であった.

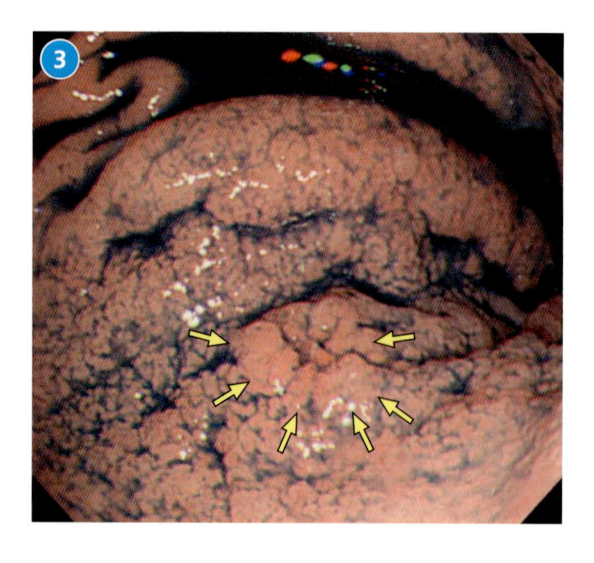

### ③ 凹凸に注目しよう！
- インジゴカルミンを撒布した遠景からの写真である.
- 陥凹周囲のアレア模様に比べて，陥凹内部では粗大なアレア模様を認めた．粗大なアレア模様は陥凹を越えて辺縁隆起まで広がっており（⇨），癌が辺縁隆起部まで進展している可能性が示唆された.

### 次にどうするか？
- 同部をさらに詳細に検討するためにNBI拡大観察を行った.

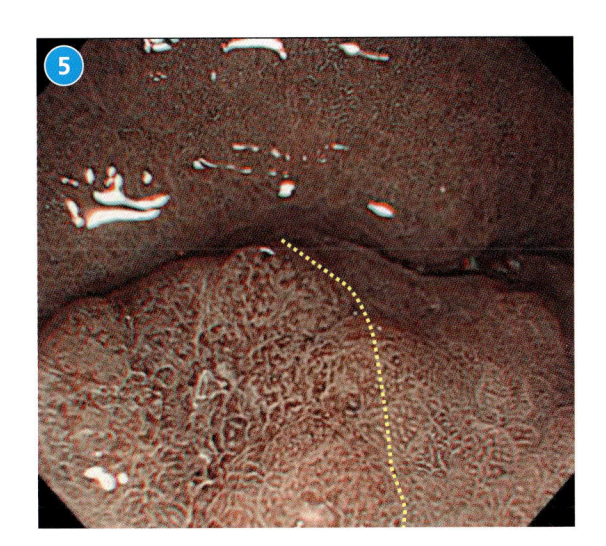

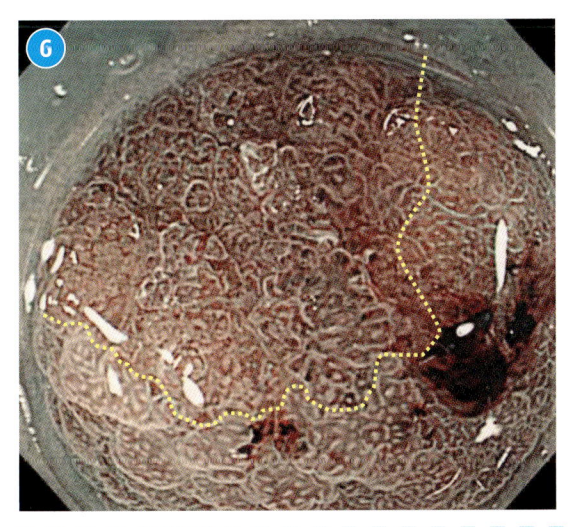

### 表面構造に注目しよう！

- 病変口側の NBI 弱拡大像を示す．
- 黄色点線の右側では規則正しい pit 様構造を認めるのに対し，左側では villi 様構造と小型な pit 様構造が混在していた．

### villi の形と大きさに注目しよう！

- 陥凹内の表面構造はやや大きめの villi 様構造で，大小不同を認め形も不整であり，一部融合していた．villi 様構造の周囲には，小型な pit 様構造を認め，密度も上昇していた．
- 黄色点線の右側には整った pit 様構造を認めた．
- 以上より病変は辺縁隆起の立ち上がり部分まで広がっていると考えられ，黄色点線の範囲と診断した．

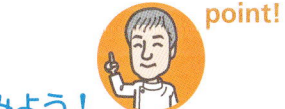

### さらに拡大してみよう！ point!

- 病変口側の NBI 中拡大像である．
- 黄色点線より下側では規則正しい pit 様構造を認めるのに対し，上側では不整な villi 様構造を認め，villi 様構造はやや大きく，形も不揃いで不整であった．
- 以上より癌の口側進展は黄色点線の範囲と診断した．

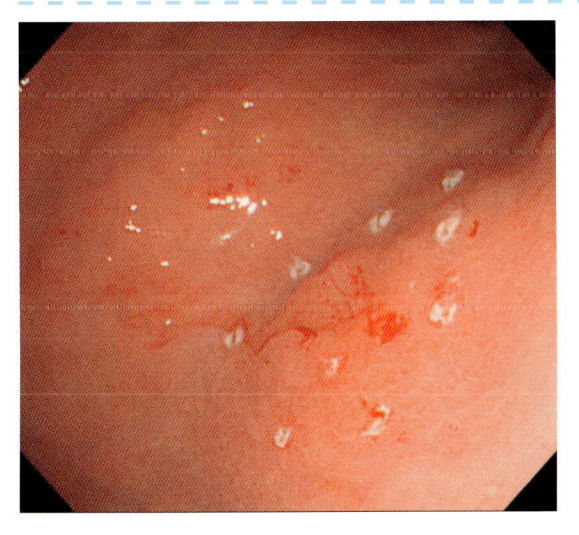

---

- NBI 拡大観察にて診断した側方進展範囲の外側にマーキングを施行した．
- 全周マーキング終了後の内視鏡像である．
- NBI 拡大内視鏡で診断した癌の範囲はインジゴカルミン撒布写真（図❸）で粗大なアレアを認めた範囲にほぼ一致しており，Question の答えは②と診断した．

Question 17　側方進展範囲はどこまでか？

## 最終診断に向けて 切除標本と対比しよう！

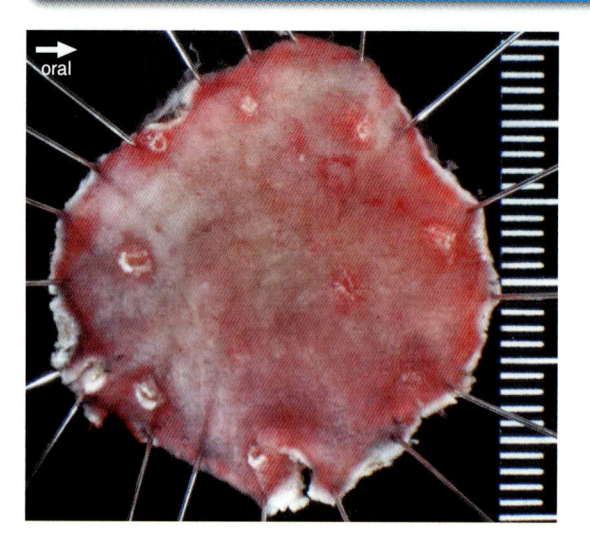

### 色調に注目しよう！
- 図の右側が口側である．
- 中央に褪色領域を認めるが，その境界は不明瞭である．

### 表面構造に注目しよう！
- 中央にわずかな陥凹を認める．
- 周囲にvilli様構造を認めるのに対し，中央では粗大な模様を認めたが，その境界はやはり不明瞭である．

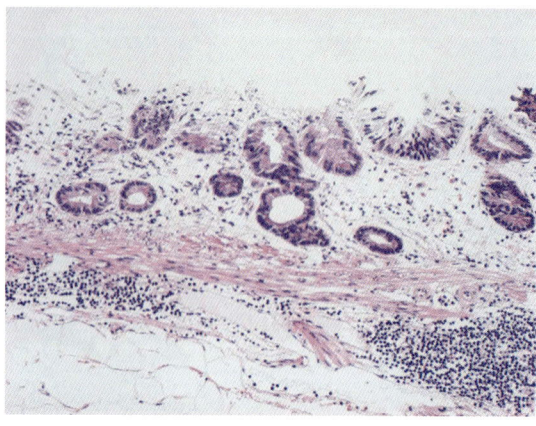

### 病理組織を見てみよう！
- 病変中央部の組織像である．
- 構造異型を認める高分化型腺癌（tub1）であった．

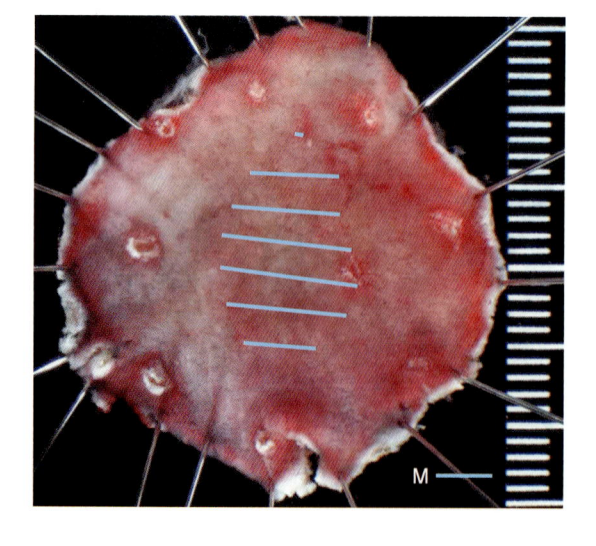

- 新鮮切除写真に癌の範囲をマッピングしたものである．
- 水色線で示した部分が癌の進展範囲であり，すべてtub1の粘膜内癌であった．

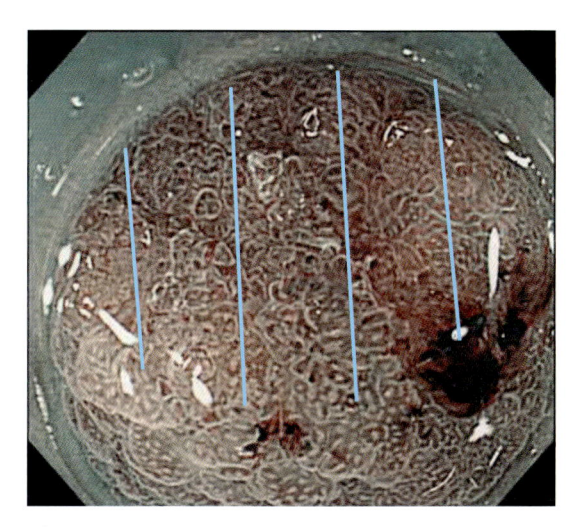

- 病変口側の NBI 中拡大像に病変の範囲をマッピングしたものである.
- 病変の範囲は不整な villi 様構造の範囲に一致していた.

### Conclusive Diagnosis

**Gastric adenocarcinoma, tub1, T1(M), ly0, v0, LM(−), VM(−), pType 0-IIc, 14×10 mm, U, Post.**

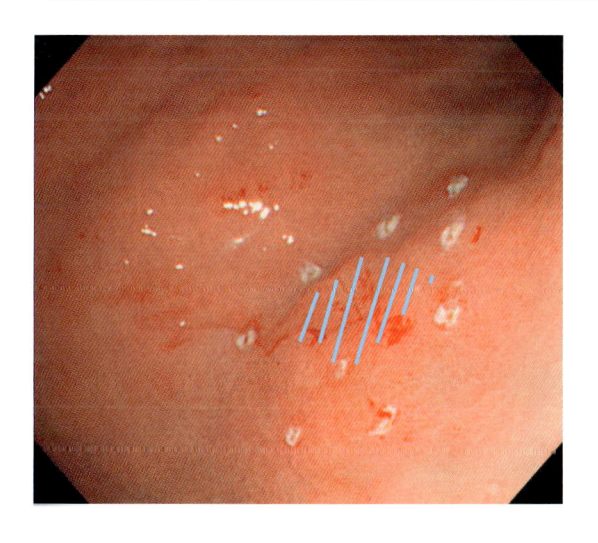

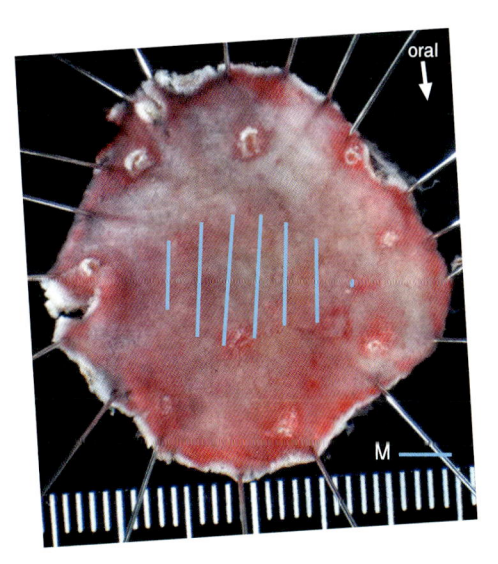

**まとめ** 右上図は，新鮮切除写真にマッピングを行い，内視鏡像に合わせて回転させたものである．左の内視鏡像にて水色線で示した部分が癌の進展範囲である．通常観察にて癌の範囲は発赤陥凹のみと考えられたが，インジゴカルミン撒布，NBI 拡大内視鏡では小彎側の辺縁隆起まで広がっていた．最終的な側方進展範囲は②であった．側方進展範囲を正確に診断しなければ，ESD で一括切除しても断端陽性となる可能性があり，注意深い観察が必要である.

**Answer** 側方進展範囲は②まで.

（山里哲郎）

Question 17 側方進展範囲はどこまでか？

# Question 18

## 組織型は？

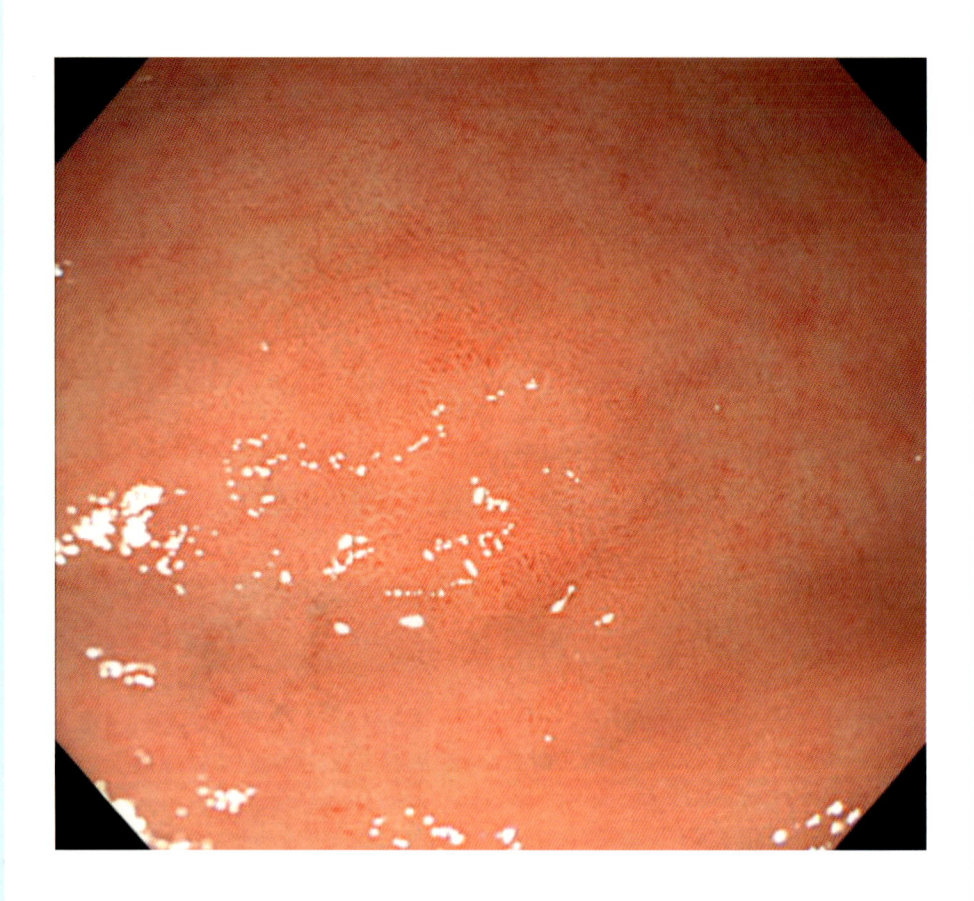

次のうちどれか？
① 高分化型腺癌（tub1）
② 中分化型腺癌（tub2）
③ 低分化腺癌（por）

## 6枚の写真から考えてみよう！

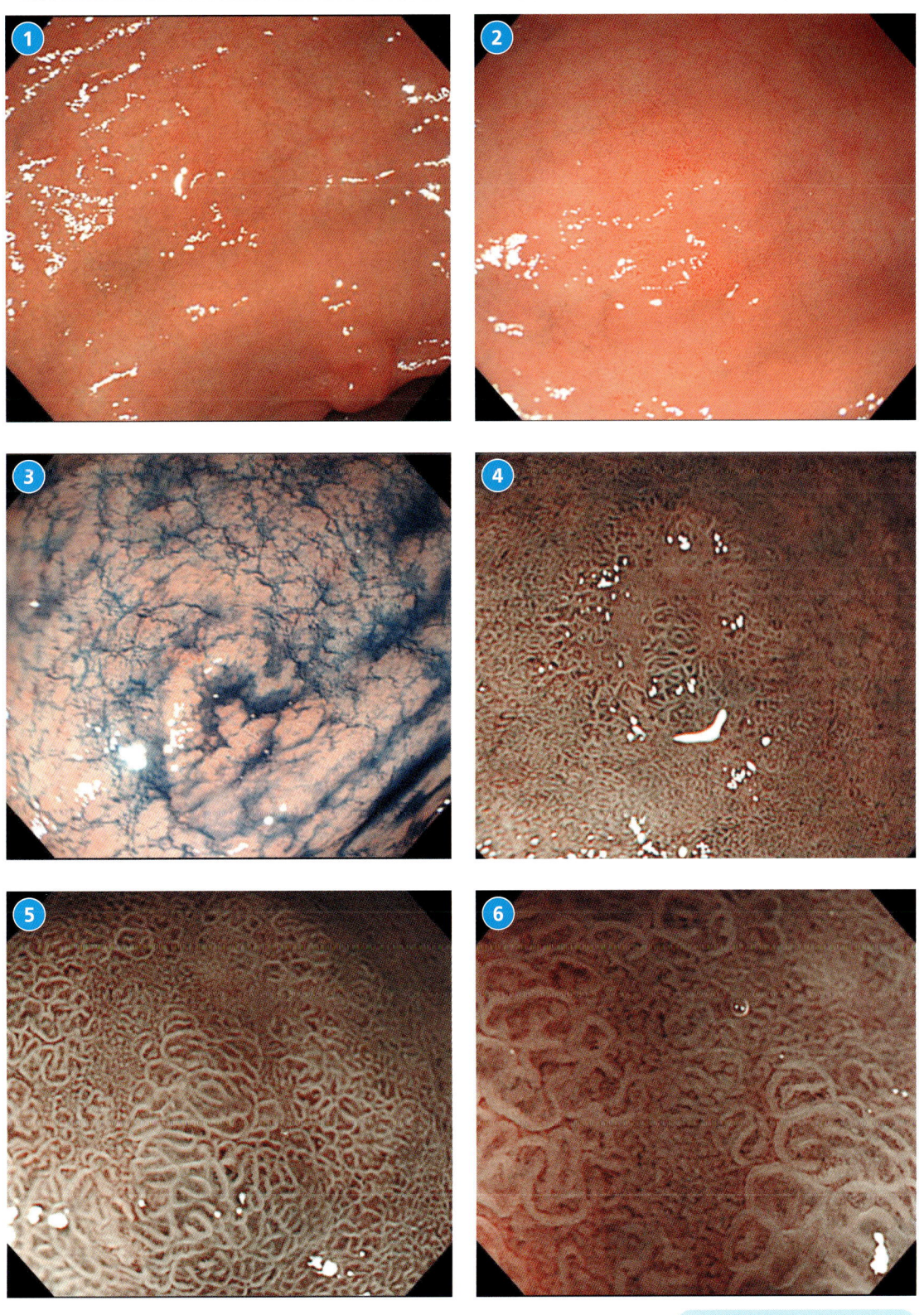

① ② ③ ④ ⑤ ⑥

☞解説は次のページから！

Question 18 組織型は？

### 6枚の写真の ここを確認しよう！

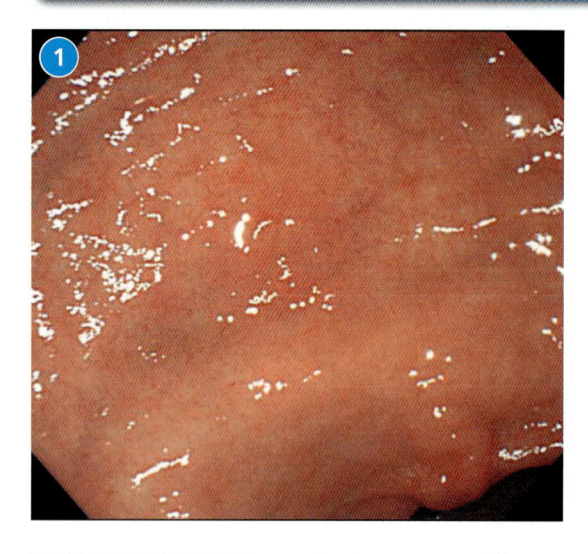

#### 血管透見不良域に注目しよう！
- 背景粘膜は血管透見性の亢進を認め，萎縮性の胃粘膜と判断した．
- 胃前庭部小彎の左図中心に血管透見性の不良域を認めた．

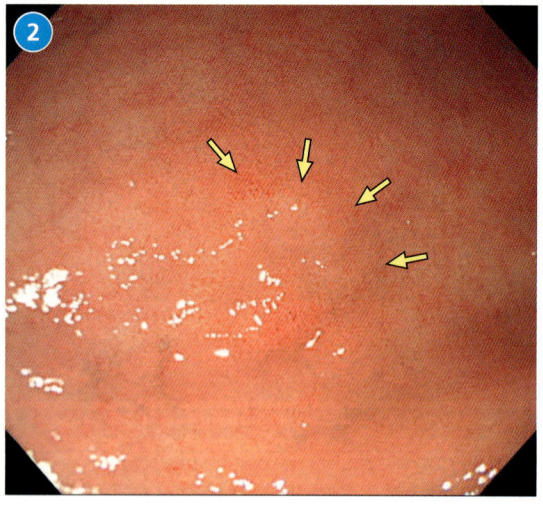

#### 近接してみよう！
- 近接すると同部に褪色調の陥凹性病変を認めた．境界は一部明瞭（⇨）で辺縁は不整であった．その他の境界は不明瞭で，病変の全体像を認識することは困難であった．

#### どう解釈するか？
- 一部境界明瞭な褪色調の陥凹性病変であり，単発で辺縁不整であり，低分化腺癌を考えた．

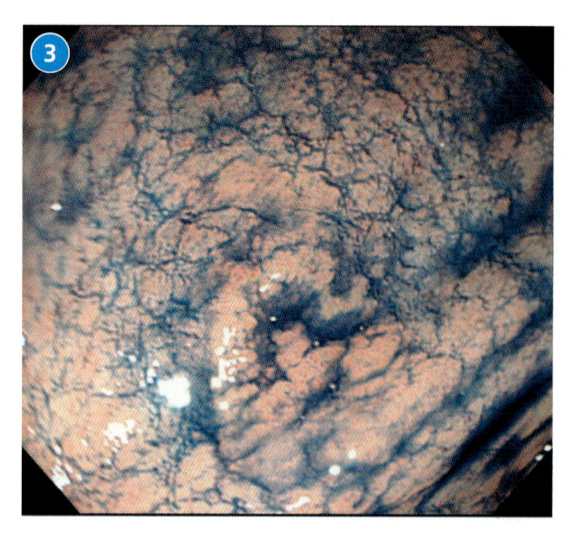

#### インジゴカルミンを撒布しよう！
- インジゴカルミン撒布によって辺縁隆起を伴った陥凹性病変が明瞭となった．
- しかし，通常観察で認めていた褪色調の陥凹境界は，かえって不明瞭となった．

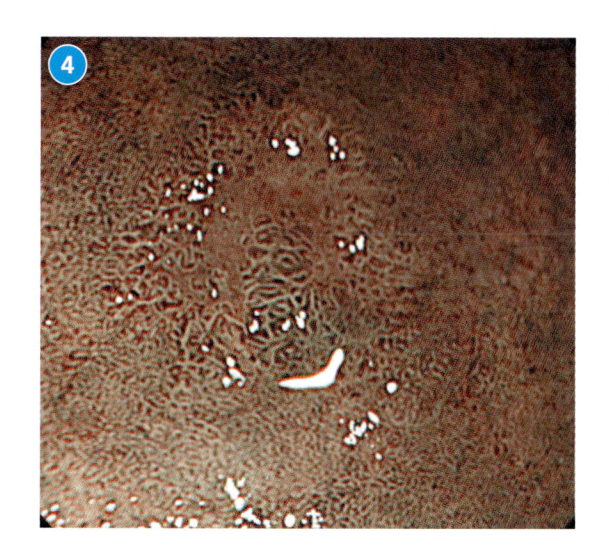

### NBI で観察してみよう！

- NBI 弱拡大にすると，辺縁隆起を伴った陥凹性病変が認識できた．
- 陥凹部の境界は不整で明瞭であるが，辺縁隆起と背景粘膜の境界は不明瞭であった．

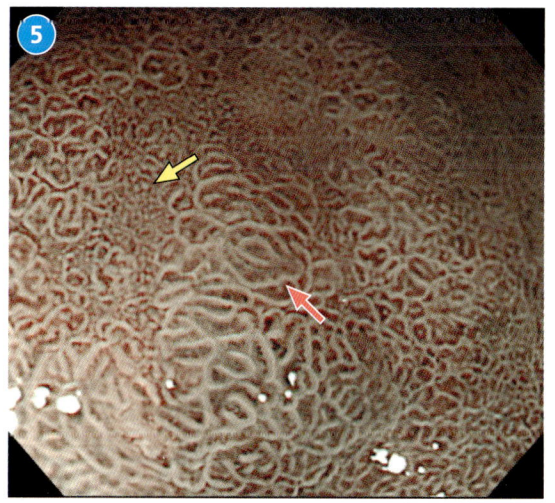

### NBI 中拡大で観察してみよう！

- NBI 中拡大にすると，さらに表面構造が詳細に認識できた．

### 辺縁隆起に注目しよう！

- 陥凹の辺縁隆起（⇨）は腫大した villi 構造と，一部に pit 様構造の混在を認めた．それぞれの構造は整形であり，非腫瘍と判断した．

### 陥凹部に注目しよう！

- 陥凹部は密度の高い pit 様構造と villi 構造の混在（⇨）を認めた．それぞれ構造は大小不同で，不整形であり，腫瘍と判断した．

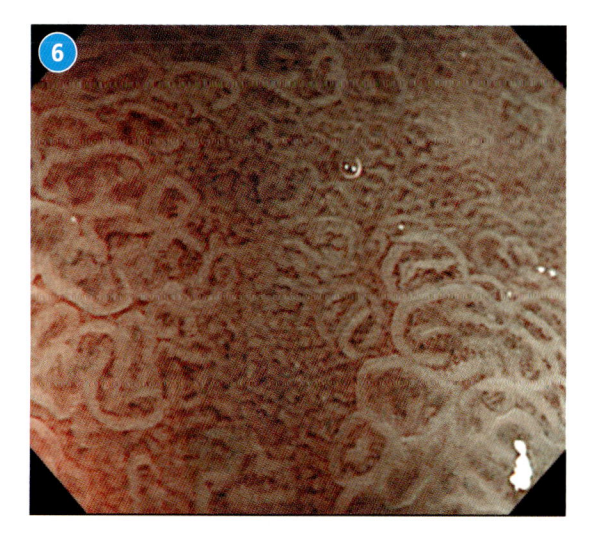

### NBI 強拡大で観察してみよう！

- NBI 強拡大にすると，血管構造も認識することができる
- 血管の分布に規則性があることから，高分化型腺癌（tub1）と考えた．

Question 18 組織型は？

## 最終診断に向けて　切除標本と対比しよう！

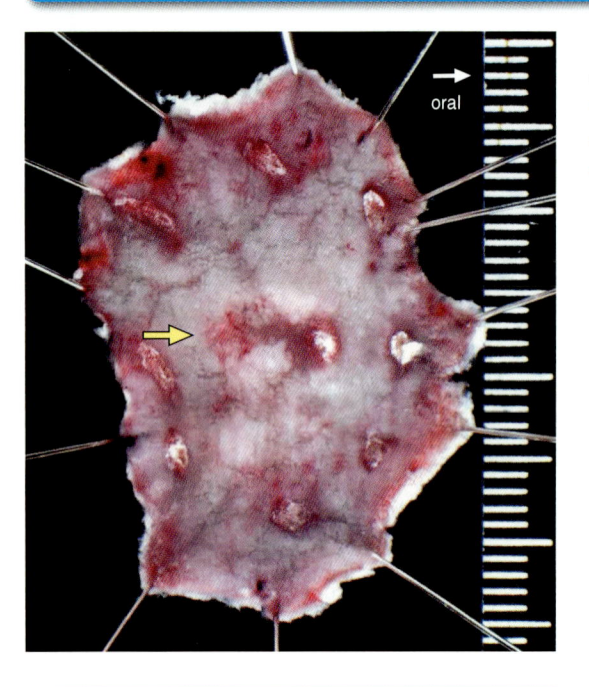

### 新鮮切除標本を見てみよう！

- 図の右側が口側である．
- 中央に不整形の発赤陥凹性病変を認めた．
- 病変の境界は色調の差で認識できるが，肛門側の境界（⇨）は不明瞭であった．

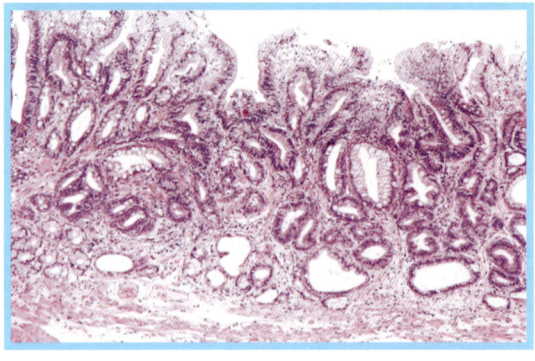

### 病理組織を見てみよう！

- 病変中央部の病理組織像（HE 染色）．
- 構造異型を伴う不整な腺管が増生していた．
- 表層は腫瘍，深部は非腫瘍で，二層構造を認めた．

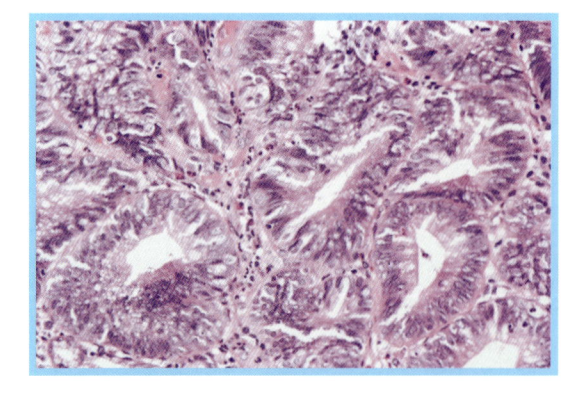

### 強拡大で見てみよう！

- 不整形な核を有する腫瘍細胞の増殖を認めた．
- N/C 比の増大，核の配列や極性の乱れを認め，tub1，深達度 M と診断した．

oral

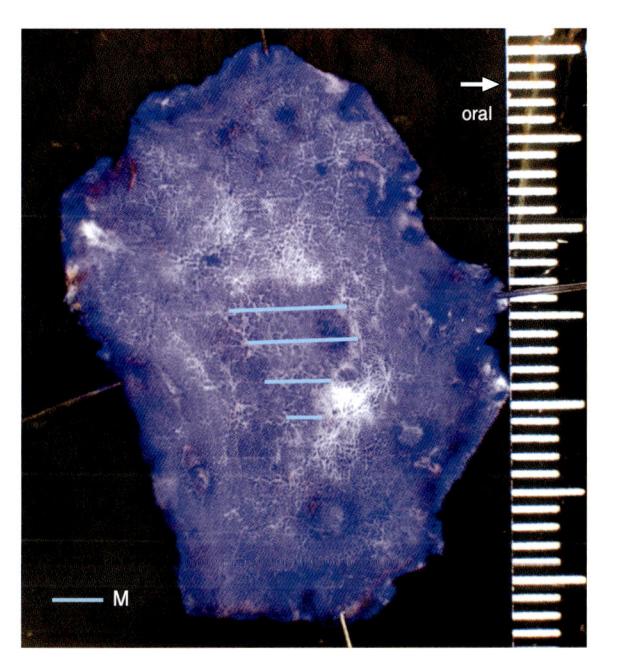

### Conclusive Diagnosis

Gastric adenocarcinoma,
tub1, T1(M), ly0, v0,
LM(−), VM(−), pType 0-IIc,
8×6 mm, L, Less.

### 対比してみよう！

- 内視鏡の病変の口側辺縁のマーク(→)と，新鮮標本の口側辺縁のマーク(→)を一致させ，新鮮標本を内視鏡像に合わせて回転した．

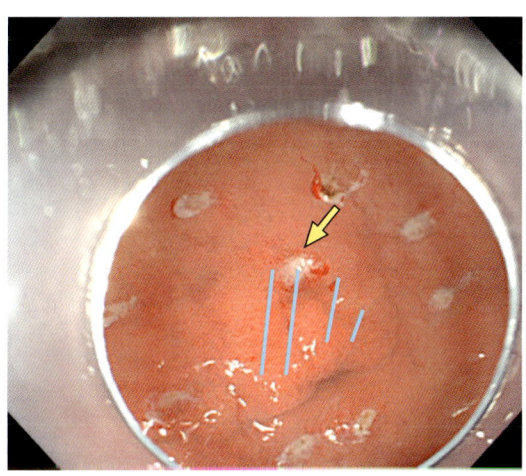

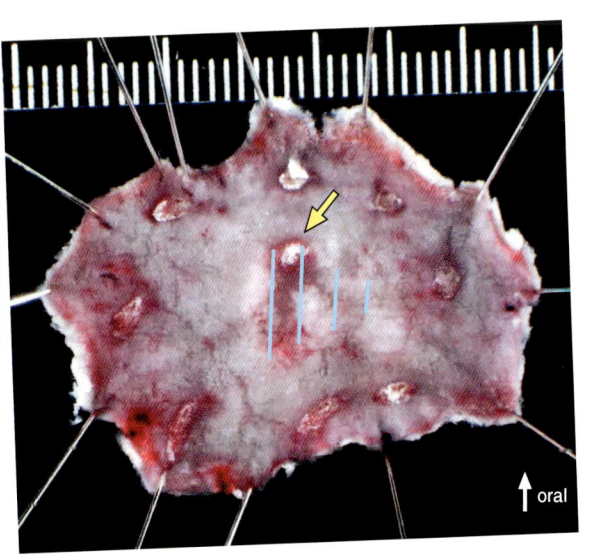

↑oral

### まとめ

胃前庭部小彎に褪色調の境界不明瞭な陥凹性病変を認め，通常観察で低分化腺癌を疑った．色素撒布したが，かえって境界不明瞭となった．NBI 拡大にて陥凹面に一致して不整な pit 様構造と villi 様構造の混在を認めた．また同部の血管構造は不整であるが，血管分布に規則性があり，高分化型腺癌(tub1)と診断した．本症例は通常観察にて低分化腺癌と考えたが，NBI 拡大にて tub1 と診断でき，NBI 拡大が診断に有用であった．

**Answer** 組織型は①高分化型腺癌(tub1)．

（三池　忠）

# Question 19

## 側方進展範囲はどこまでか？

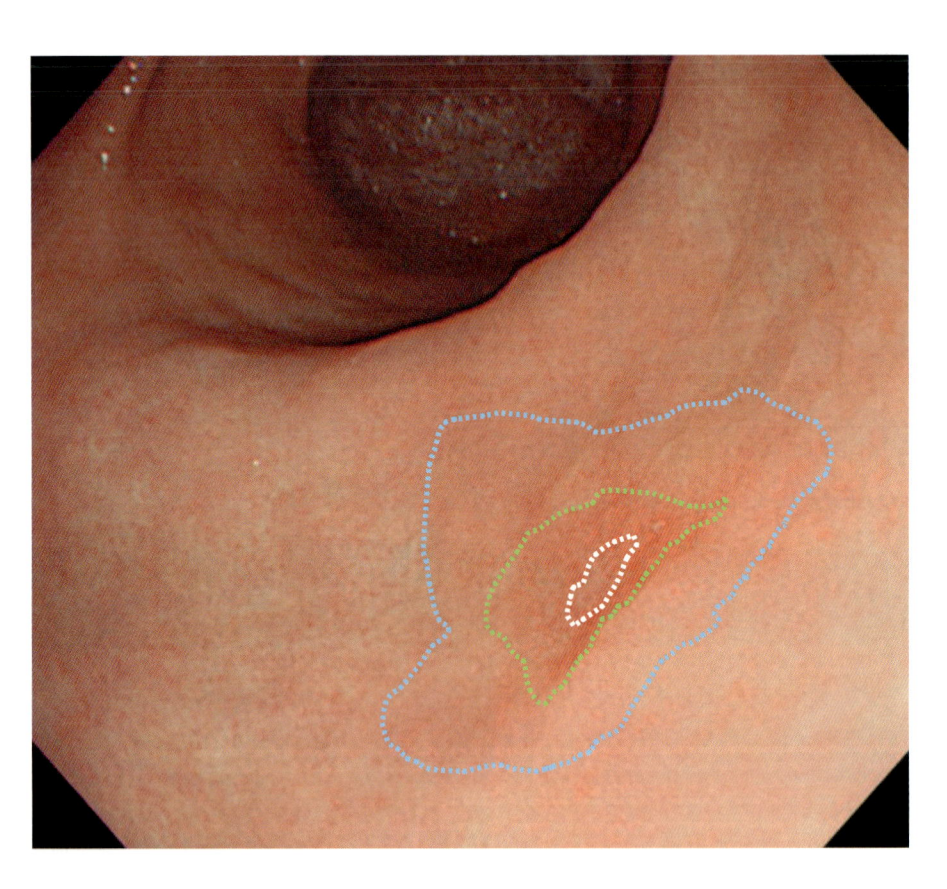

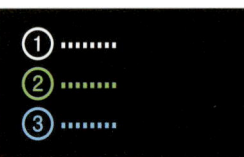

① ........
② ........
③ ........

## 6枚の写真から考えてみよう！

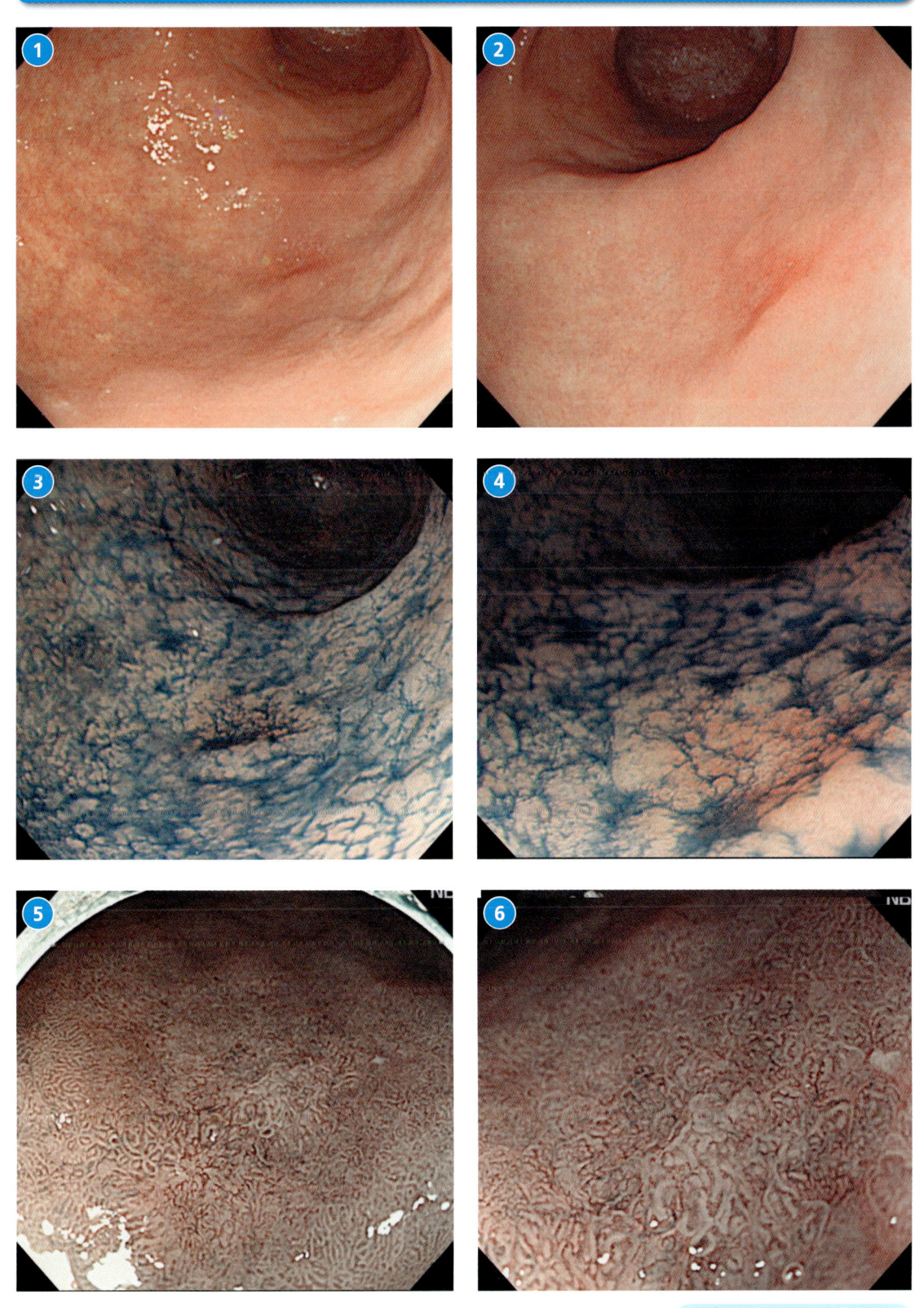

①

②

③

④

⑤

⑥

☞解説は次のページから！

Question 19　側方進展範囲はどこまでか？

## 6枚の写真の ここを確認しよう！

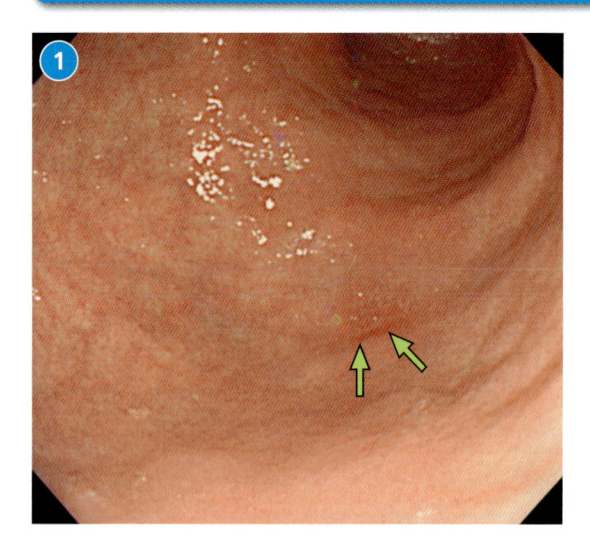

### まずは通常観察しよう！

- 背景粘膜は血管透見の亢進した褪色調の粘膜で斑状に発赤が認められ，萎縮した胃粘膜である．
- 胃前庭部大彎に発赤調の陥凹性病変があり，肛門側の境界はやや不明瞭であるが，病変口側の境界は色調変化から明瞭であり（⇨），上皮性腫瘍の存在を疑う．

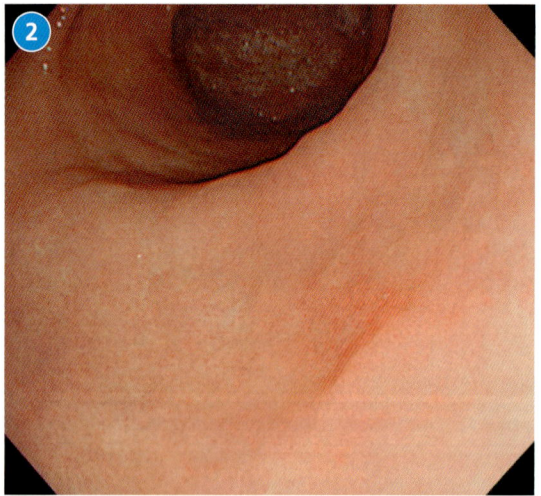

### 近接観察しよう！

- 近接して観察しても境界は不明瞭であった．
- 病変はやや陥凹しており，辺縁に軽度の隆起を認めるが，隆起の境界は不明瞭である．
- 病変内に目立った凹凸は認めない．

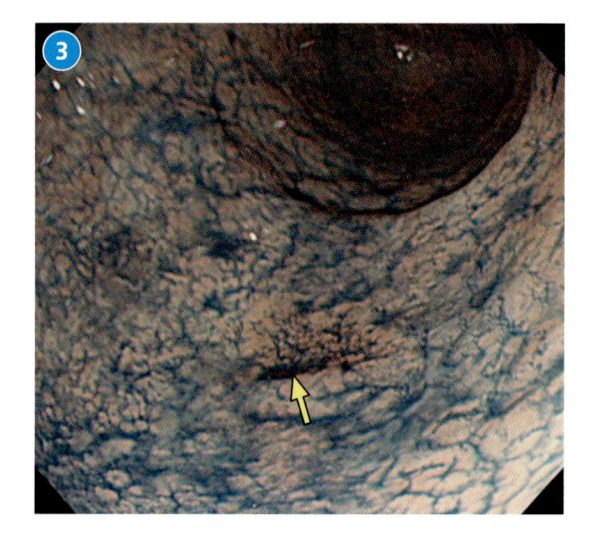

### インジゴカルミンを撒布しよう！

- インジゴカルミンを撒布すると，陥凹内にインジゴカルミンの溜まりを認める（⇨）．
- 軽度の辺縁隆起を認めるが，通常観察と同様に隆起の境界は不明瞭である．
- 一方，陥凹内には周囲粘膜に比べ細かい構造を認め，表面性状の差で陥凹部の境界は明瞭となった．

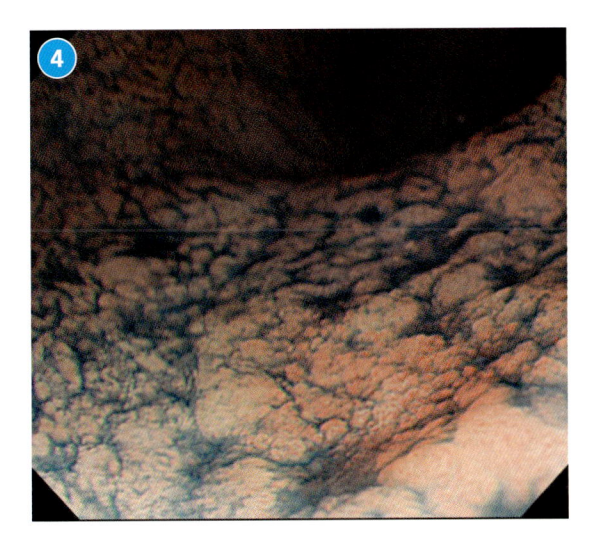

### さらに近接しよう！

- 近接して観察すると，周囲の整った構造に比べて，病変内部は大小不同の構造が見られ，不整である．しかし，境界は不明瞭である．
- 通常観察では境界が一部で明瞭であること，インジゴカルミン撒布像で病変内部の構造が不整であることから，全体として境界は不明瞭であるが，上皮性腫瘍，0-IIc，分化型腺癌も鑑別診断として考えられる．
- さらに詳細な検討を行うため，NBI観察を行った．

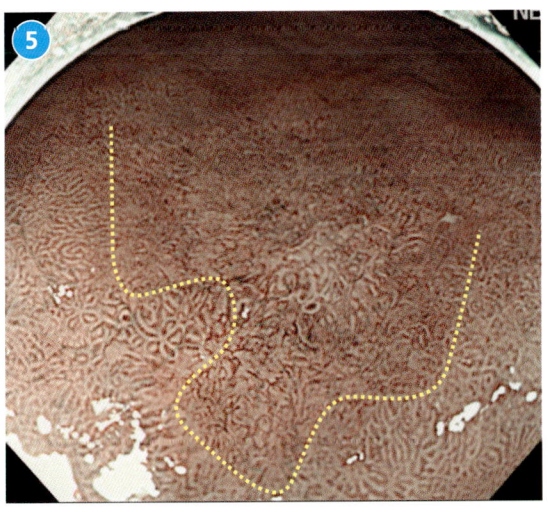

### NBI拡大観察を行おう！

- NBI拡大観察を行うと，周囲粘膜は整ったvilli構造を呈しているが，病変内部は密度が高く，細かい不整なvilli様構造を呈している．構造および密度の差で境界は明瞭である（黄色点線）．
- NBI観察ではvilli構造が不整であること，明らかに境界があることから，分化型腺癌を考える．
- 内部構造を詳細に観察するため，さらに拡大率を上げて観察した．

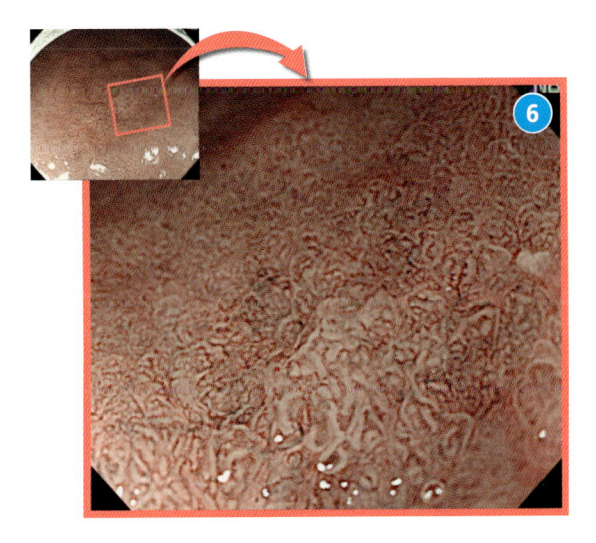

**point!**

### さらに拡大してみよう！

- 病変部を拡大観察すると基本構造はpitであることがわかる．
- pitは大小不同・不整形だが，血管は不整ながらnetworkを有することから，分化型腺癌と診断することができる．
- 以上，通常観察，インジゴカルミン撒布像，NBI拡大観察から0-IIc，分化型腺癌，深達度Mと診断した．

Question 19　側方進展範囲はどこまでか？

最終診断
に向けて **切除標本と対比しよう！**

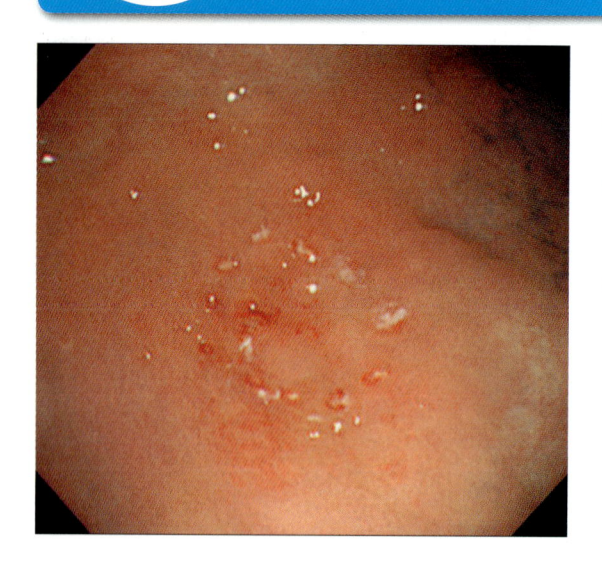

### マーキングをしよう！

- NBI拡大観察下に側方進展範囲を診断し，その外側に図のごとくマーキングを施行した．
- NBI拡大観察での側方進展範囲は，インジゴカルミン撒布像で表面構造の差がみられた領域に一致していた．
- ESDにて一括切除を行った．

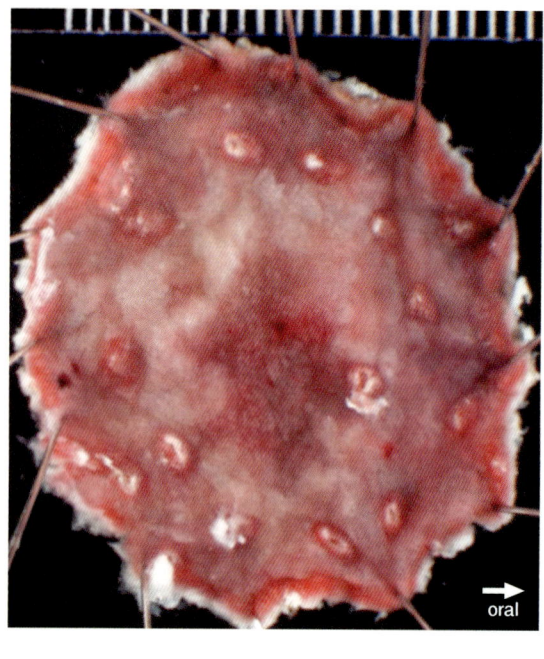

### 新鮮切除標本を観察しよう！

- 図の右側が口側である．
- 検体の中央部に辺縁隆起を伴う発赤した不整な陥凹を認める．
- 色調および凹凸の差で境界は明瞭である．
- 辺縁隆起は周囲粘膜と色調の差がなく，非腫瘍の粘膜と考えられる．

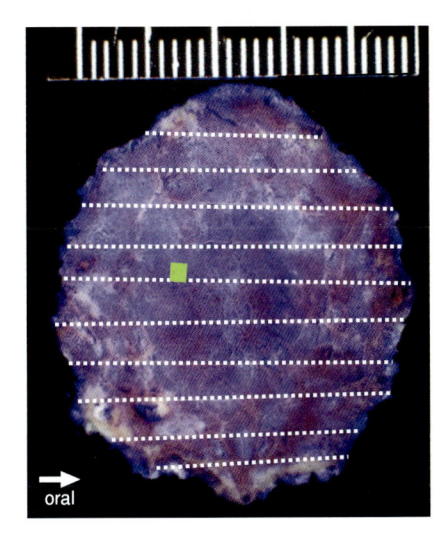

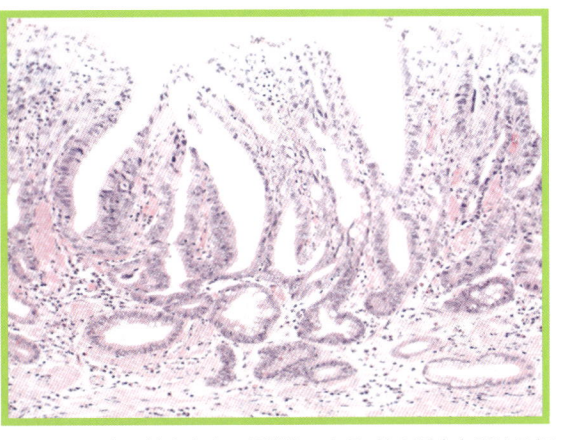

図に示した陥凹性病変内の組織像である．核の腫大を認める細胞が構造異型のある腺管を形成し，高分化型腺癌（tub1）と診断した．

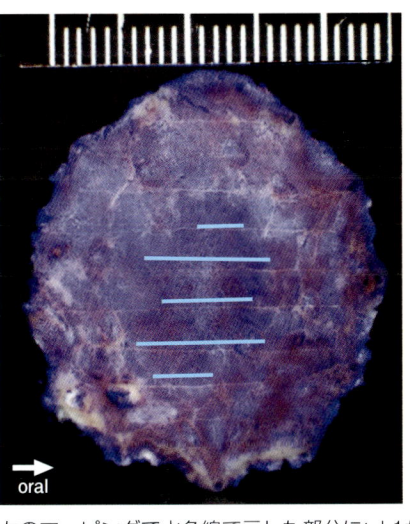

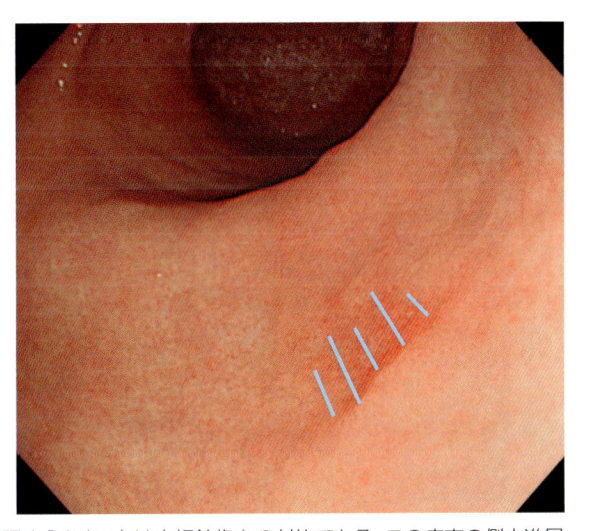

左のマッピングで水色線で示した部分にtub1が認められた．右は内視鏡像との対比である．この病変の側方進展範囲は②であった．通常観察での発赤した領域，インジゴカルミン撒布像で構造の不整であった領域，NBI拡大観察で不整なvilli様構造を有していた領域と一致していた．

### Conclusive Diagnosis

Gastric adenocarcinoma, tub1, T1（M）, ly0, v0, UL（−）, LM（−）, VM（−）, pType 0–IIc, 12×9 mm, L, Gre.

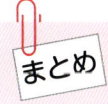

**まとめ**　通常観察，インジゴカルミン撒布では境界不明瞭であったが，表面構造を詳細に観察することで確実に側方進展範囲を診断できた．

**Answer**　側方進展範囲は②まで．

（吉田　晃）

Question 19　側方進展範囲はどこまでか？

# Question 20

## 深達度は？

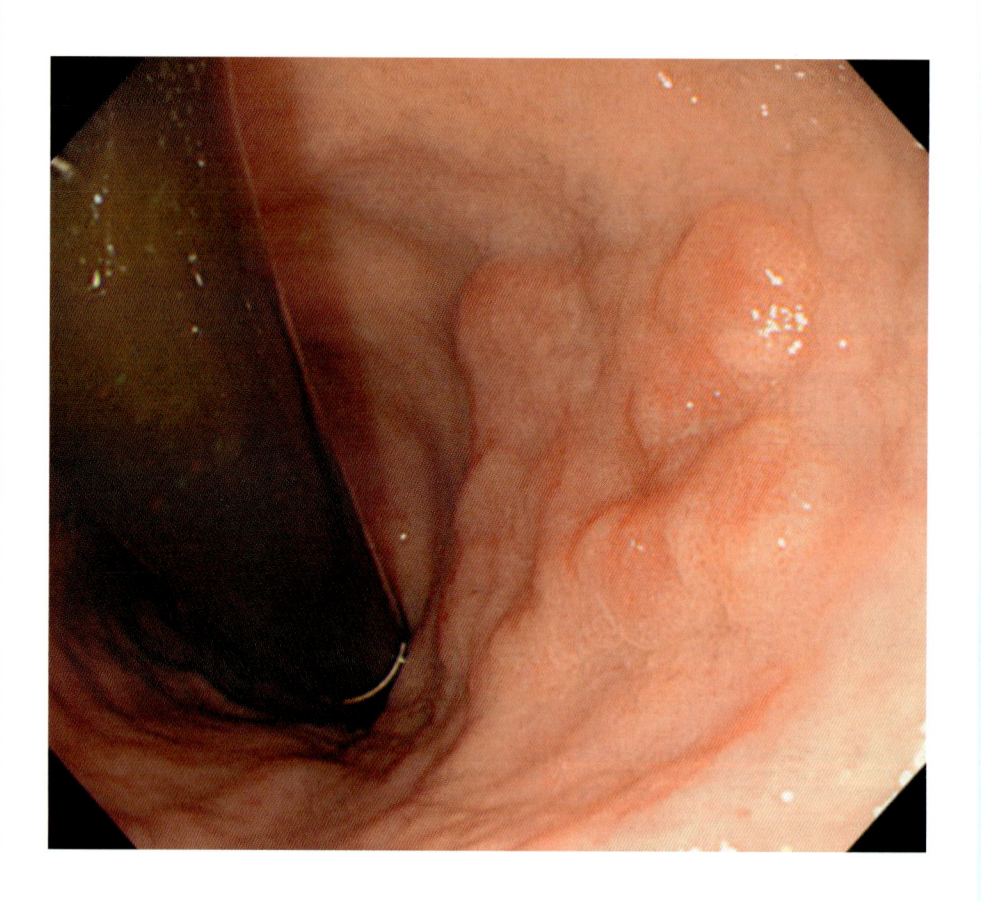

次のうちどれか？
① M，② SM1，③ SM2

## 6枚の写真から考えてみよう！

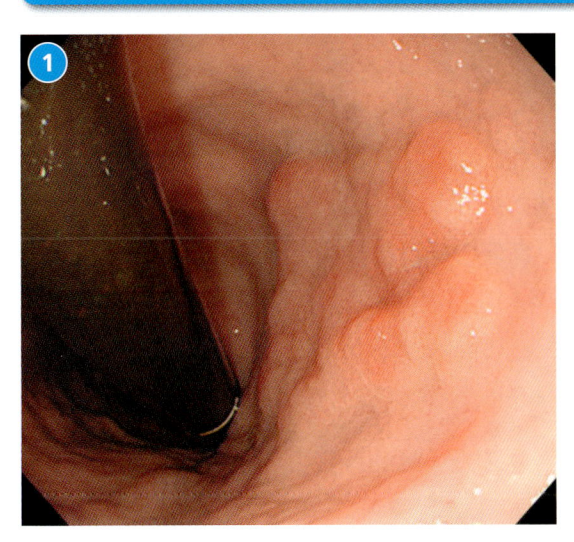

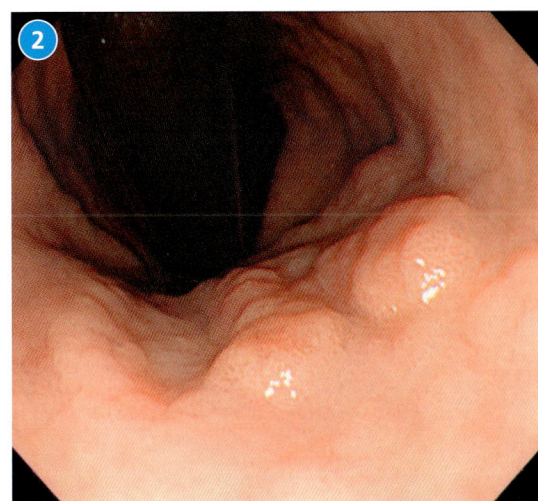

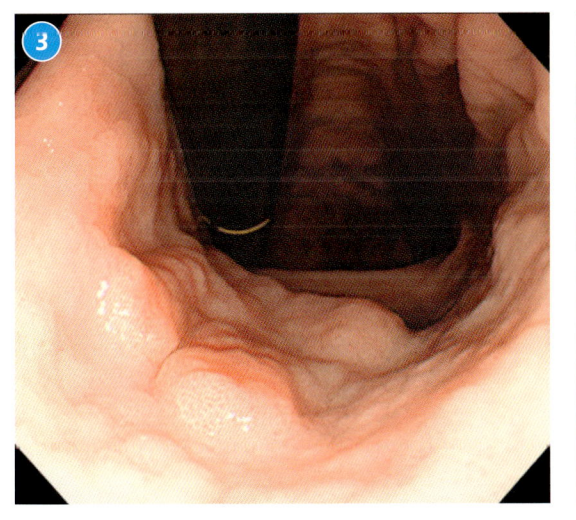

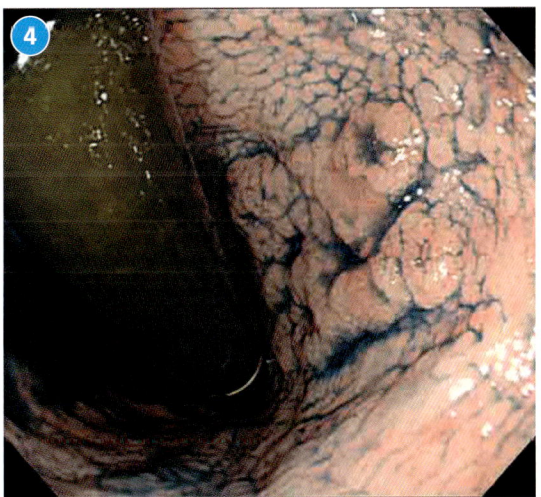

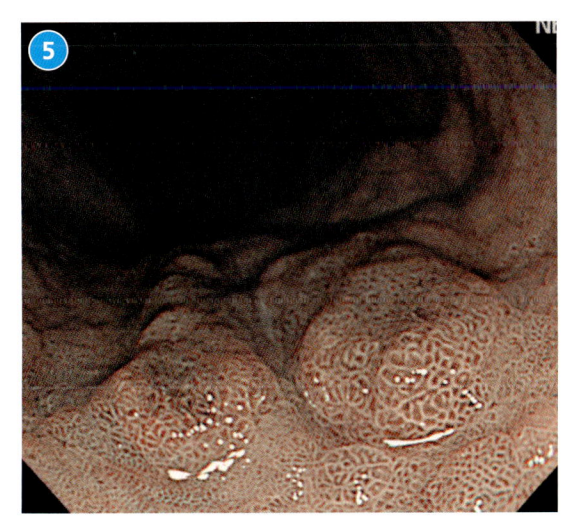

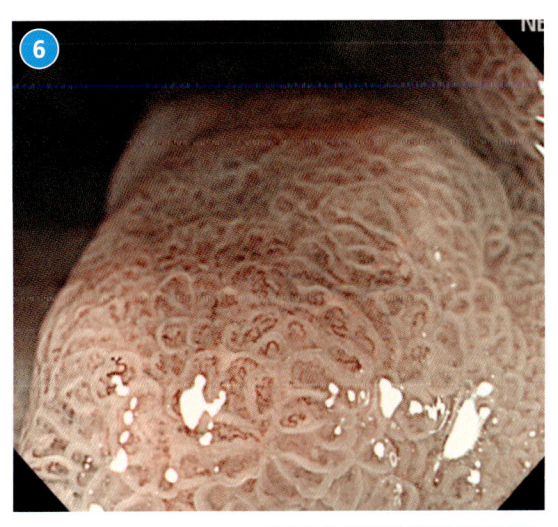

① ② ③ ④ ⑤ ⑥

☞解説は次のページから！

Question 20　深達度は？

## 6枚の写真の ここを確認しよう！

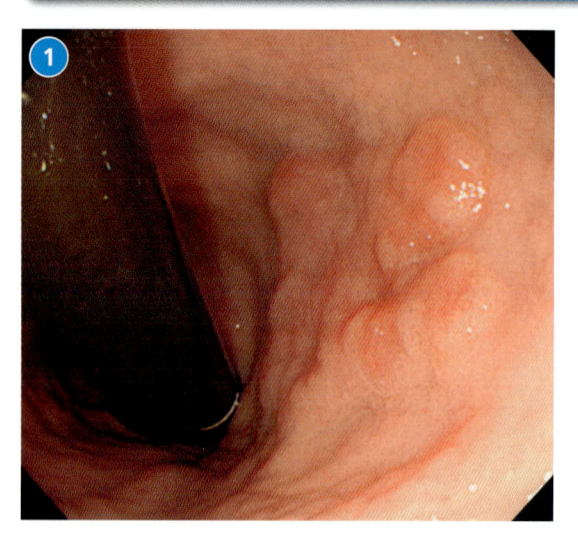

**①**

### 隆起に注目しよう！
- 胃体上部小彎に境界明瞭な発赤調の隆起性病変を認める．大小の結節状隆起が集簇したような形態で，スコープ径と比べると3 cm超の大きな病変と思われる．

### 病変の伸びに注目しよう！
- 送気による病変の伸展は良好である．

### どう解釈するか？
- 隆起部は発赤調で境界明瞭であるため高分化型腺癌を疑う．大きな病変ではあるが，送気による伸展は良好で比較的浅い病変と考えられる．

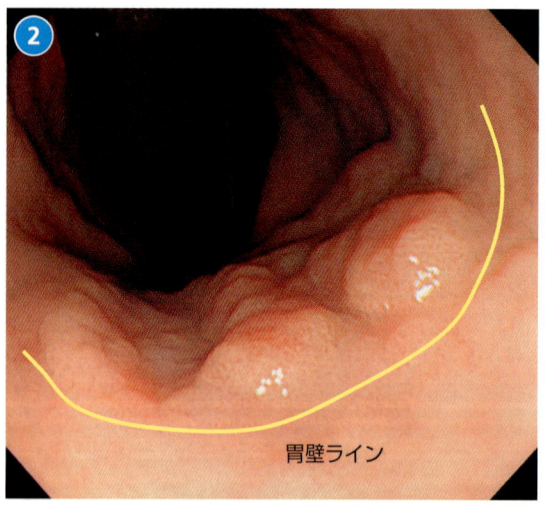

**②**

胃壁ライン

point!

### 接線方向から観察しよう！
- 接線方向からの観察により病変の厚みを認識できる．
- 病変は数mm程の丈であるが，粘膜下に厚みはなく，胃壁ラインの変形もない．

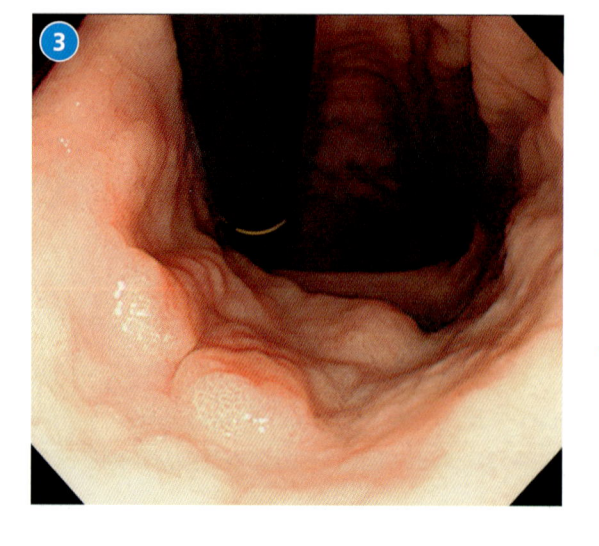

**③**

### 空気量を調節して観察しよう！
- 空気を抜くと容易に変形し，柔らかい病変であることがわかった．

### どう解釈するか？
- 柔らかい病変で胃壁ラインの変形もないため，粘膜内癌と推測される．

- 以上より，Questionの答えは①深達度Mとなる．

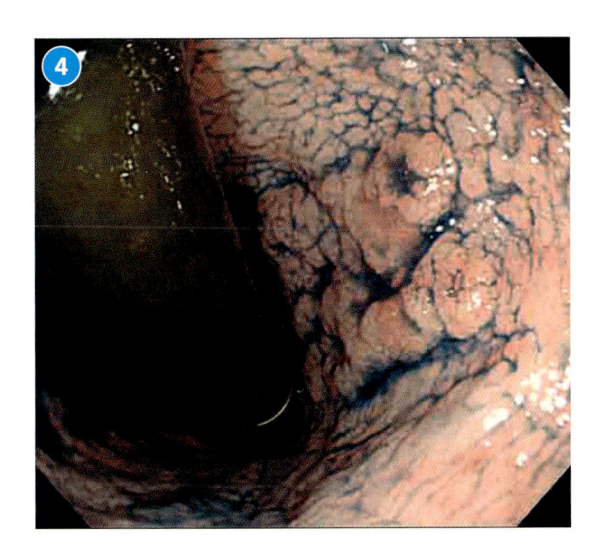

## 隆起の境界・表面性状に注目しよう！

- インジゴカルミンを撒布すると，隆起の境界が明瞭となった．
- 隆起部には周囲のアレアとは異なる不整なインジゴカルミンの溜まりを認めた．
- 境界明瞭で表面性状が不整なことより，高分化型腺癌に矛盾しない所見であった．

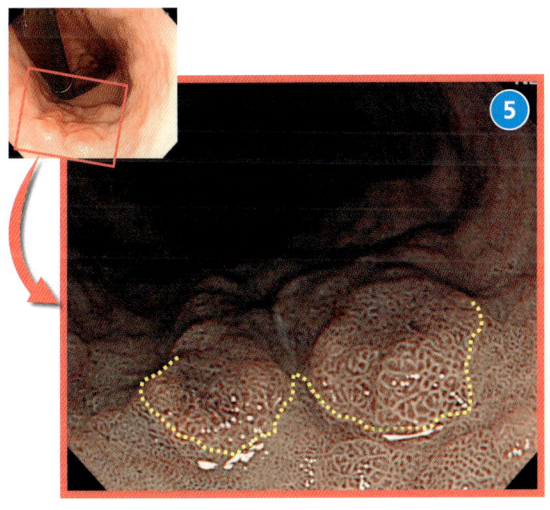

## 表面構造に注目しよう！

- 肛門側の NBI 観察を行った．NBI 中拡大像で周囲は整った villi 様構造を呈していたが，隆起部は大きく不整な villi 様構造を呈した．
- 通常観察同様，隆起の境界を腫瘍の境界と判断し，黄色点線のように範囲診断した．

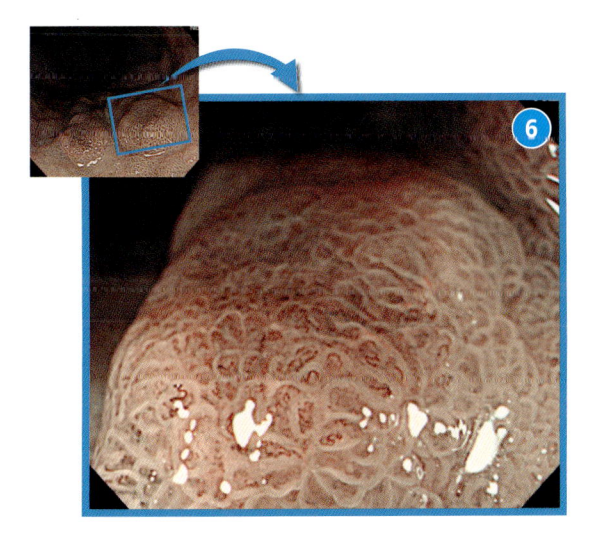

## villi 様構造内の血管に注目しよう！

- NBI 強拡大観察すると，villi 様構造内の血管を観察することができる．
- 口径不同は軽度だが，走行不整の強い血管構造を認識することができ，腫瘍と診断した．
- 以上より，高分化型腺癌(tub1)，0-Ⅱa，深達度 M，長径 2 cm 以上と診断し，ESD 適応拡大病変と診断した．

Question 20 深達度は？

## 最終診断に向けて 切除標本と対比しよう！

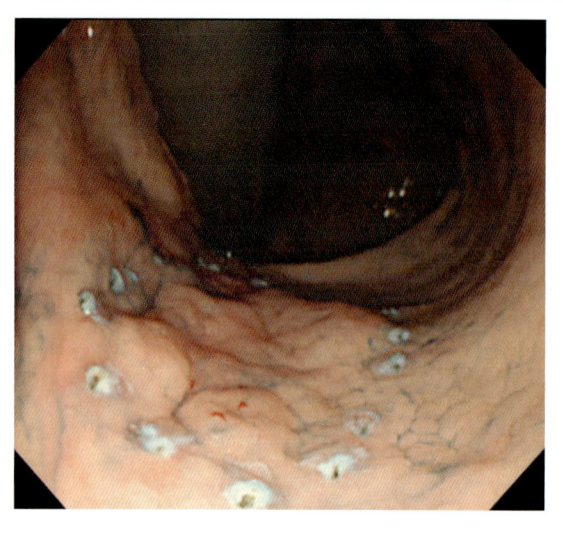

### マーキングをしよう！
- 隆起部を取り囲むようにマーキングをつけた.
- 病変は胃体上部から胃体下部にまで及ぶ，広範な病変であった.

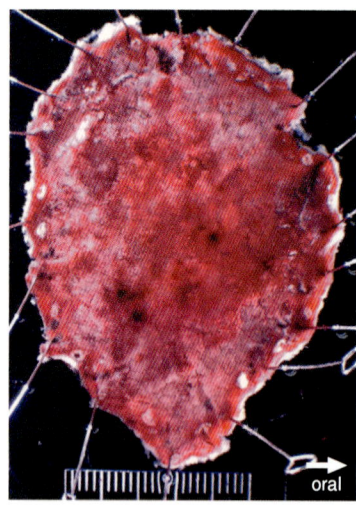

### 色調に注目しよう！
- 隆起部は全体に発赤調であった.

### 凹凸に注目しよう！
- 病変部は凹凸不整で大小不同の顆粒状構造が認められた.

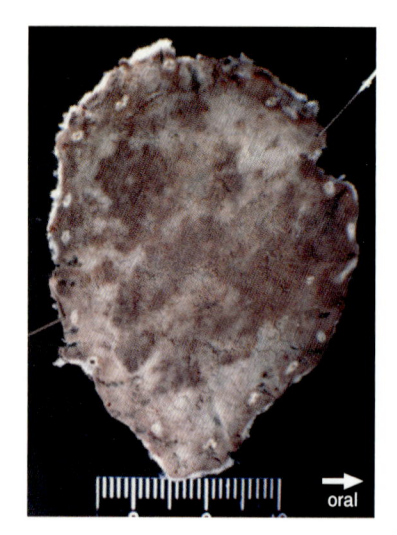

### 固定すると表面構造が明瞭となる
- 固定標本では発赤部が褐色調となった.
- 凹凸を際立たせるためには照明を水平に近い角度にするとよい.

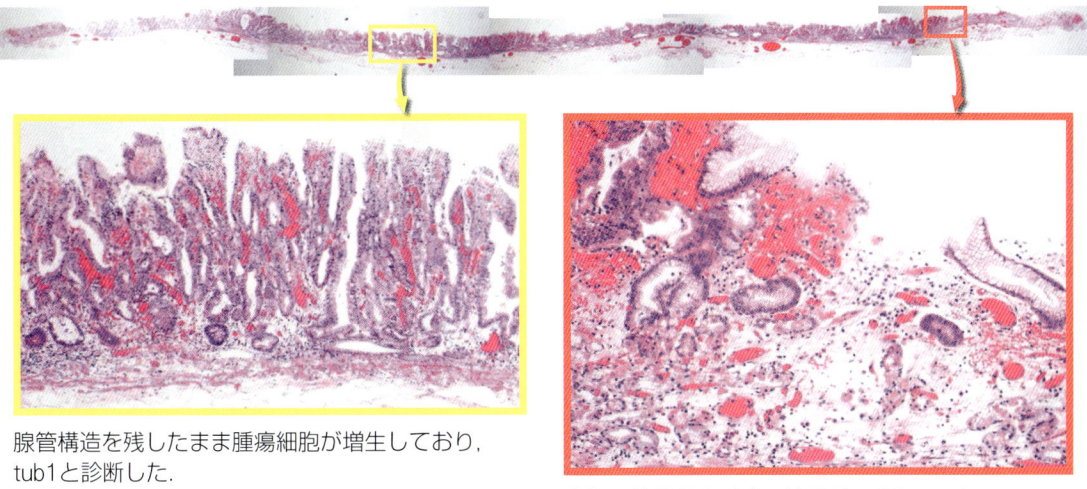

腺管構造を残したまま腫瘍細胞が増生しており，tub1と診断した．

隆起の境界部と腫瘍の境界が一致していた．

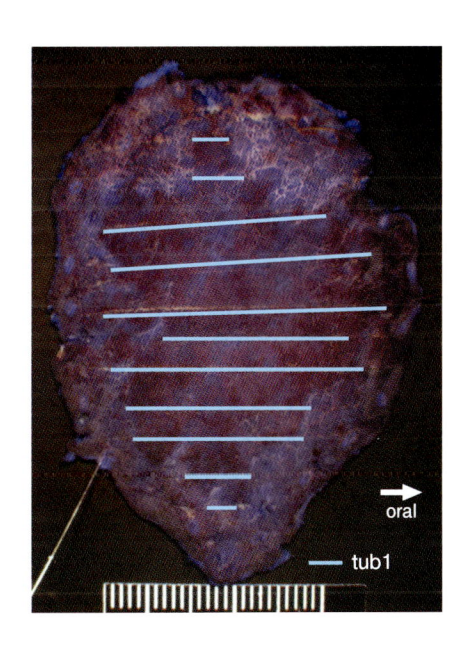

### Conclusive Diagnosis

Gastric adenocarcinoma,
tub1, T1（M）, ly0, v0, LM（−）,
VM（−）, pType 0-IIa,
38×30 mm, M, Less.

**まとめ**
サイズの大きい癌であったが，深達度は全体にMであった．このような病変の深達度診断をするためには，接線方向から病変の厚みを評価したり，空気量を調節して固さを評価したりすることが必要である．粘膜下の厚みがなく，空気量による変形が認められれば深達度はMと診断され，ESD可能病変と判断される．

**Answer** 深達度は① M．

（田沼徳真）

Question 20 深達度は？

ESD のための胃癌術前診断

| | |
|---|---|
| 2010 年 5 月 25 日　第 1 刷発行 | 編集者　小山恒男 |
| 2015 年 5 月 10 日　第 4 刷発行 | 発行者　小立鉦彦 |
| | 発行所　株式会社 南江堂 |
| | ✉113-8410 東京都文京区本郷三丁目 42 番 6 号 |
| | ☎(出版)03-3811-7426　(営業)03-3811-7239 |
| | ホームページ http://www.nankodo.co.jp/ |
| | 振替口座 00120-1-149 |
| | 印刷／製本　横山印刷 |

© Tsuneo Oyama, 2010

定価はカバーに表示してあります．
落丁・乱丁の場合はお取り替えいたします．

Printed and Bound in Japan
ISBN978-4-524-25096-7

本書の無断複写を禁じます．

JCOPY 〈(社)出版者著作権管理機構 委託出版物〉

本書の無断複写は，著作権法上での例外を除き，禁じられています．複写される場合は，そのつど事前に，(社)出版者著作権管理機構(TEL 03-3513-6969，FAX 03-3513-6979，e-mail: info@jcopy.or.jp)の許諾を得てください．

本書をスキャン，デジタルデータ化するなどの複製を無許諾で行う行為は，著作権法上での限られた例外(「私的使用のための複製」など)を除き禁じられています．大学，病院，企業などにおいて，内部的に業務上使用する目的で上記の行為を行うことは私的使用には該当せず違法です．また私的使用のためであっても，代行業者等の第三者に依頼して上記の行為を行うことは違法です．